常见病奇效秘验方系列

皮肤病
奇效秘验方

总 主 编◎吴少祯

执行总主编◎王醳恩　贾清华　蒲瑞生

主　　　编◎刘　莹　沈　凌

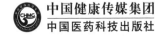

中国健康传媒集团

中国医药科技出版社

内 容 提 要

　　本书收录了30余种临床常见的皮肤病，介绍了每类疾病的病因，按中医辨证分型的不同列举了常用的方剂，分为内服方、外用方，并且对每首方剂的功效、主治都加以详细说明。本书既可作为皮肤科临床医生的参考书，也可作为普及皮肤病相关知识的科普书，供广大皮肤病患者及家属阅读参考。

图书在版编目（CIP）数据

　　皮肤病奇效秘验方 / 刘莹，沈凌主编 . —北京：中国医药科技出版社，2023.3

　　（常见病奇效秘验方系列）

　　ISBN 978-7-5214-2593-2

　　Ⅰ. ①皮… 　Ⅱ. ①刘… ②沈… 　Ⅲ. ①皮肤病－秘方－汇编②皮肤病－验方－汇编　Ⅳ. ① R289.5

　　中国版本图书馆 CIP 数据核字（2021）第 118900 号

美术编辑　陈君杞
版式设计　南博文化

出版　**中国健康传媒集团** | 中国医药科技出版社
地址　北京市海淀区文慧园北路甲 22 号
邮编　100082
电话　发行：010-62227427　邮购：010-62236938
网址　www.cmstp.com
规格　880×1230mm $\frac{1}{32}$
印张　15 $\frac{3}{8}$
字数　398 千字
版次　2023 年 3 月第 1 版
印次　2023 年 11 月第 2 次印刷
印刷　三河市万龙印装有限公司
经销　全国各地新华书店
书号　ISBN 978-7-5214-2593-2
定价　**49.00 元**

获取新书信息、投稿、为图书纠错，请扫码联系我们。

《常见病奇效秘验方系列》

编委会

总　主　编◎吴少祯

执行总主编◎王馤恩　贾清华　蒲瑞生

编　　　　委（按姓氏笔画排序）

丁晓洁　于晓飞　王　兵

王科军　王洪涛　叶　蕾

巩振东　刘　莹　刘　谦

杨　毅　沈　凌　张　鹏

张华军　宫健伟　曹鸿云

韩　芸　韩洁茹　魏晓露

编委会

主　　编◎刘　莹　沈　凌
副 主 编◎刘艳丽　孙璐璐

出版说明

中医方剂，肇自汤液，广于伤寒。在中医的历史长河中，历代医家留下了数以万计的验方、效方。从西汉的《五十二病方》，到明代的《普济方》，再到今天的《中医方剂大辞典》，本质上都是众多医家效验方的集录。这些优秀的效方、验方凝聚了古今医家的智慧和心血，为我们提供了宝贵的经验。

为此，我们组织专家编写了《常见病奇效秘验方系列》丛书，本套丛书包括儿科疾病奇效秘验方、颈肩腰腿痛奇效秘验方、消化系统疾病奇效秘验方、肝胆病奇效秘验方、痛风奇效秘验方、皮肤病奇效秘验方、关节炎奇效秘验方、失眠抑郁奇效秘验方、妇科疾病奇效秘验方、糖尿病奇效秘验方、神经痛奇效秘验方、高血压奇效秘验方、肺病奇效秘验方、中医美容奇效秘验方、便秘奇效秘验方，共计15个分册。每首验方适应证明确，针对性强，疗效确切，是临床医师、中医药学子和广大中医爱好者的必备参考书；同时，患者可对症找到适合自己的效验方，是患者家庭用药的便捷指导手册。

需要说明的是，原方中有些药物，按现代药理研究是有毒性或不良反应的，如附子、川乌、草乌、马钱子、木通、山慈菇、细辛等，这些药物大剂量、长期使用易发生中毒反应，故在使用之前，务必请教一下专业人士。

本套丛书在编写过程中，参阅了诸多文献资料，谨此对原作者表示衷心感谢！另外，书中难免会有疏漏之处，敬请广大读者提出宝贵意见。

中国医药科技出版社

2023年2月

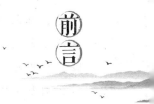

前言

　　《黄帝内经》有"有诸内者，必行诸外"之言，很多皮肤病往往反映的是内脏的疾病或内脏的阴阳失衡。随着人们生活的自然环境、社会环境的改变，以及饮食、精神因素的影响，皮肤病的发病率也在逐年上升。

　　中医学在几千年的探索和实践中，积累了丰富的治疗皮肤病的经验，一些经方、验方、偏方、民间方有很好的临床疗效。编者在多年的临床工作中，体会到这些方子的简、便、效、廉，并得到了广大患者的称赞。

　　我们查阅了大量的书籍、文献、报刊，也收集了民间验方，结合临床经验，对皮肤科常见病、多发病的大量经方、验方，从内服到外用做了较为细致的收集整理。本书收录了30余种临床常见的皮肤病，介绍了每类疾病的病因，按中医辨证分型的不同列举了常用的方剂，分为内服方、外用方，对每首方剂的功效、主治都加以详细说明。本书既可作为临床医生的参考书，也可作为普及皮肤病相关知识的科普书。普通人在使用本书收集的方剂时务必在专业医师指导下进行。尤其是特殊体质人群，更要慎重使用。对自己病情不确定的，一定要到正规医院就诊，以免延误病情。

　　本书在编撰过程中，参考了大量的相关书籍、文献、报刊等，在此一并表示感谢。为保持验方原貌，凡入药成分涉及国家禁猎和保护动物的（如穿山甲等），原则上不改，但在临床应用时，应使用相关的代用品。此外，某些方剂中运用了古代剂量单位及含有有毒药物的，在临证中应根据患者病情灵活、谨慎应用。另外，由于编者能力所限，书中难免存在疏漏之处，敬请广大读者指正！

编者

2022年10月

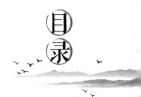

第六章　特应性皮炎 ……………………………… 129

一、内服方 ……………………………………… 129

第一章　单纯疱疹

单纯疱疹系由单纯疱疹病毒（HSV）所致的病毒性皮肤病。临床特点是：多发生在皮肤黏膜交界处，皮损呈成簇的水疱，有的互相融合，多在1周后痊愈，易于复发。

本病可参考中医"热疮""热气疮""热疱疮"等病证。发于眼部的称"聚星障"；发于口唇部的称"口疮""唇疹""夹口疮"。

一、内服方

～ ･ 银花解毒汤 ･ ～

【组成】蒲公英16克，金银花15克，黄芩10克，龙胆草10克，薄荷10克，菊花10克，夏枯草10克，蔓荆子10克，甘草6克，蝉蜕6克。

【用法】每日1剂，煎2次分服。

【功效】平肝退翳，清热退赤。

【主治】单纯疱疹性角膜炎属风热外袭、肝热上炎者。

【来源】中国医药指南，2018，16（20）

～ ･ 抑火清肝退翳汤 ･ ～

【组成】黄芩片10克，黄柏10克，栀子15克，蝉蜕15克，茺蔚子15克，北柴胡10克，赤芍10克，蔓荆子10克，荆芥10克，防风10克，车前子10克，石决明10克，菊花10克，炙甘草6克。

【用法】每日1剂，煎2次分服。

【功效】清肝泻火，退翳明目。

【主治】单纯疱疹性角膜炎属肝经风热者。

【来源】中国实验方剂学杂志，2020，26（11）

❦ · 秦皮汤 · ❦

【组成】秦皮12克，秦艽10克，防风12克，黄芪12克，白术9克，柴胡10克，黄芩9克，大青叶10克，赤芍12克，丹皮12克，菊花9克，蔓荆子12克。

【用法】每日1剂，煎2次分服。

【功效】清热解毒，凉血退赤。

【主治】单纯疱疹性角膜炎属风热客目者。

【来源】中国中医眼科杂志，2018，28（2）

❦ · 银翘荆防汤 · ❦

【组成】板蓝根15克，黄芩10克，金银花10克，蒲公英10克，防风10克，荆芥10克，桔梗10克，连翘10克，柴胡6克，薄荷6克，甘草3克。

【用法】每日1剂，煎2次分服。

【功效】清热解毒，疏肝经风热。

【主治】单纯疱疹性角膜炎属肝经风热者。

【来源】四川中医，2016，34，（1）

❦ · 自拟明目汤 · ❦

【组成】黄芪15克，白术15克，龙胆草10克，山栀子12克，黄芩10克，党参15克，谷精草10克，板蓝根12克，荆芥12克，防风12克，白蒺藜15克，炙甘草10克，大青叶12克，蒲公英12

克。加减：肝火盛者，加黄连、青葙子；肝经风热者加银花、木贼；夹湿热者加藿香、滑石、佩兰；阴虚者去黄芩、龙胆草，加麦冬、玉竹；气虚者加大党参、黄芪用量。

【用法】每日1剂，煎2次分服。

【功效】祛风清热，退翳明目。

【主治】单纯疱疹性角膜炎。

【来源】亚太传统药，2014，10（24）

加味银翘散

【组成】金银花15克，连翘12克，薄荷（后下）4克，荆芥8克，防风10克，牛蒡子8克，淡豆豉10克，桑叶10克，芦根10克，竹叶10克，生甘草10克，生姜2片。加减：风热客目者加菊花10克，蝉蜕10克；肝胆火炽者加龙胆草10克，黄芩10克；湿热犯目者加藿香10克，薏苡仁10克；阴虚夹风者加太子参15克，麦冬10克。

【用法】每日1剂，煎2次分服。

【功效】清热解毒疏风。

【主治】单纯疱疹性角膜炎。

【来源】云南中医中药杂志，2013，34（2）

泻脾清心散

【组成】牛黄（冲服）0.1克，连翘10克，石膏（打碎先煎）5克，栀子5克，升麻3克，薄荷（后下）3克。加减：脾胃蕴热型加大黄5克，黄芩5克，藿香8克，甘草5克，蜂蜜5克；心火上炎型加黄连4克，生地5克，木通5克，车前子5克；虚火上浮型减牛黄、石膏，加生地5克，丹皮5克，茯苓8克，肉桂2克。

【用法】每日1剂，煎2次分服。

【功效】清热泻火，滋阴降火。

【主治】疱疹性口炎。

【来源】中国当代医药，2010，17（36）

泻心导赤汤加减

【组成】黄连1克，生地黄10克，川木通6克，灯心草1克，甘草3克。加减：口干者加芦根5克；小便短黄者加栀子、竹叶、生石膏各4克。

【用法】每日1剂，煎2次分服。

【功效】清热凉血，通经活络。

【主治】小儿疱疹性口炎属心脾经蕴热者。

【来源】成都中医药大学学报，2016，39（2）

口疮清免煎颗粒剂

【组成】生石膏30克，黄芩10克，知母10克，生地10克，大黄6克，淡竹叶10克，玄参10克，芦根15克，儿茶10克，甘草6克。

【用法】婴儿：每日1/3剂；幼儿：每日1/2剂；幼童：每日2/3剂。

【功效】清心胃积热，养阴利湿。

【主治】小儿疱疹性口炎属心脾胃积热、心火上炎者。

【来源】中国美容医学，2012，21（70）

黄连泻火散

【组成】川黄连5克，竹叶6克，栀子6克，木通6克，薄荷3克，甘草3克，生石膏15克，板蓝根15克，连翘10克，莱菔子8克，玄参8克。加减：大便秘结者加大黄（后下）；颌下淋巴结肿大者加昆布、夏枯草；齿龈红肿甚者加蒲公英、地丁。

【用法】以上为3岁小儿用量，根据患儿年龄可酌情增减，每日1剂，煎2次分服。5岁以内儿童可分4次口服。

【功效】清心脾积热，舒解时邪病毒。

【主治】小儿疱疹性口炎属心脾胃热盛者。

【来源】中国医药科学，2012，2（8）

·清胃汤加味·

【组成】生石膏15克，黄芩10克，黄连10克，生地12克，丹皮15克，升麻3克，大青叶10克，蒲公英20克。

【用法】每日1剂，煎2次分服。

【功效】清胃泻火，凉血解毒。

【主治】唇部单纯疱疹属胃火上炎、热毒上犯者。

【来源】《病证临床集验录》

·加减益气养阴解毒方·

【组成】大青叶15克，板蓝根15克，金银花10克，墨旱莲15克，皂角刺15克，党参10克，白术10克，茯苓12克，薏苡仁30克，赤芍10克，女贞子15克，甘草10克。

【用法】每日1剂，煎2次分服。

【功效】益气养阴解毒。

【主治】面部复发性单纯疱疹属热毒湿盛者。

【来源】中医药临床杂志，2017，29（3）

·经验方一·

【组成】生地黄6克，木通6克，淡竹叶3克，甘草6克，金银花6克，黄芩6克。

【用法】每日1剂，煎2次分服。

【功效】清心降火。

【主治】婴幼儿疱疹性龈口炎属心经火热者。

【来源】广东牙病防治，2012，20（5）

经验方二

【组成】地骨皮30克。

【用法】地骨皮根刮皮30克，加水1000毫升煮10分钟，每日6次。

【功效】清热凉血。

【主治】小儿疱疹性龈口炎属血热者。

【来源】中国当代医药，2012，19（18）

二、外用方

外用经验方一

【组成】秦皮12克，秦艽10克，防风12克，黄芪12克，白术9克，柴胡10克，黄芩9克，大青叶10克，赤芍12克，丹皮12克，菊花9克，蔓荆子12克。

【用法】煎水100毫升，每次将50毫升浓缩液倒入眼部超声雾化仪药杯中，选择低温档，开机产生18~20℃冷雾后保持喷雾口距离眼部约15厘米，睁眼使用，每次20分钟，隔日1次。

【功效】清热解毒，凉血退赤。

【主治】单纯疱疹性角膜炎属风热客目者。

【来源】辽宁中医杂志，2019，46（3）

ᴥ· 外用经验方二 ·ᴥ

【组成】黄芪注射液4毫升。

【用法】直流电药物离子眼垫导入法，每日1~2次，每次15分钟，通电强度通常20毫安或根据患者耐受度调整。

【功效】补气升阳，益卫固表，抗毒生肌，利水消肿。

【主治】单纯疱疹性角膜炎。

【来源】云南中医中药杂志，2013，34（2）

ᴥ· 外用经验方三 ·ᴥ

【组成】金银花15克，蒲公英15克，防风15克，柴胡15克，薄荷15克，板蓝根15克，连翘15克，荆芥15克，黄芩15克，杭菊花15克，蝉蜕15克，玄明粉15克，大青叶15克。

【用法】水煎50毫升，加入超声雾化仪，进行雾化熏蒸，睁眼使雾化药物与角膜、结膜充分接触。日1次，每次20分钟。

【功效】清热解毒，退翳明目，疏风解表。

【主治】单纯疱疹性角膜炎。

【来源】现代中西医结合杂志，2014，23（9）

ᴥ· 外用经验方四 ·ᴥ

【组成】大黄20克，吴茱萸40克。

【用法】上药烘干研磨成粉，平均分成8份，于每晚洗净双足擦干，取1份用白醋调稠成饼2个，分别敷贴于双足心涌泉穴，用塑料袋包裹，可穿上袜子，次日起床后取下。

【功效】温中散寒，降逆止痛，促进消化，消除积热。

【主治】小儿疱疹性口炎属心脾胃蕴热者。

【来源】新中医，2010，42（11）

❦ · 外用经验方五 · ❧

【组成】青黛、冰片各等份。

【用法】两药研碎后充分混合，使用时先用生理盐水清洁局部，再将药粉撒于创面上。每日换药1次。

【功效】清热解毒，消肿止痛。

【主治】单纯疱疹属外感风热有渗液者。

【来源】农村百事通，2016（19）

❦ · 外用经验方六 · ❧

【组成】马齿苋、板蓝根各20克。

【用法】加水200毫升，煎汁，冷敷患处。

【功效】清热解毒。

【主治】单纯疱疹皮肤有渗液者。

【来源】《皮肤病五十年临证笔录》

❦ · 外用经验方七 · ❧

【组成】紫草、黄连、生地、当归、黄芩、虎杖、生地榆、冰片。

【用法】涂于患部，范围超过皮损1厘米，厚度约1厘米，每日3次。

【功效】清热解毒，祛瘀生新，消肿止痛。

【主治】颜面部单纯疱疹。

【来源】云南中医中药杂志，2012，33（4）

❦ · 外用经验方八 · ❧

【组成】九节茶、三七、牛黄、珍珠粉等（新癀片，0.32克/片）。

【用法】适量研细末，取药粉用冷开水调成糊状，均匀涂于疱疹部位上，自然晾干，每日2次。

【功效】清肝泻火，凉血消肿，散瘀止痛。

【主治】颜面部单纯疱疹。

【来源】中国中西医结合杂志，2010，30（8）

外用经验方九

【组成】黄连10克，生大黄10克，体外培育牛黄0.6克。

【用法】以上药物研成细粉，每次使用时，取适量药粉，加入重楼解毒酊药液或炉甘石洗剂，调至牛奶状，均匀涂抹于患处，每日2次。

【功效】清热解毒燥湿，逐瘀止痛。

【主治】单纯疱疹属湿热证、血瘀证者。

【来源】《当代中医皮肤科临床家丛书》

外用经验方十

【组成】黄连9克，当归15克，黄柏9克，生地30克，姜黄9克，麻油360克，黄蜡120克。

【用法】将药浸入麻油内，1天后用文火煎至药枯，去渣入黄蜡。适量，外涂。

【功效】清热养血润燥。

【主治】单纯疱疹属血热伤阴者。

【来源】《当代中医皮肤科临床家丛书》

外用经验方十一

【组成】海金沙藤的嫩芽、嫩叶适量，食盐适量。

【用法】将海金沙藤的嫩芽、嫩叶捣烂绞汁加食盐（每100毫升加食盐1.5克），外涂患处，每小时1次。

【功效】清热解毒，利水消肿。

【主治】单纯疱疹属湿热盛者。

【来源】《常见皮肤病性病的中西医防治》

（刘莹　沈凌）

第二章　带状疱疹

带状疱疹是由水痘–带状疱疹病毒引起的病毒性皮肤病，此病毒与引起水痘的病毒相同。初次感染病毒后，在临床上表现为水痘或隐性感染，此后病毒进入皮肤的感觉神经末梢，持久地潜伏于脊髓后根神经节中。在各种诱发因素刺激的作用下，病毒可再活动，使受侵犯的神经节发炎及坏死，产生疼痛。其临床特点：皮肤上出现红斑、水疱或丘疱疹，累累如串珠，排列成带状，沿一侧周围神经分布区出现，局部刺痛。多数患者愈后很少复发，极少数患者可多次发病。本病好发于成年人，老年人患病病情较重。

本病可参考中医"蛇串疮""缠腰火丹""火带疮""蜘蛛疮"等病证。

一、内服方

∽·　加减龙胆泻肝汤　·∽

【组成】龙胆草三钱，连翘五钱，生地五钱，泽泻二钱，车前子四钱，黄芩三钱，栀子三钱，丹皮三钱，木通三钱，生甘草三钱。

【用法】每日1剂，煎2次分服。

【功效】泻肝胆实火，清热利湿解毒。

【主治】带状疱疹属肝胆湿热、热盛于湿者。

【来源】《赵炳南临床经验集》

～·加减除湿胃苓汤·～

【组成】苍术二钱，厚朴二钱，陈皮三钱，炒白术四钱，猪苓四钱，黄柏四钱，枳壳三钱，泽泻三钱，赤苓四钱，滑石四钱，炙甘草三钱。

【用法】每日1剂，煎2次分服。

【功效】清热燥湿，理气和中。

【主治】带状疱疹属脾虚湿盛、气滞者。

【来源】《赵炳南临床经验集》

～·马齿苋合剂·～

【组成】马齿苋60克，大青叶15克，蒲公英15克。

【用法】每日1剂，煎2次分服。

【功效】清热解毒。

【主治】带状疱疹属湿热者。

【来源】《朱仁康临床经验集》

～·解毒止痛汤·～

【组成】连翘28克，金银花50克，龙胆草8克，蒲公英28克，大青叶28克，栀子16克，黄柏18克，板蓝根50克，延胡索16克，川楝子16克，生甘草8克，紫草16克。

【用法】每日1剂，煎2次分服。

【功效】解毒清热，化瘀止痛，利湿活血。

【主治】带状疱疹属湿热血瘀者。

【来源】《皮肤病传承老药方》

～·自拟疱疹合剂Ⅱ号·～

【组成】柴胡12克，栀子10克，丹皮10克，夏枯草12克，大青叶30克，蒲公英15克，元胡10克，川楝子10克，路路通12克，蜈蚣2条，生甘草10克，三七粉（冲服）1.5克。

【用法】每日1剂，煎2次分服。

【功效】清肝泻火，活血通络止痛。

【主治】带状疱疹属肝火郁阻者。

【来源】《于志强临证经验辑录》

❧· 自拟疱疹合剂Ⅲ号 ·❧

【组成】龙胆草10克，夏枯草12克，虎杖12克，白花蛇舌草10克，栀子10克，柴胡10克，大青叶15克，蒲公英15克，泽泻15克，生甘草6克，赤芍10克，车前子（包煎）30克，三七粉（冲服）3克。

【用法】每日1剂，煎2次分服。

【功效】清热利湿解毒，活血止痛。

【主治】带状疱疹属肝胆湿热者。

【来源】《于志强临证经验辑录》

❧· 马紫解毒汤 ·❧

【组成】马齿苋15克，紫草15克，大青叶15克，败酱草15克，黄连10克，酸枣仁20克，煅牡蛎30克（先煎）。加减：皮肤损害鲜红，有丘疹、水疱簇集者加牡丹皮15克，生地黄15克；皮肤损害深红、有大量血疱或数群成串小疱者加马齿苋至20克，龙胆草10克，蒲公英15克，紫花地丁15克；剧烈疼痛者去酸枣仁，加延胡索10克，罂粟壳10克；年老体弱者加白术、党参、黄芪各适量。

【用法】每日1剂，煎2次分服。

【功效】清热解毒，重镇安神。

【主治】带状疱疹。

【来源】《一本书读懂带状疱疹》

❧·三黄解毒汤·❧

【组成】黄芩10克，黄连6克，大黄8克，金银花12克，连翘15克，紫花地丁15克，蒲公英30克，赤芍15克，牡丹皮12克，丹参15克，紫草10克，龙胆草6克，生甘草10克。

【用法】每日1剂，煎2次分服。

【功效】清热解毒化瘀，活血透疹止痛。

【主治】带状疱疹属热毒血瘀者。

【来源】《茂林方药》

❧·瓜蒌红花甘草汤·❧

【组成】瓜蒌仁30克，瓜蒌皮30克，红花8克，生甘草12克。

【用法】每日1剂，煎2次分服。

【功效】利湿活血止痛。

【主治】带状疱疹属湿热血瘀者。

【来源】临床合理用药杂志，2019，12（2A）

❧·芍药甘草汤·❧

【组成】芍药20克，延胡索10克，丹参15克，甘草8克。加减：躯干部疼痛者加瓜蒌皮；头颈部疼痛者加蔓荆子；上下肢疼痛者加桑枝、木瓜。

【用法】每日1剂，煎2次分服。

【功效】镇静，解痉，活血化瘀。

【主治】带状疱疹后遗神经痛属气滞血瘀者。

【来源】皮肤病与性病，2019，41（3）

· 升清透邪散加味 ·

【组成】蝉蜕6克，白僵蚕8克，姜黄5克，千年健16克，制大黄6克，王不留行8克，炮鳖甲6克，桂枝6克，白芷11克，郁金11克，路路通6克，丝瓜络16克。

【用法】每日1剂，煎2次分服。

【功效】通络止痛，升清透邪，降浊和营。

【主治】带状疱疹后遗神经痛属气滞血瘀、清浊不分、营卫不和者。

【来源】《皮肤病传承老药方》

· 柴胡疏肝散合桃红四物汤 ·

【组成】柴胡6克，香附10克，陈皮10克，枳壳10克，桃仁15克，红花10克，生地15克，丹皮15克，川芎10克，川楝子10克，白芍20克。

【用法】每日1剂，煎2次分服。

【功效】行气祛瘀，疏肝止痛。

【主治】带状疱疹后遗神经痛属肝郁气滞血瘀者。

【来源】《医学统旨》

· 清风散热组方 ·

【组成】川芎6克，菊花9克，白蒺藜9克，羌活6克，蝉蜕4.5克，钩藤16克（后下）。

【用法】每日1剂，煎2次分服。

【功效】疏风清热，息风止痛。

【主治】颜面部带状疱疹后遗神经痛属肝胆经风邪火郁者。

【来源】中国中西医结合皮肤性病学杂志，2018，17（1）

息风定痛散

【组成】菊花7克，川芎6克，白蒺藜7克，羌活6克，蝉蜕4.5克，钩藤16克，全蝎3克。

【用法】每日1剂，煎2次分服。

【功效】清热散风，息风定痛。

【主治】带状疱疹或带状疱疹后遗神经痛属风热者。

【来源】《皮肤病传承老药方》

经验方一

【组成】板蓝根30克，大青叶30克。

【用法】水煎，代茶饮。

【功效】清热解毒。

【主治】带状疱疹属热毒炽盛者。

【来源】《常见皮肤病中医疗法》

经验方二

【组成】生石膏30克，知母10克，黄连6克，升麻15克，赤芍10克，牡丹皮10克，水牛角20克，生地黄15克，紫草10克。

【用法】每日1剂，煎2次分服。

【功效】清解阳明胃热。

【主治】鼻旁带状疱疹属阳明胃热炽盛者。

【来源】《疑难病证辨治思路详解》

·经验方三·

【组成】郁金、青皮、赤芍、桃仁、新绛、泽兰、当归、枳壳、苏梗、瓦楞子、参三七各6克。

【用法】每日1剂，煎2次分服。

【功效】活血化瘀，行气止痛。

【主治】带状疱疹或带状疱疹后遗神经痛属气滞血瘀者。

【来源】《马培之医案》

·经验方四·

【组成】柴胡6克，制乳香6克，制没药6克，香附6克，当归12克，丹参12克，白芍12克，生地15克，忍冬藤15克，川芎4.5克。

【用法】每日1剂，煎2次分服。

【功效】疏肝活血，通络止痛。

【主治】带状疱疹后遗神经痛属肝郁气滞、瘀血内停者。

【来源】《常见皮肤病中医疗法》

·经验方五·

【组成】党参12克，生白术15克，茯苓20克，桂枝15克，白芍15克，羌活15克，防风15克，肉苁蓉15克，火麻仁30克，当归15克，威灵仙15克，丹参20克，夜交藤20克，炙甘草15克。

加减：大便正常者去火麻仁。

【用法】每日1剂，煎2次分服。

【功效】益气养血，活血通络。

【主治】带状疱疹后遗神经痛属气血两虚、瘀阻脉络者。

【来源】中日友好医院学报，2020，34（2）

~·经验方六·~

【组成】生黄芪30克，赤芍30克，莪术30克，白术12克，当归12克，水蛭12克，三棱12克，延胡索12克，川芎9克，红花9克，香附9克，桃仁15克，炙乳香6克，细辛6克，生甘草6克，灵磁石60克（先下），珍珠母30克（先下）。

【用法】每日1剂，煎2次分服。

【功效】行气活血，通络止痛。

【主治】带状疱疹后遗神经痛属气滞血瘀者。

【来源】《带状疱疹》

二、外用方

~·如意金黄散·~

【组成】天花粉一两六钱，黄柏一两六钱，大黄一两六钱，姜黄一两六钱，白芷六钱，厚朴六钱，陈皮六钱，苍术六钱，生南星六钱，甘草六钱。

【用法】用清茶或醋调敷患处。

【功效】清热解毒，消肿止痛。

【主治】带状疱疹早期湿热盛水疱破裂、糜烂渗液较多者。

【来源】《外科正宗》

~·雄黄解毒散·~

【组成】雄黄一两，寒水石一两，生白矾四两。

【用法】可单独撒布或与他药混匀植物油调上。亦可加入酒剂或其他软膏中外用，一般为5%~20%。

【功效】清热解毒，杀虫止痒。

【主治】带状疱疹早期湿热盛者。

【来源】《证治准绳》

～・ 清热解毒膏 ・～

【组成】新鲜马齿苋100克。

【用法】将新鲜马齿苋洗净、切碎，捣成糊状涂敷患处，每日换2次。如已破溃用野菊花煎汤洗净后，与黄连粉8克同敷。

【功效】凉血消肿，清热解毒。

【主治】带状疱疹初起或已破溃者。

【来源】《皮肤病传承老药方》

～・ 柏叶散 ・～

【组成】侧柏叶五钱，蚯蚓粪五钱，黄柏五钱，赤小豆二钱，净轻粉三钱，大黄五钱。

【用法】植物油或凉开水调药，适量外用。

【功效】清热解毒，收敛止血。

【主治】带状疱疹早期湿热盛者。

【来源】《医宗金鉴》

～・ 黄连软膏 ・～

【组成】黄连面一两，凡士林九两。

【用法】上药混匀成膏，适量，外敷疮面。

【功效】清热解毒，消肿止痛。

【主治】带状疱疹早期湿热盛者。

【来源】《赵炳南临床经验集》

·雄黄膏·

【组成】如意金黄散十两，蟾酥二钱，生白矾十两，冰片二钱，凡士林十二斤。

【用法】各药研细面，均匀成膏，适量，外敷患处。

【功效】消肿止痛。

【主治】带状疱疹无渗出者。

【来源】《赵炳南临床经验集》

·自拟泻火解毒散·

【组成】雄黄100克，黄丹30克，明矾90克，滑石10克，生甘草10克。

【用法】将上药研细末置瓶中备用，涂抹时以适量香油调成糊状。根据皮损大小，用纱布覆盖辅料包扎，1日1换。

【功效】清热解毒燥湿

【主治】带状疱疹属湿热者。

【来源】世界最新医学信息文摘，2019，19（98）

·三黄洗剂·

【组成】大黄、黄柏、黄芩、苦参各等份。

【用法】上药共研极细末。取末15克，加蒸馏水100毫升，医用式碳酸1毫升，外擦，每日3次。

【功效】清热解毒燥湿。

【主治】带状疱疹属湿热者。

【来源】《中医皮肤病临证精粹·禤国维教授经验集》

∽· 青黛软膏 ·∾

【组成】青黛60克，石膏120克，滑石120克，黄柏60克。

【用法】上药研极细末和匀。取药末75克与凡士林300克调成软膏。外敷，每日换药1次。

【功效】清热解毒燥湿。

【主治】带状疱疹属湿热者。

【来源】《中医皮肤病临证精粹·禤国维教授经验集》

∽· 儿茶五倍散 ·∾

【组成】儿茶6克，五倍子6克，马钱子6克，炉甘石粉6克，黄连末1克，冰片0.6克。

【用法】上药研末，用白醋或冷开水调成糊状，适量，外敷。

【功效】清热消肿，收敛祛湿。

【主治】带状疱疹属湿热者。

【来源】《中医皮肤病学简编》

∽· 石柏散 ·∾

【组成】煅石膏15克，黄柏9克，蛤壳粉9克，白芷9克，黄丹3克。加减：痒甚者加轻粉、明矾。

【用法】上药研细末，油调，适量，外敷。

【功效】清热解毒，祛湿敛疮。

【主治】带状疱疹属暑热者。

【来源】《中医皮肤病学简编》

∽· 大黄蜈蚣散 ·∾

【组成】生大黄30克，蜈蚣2条。

【用法】上药加水200毫升，浸泡30分钟，煎煮至100毫升。待水温后，涂洗患处，每日5~10次。

【功效】清热解毒，通络止痛。

【主治】带状疱疹属热毒炽盛者。

【来源】《中医传薪集》

· 二味拔毒散 ·

【组成】雄黄、枯矾各等份。

【用法】上药研细末麻油调制，外敷于患处，每日3次。

【功效】解毒燥湿。

【主治】带状疱疹属肝经郁热者。

【来源】江西中医药大学学报，2019，31（1）

· 金粟米酊 ·

【组成】金粟米10克。

【用法】上药加入75%酒精100毫升，浸泡1周后，过滤备用。外擦，每日3次。

【功效】止痛。

【主治】带状疱疹后遗神经痛。

【来源】《中医皮肤病临证精粹·禤国维教授经验集》

· 自拟八味止痒方 ·

【组成】苦参10克，黄柏10克，大黄10克，硫黄10克，姜黄10克，枯矾10克，雄黄10克，薄荷脑2克。

【用法】上药研极细末，做成洗剂或油剂外擦。

【功效】清热解毒止痒。

【主治】带状疱疹初起痒较甚者。

【来源】《医方拾遗：一位基层中医师的临床经验》

·· 外用经验方一 ··

【组成】生石膏118克，青黛60克，滑石118克，黄柏60克，大黄60克。

【用法】先将大黄、黄柏焙干后研为细末，再掺入生石膏、滑石、青黛，研匀备用。按皮损大小，将备用药适量用凉开水调成糊状。每日3~4次。

【功效】清热除湿，消肿止痛。

【主治】带状疱疹属湿热盛者。

【来源】朱文元经验方。

·· 外用经验方二 ··

【组成】黄柏15克，苦参15克，没药15克，红花15克，延胡索15克，威灵仙15克。

【用法】煎水200毫升，用无菌纱布湿敷在患处20分钟，每日2次。

【功效】清热解毒，活血止痛。

【主治】带状疱疹属热毒血瘀者。

【来源】心理月刊，2019（23）

·· 外用经验方三 ··

【组成】青黛30克，黄柏15克，黄连10克，生大黄15克。

【用法】上药共研细末，用冷开水调成糊状，外敷患处，每日1~2次。

【功效】清热解毒。

【主治】带状疱疹属湿热者。

【来源】《常见皮肤病》

❦ ·外用经验方四· ❧

【组成】龙胆草、黄柏、马齿苋等量。

【用法】上药水煎成水剂湿敷患处。

【功效】收敛,消肿,解毒。

【主治】带状疱疹皮损以红斑水疱为主者。

【来源】《中医皮肤科主治医生748问》

❦ ·外用经验方五· ❧

【组成】芒硝10克,五倍子10克,生大黄20克,黄柏20克。

【用法】上药研成细末,加入200克凡士林内调匀成糊状。按皮损大小贴敷患部,隔日换药1次。

【功效】解毒消肿,收湿止痛。

【主治】带状疱疹属湿热者。

【来源】《中医皮肤科主治医生748问》

❦ ·外用经验方六· ❧

【组成】雄黄20克,明矾20克,大黄30克,黄柏30克,侧柏叶30克,冰片5克。

【用法】上药加水煮30分钟,趁热用药液擦洗患处,待水温适宜时进行全身泡浴。

【功效】清热解毒,燥湿止痛。

【主治】带状疱疹属热毒者。

【来源】《药酒·药浴·药粥》

ᥱᥱ· 外用经验方七 ·ᥱᥱ

【组成】雄黄15克，枯矾15克，密陀僧15克，乳香10克，没药10克，青黛30克。

【用法】上药加水煮30分钟，趁热用药液擦洗患处，待水温适宜时进行全身泡浴。

【功效】清热燥湿，活血止痛。

【主治】带状疱疹属湿热血瘀者。

【来源】《药酒·药浴·药粥》

ᥱᥱ· 外用经验方八 ·ᥱᥱ

【组成】凤仙花10~15克。

【用法】凤仙花晒干后研粉加1枚鸡蛋清，调匀成稀糊状，外敷患处，每日2~3次。

【功效】清热解毒，活血通络散结。

【主治】带状疱疹属热毒血瘀者。

【来源】中医临床研究，2020，12（7）

ᥱᥱ· 外用经验方九 ·ᥱᥱ

【组成】龙胆草15克，黄芩12克，山栀子12克，泽泻10克，车前子20克，当归10克，生地黄12克，柴胡15克，香附10克，红花12克，桃仁10克，乳香10克，没药10克，延胡索10克，生甘草10克。

【用法】上药水煎，去渣，取100毫升汤汁，将适当大小的纱布浸透于药液中（纱布不宜过湿），将浸湿的纱布湿敷于患处，每次20分钟，每日1次。

【功效】清热利湿，活血化瘀止痛。

【主治】带状疱疹属肝经郁热者。

【来源】中外医疗，2020，04

❧ · 外用经验方十 · ❧

【组成】薄荷、苍术、大青叶、山银花、苦参、蒲公英、土茯苓、菊花、玄明粉各30克。

【用法】上药煎水200毫升，去渣，多层无菌纱布浸入药液中，湿敷患处。每日3次，每次15分钟。

【功效】清热解毒，化湿收敛。

【主治】头面眼睑部带状疱疹属湿热盛者。

【来源】抗感染药学，2017，14（6）

❧ · 外用经验方十一 · ❧

【组成】雄黄10克，白矾10克，乳香5克，没药5克，冰片少许，生石灰水50毫升，香油50毫升。

【用法】将雄黄、白矾、乳香、没药研末，加入冰片、石灰水和香油制成膏状，适量外擦患处。

【功效】燥湿活血止痛。

【主治】带状疱疹或带状疱疹后遗神经痛属血瘀者。

【来源】《药酒·药浴·药粥》

❧ · 外用经验方十二 · ❧

【组成】苏木50克，鸡血藤50克，血竭3克，乳香10克，没药10克，桃仁10克，红花10克，地鳖虫10克。

【**用法**】上药水煎300毫升，将药液垫蘸纱布热敷于患处，每日2次，每次20分钟。

【**功效**】活血化瘀，疏经通络。

【**主治**】带状疱疹后遗神经痛属血瘀者。

【**来源**】实用临床医药杂志，2019，23（23）

（刘莹　沈凌）

第三章　疣

疣是由人乳头瘤病毒（HPV）所引起的以细胞增生反应为主的一类皮肤浅表性良性赘生物。通过直接或间接接触传染。一般根据临床表现及发病部位，分为寻常疣、扁平疣、跖疣、传染性软疣和丝状疣等。

本病可参考中医"疣目""扁瘊""跖疣""鼠乳"和"线瘊"等病证。

1.寻常疣

多见于青少年。好发于手指、手背、足缘或甲廓等处。皮损初起为针尖大小丘疹，逐渐增大至豌豆大或更大，呈圆形或多角形，表面粗糙，质硬。灰黄或褐色，或正常肤色。数目不等，有的可融合成片状或呈菜花状。一般无自觉症状，触碰时可有疼痛或出血。

2.扁平疣

多见于青年。好发生于颜面、手背及前臂或膝部。皮损为针头至粟粒大或更大的扁平丘疹，呈圆形或椭圆形，表面光滑，质硬，浅褐色或正常肤色，数目不定，散在或密集分布。亦可因搔抓呈线状排列。一般无自觉症状，也可伴有瘙痒。

3.跖疣

好发于足趾前后受压处及趾部。可单发或多发。皮损初起为一细小发亮的丘疹，后逐渐增大，表面粗糙，灰黄或灰褐色，呈圆形，周围绕以稍高的角质环。将角质削去后，则见角质软芯，里面可见散在黑色出血点。自觉疼痛，挤压时疼痛明显。

4.传染性软疣

多见于儿童。好发于颜面及躯干部。皮损为半球形丘疹，米粒至黄豆大小；中央有脐凹，表面有蜡样光泽，挑破顶端可挤出白色乳酪样物质；数目不等，呈散在或簇集性分布，但不融合。有传染性，愈后不留瘢痕。

5.丝状疣

多见于中老年人。好发于颈部及眼睑。皮损为单个细软的丝状突起，褐色或正常肤色，可自行脱落，不久又有新的皮损生长。

第一节　寻常疣

一、内服方

～·　复方马齿苋合剂　·～

【组成】马齿苋60克，蜂房9克，大青叶15克，生苡仁30克。

【用法】每日1剂，煎2次分服。

【功效】清热解毒。

【主治】寻常疣属外感毒邪、蕴结肌肤者。

【来源】《千家妙方与临床应用》

～·　紫黄祛疣汤　·～

【组成】桑叶9克，赤芍9克，黄柏4.5克，紫草9克，薏苡仁9克，生牡蛎30克（先煎），煅牡蛎30克（先煎）。

【用法】每日1剂，煎2次分服

【功效】清热解毒祛湿，活血软坚散结。

【主治】寻常疣属湿热血瘀者。

【来源】广西医学，2016，38（11）

·马齿苋合剂·

【组成】马齿苋30克，木贼20克，郁金15克，浙贝15克，薏苡仁30克，紫草15克，败酱草30克，大青叶20克。

【用法】每日1剂，煎2次分服。

【功效】疏风清热，解毒散结。

【主治】寻常疣属湿热蕴结者。

【来源】《朱仁康临床经验集》

·活血解毒方（许增喜方）·

【组成】白术7克，生黄芪60克，生甘草6克，莪术28克，马齿苋28克，廖大青叶28克，白花蛇舌草28克，板蓝根28克。

【用法】每日1剂，煎2次分服。

【功效】活血益气，清热解毒。

【主治】寻常疣属气虚解毒者。

【来源】《皮肤病传承老药方》

·经验方一·

【组成】大青叶10克，板蓝根30克，马齿苋30克，生黄芪30克，生白术15克，防风9克，夏枯草15克，丹参15克，制香附9克，薏苡仁30克。

【用法】每日1剂，煎2次分服。

【功效】清热疏风，解毒化瘀。

【主治】寻常疣属风热毒瘀者。

【来源】《当代中医皮肤科临床家丛书·李斌》

·经验方二·

【组成】磁石（先煎）30克，代赭石（先煎）30克，生龙骨（先煎）30克，生牡蛎（先煎）30克，板蓝根15克，浙贝母15克，白芍15克，地骨皮15克，黄柏12克，桃仁9克，红花9克，山慈菇6克。

【用法】每日1剂，煎2次分服。

【功效】清热化痰，活血软坚。

【主治】寻常疣属热毒痰湿血瘀者。

【来源】《皮肤病良方妙法》

·经验方三·

【组成】柴胡10克，桃仁10克，红花10克，板蓝根30克，熟地黄10克，白芍10克，川芎10克，夏枯草15克，当归15克，穿山甲（代）10克，牡蛎30克。

【用法】每日1剂，煎2次分服。

【功效】疏肝活血，化瘀软坚。

【主治】肝郁血瘀者。

【来源】《皮肤病良方妙法》

二、外用方

·祛疣方·

【组成】蜂房6克，板蓝根30克，透骨草20克，夏枯草20克，磁石30克，大青叶20克，枯矾20克，木贼20克，蛇床子20克，香附20克。

【用法】上药加水1000毫升，煎至500毫升，待温度约45℃时擦洗浸泡患处。每日1次，每次40分钟。

【功效】解毒活血散结。

【主治】寻常疣热毒血瘀者。

【来源】中医临床研究，2014，6（24）

～· 花香叶汤 ·～

【组成】香附30克，花椒15克，艾叶30克，地肤子15克。

【用法】上药加水2000~2500毫升，煎煮去渣取1200~1500毫升，趁热先用汤熏洗患处，待温度下降将患处浸泡于汤液中，或用纱布蘸取药液浸洗患处。每日1~2次，每次15~20分钟。

【功效】调和气血，清热解毒，软坚散结。

【主治】寻常疣属气血失和、外感毒邪者。

【来源】中国民间疗法，2014，22（9）

～· 自拟消疣药酒方 ·～

【组成】鸦胆子50克，陈皮30克，红花50克，生牡蛎80克，龙胆草50克，白芍30克，夏枯草30克，柴胡20克。

【用法】上药研末后加入白酒1500毫升浸泡，2周后取出浸泡液外擦皮损处，擦药时棉签向皮损稍加压，反复擦药3~5遍，每日4~6次。

【功效】化痰软坚，泻肝，活血化瘀。

【主治】寻常疣属肝郁痰结、气滞血瘀者。

【来源】光明中医，2014，29（6）

～· 消疣散 ·～

【组成】木鳖子、硇砂、骨碎补、天葵子（炒）、穿山甲

（炒）、白矾、红花各等份。

【用法】上药共研极细末，装入瓶内备用。用时选择首发的疣，将药粉与芝麻油少许调匀呈糊状，敷于该疣上，外用纱布和胶布固定。敷药后患处不可与水接触，忌食辛辣燥热之品。

【功效】清热解毒，软坚散结。

【主治】寻常疣属热毒血瘀者。

【来源】《外台秘要》

ᨀ·外用经验方一·ᨁ

【组成】木贼30克，香附30克，土贝母30克，红花10克。

【用法】上药煎水1000毫升，浸泡患处，每日2次，每次30分钟。

【功效】清热疏风，解毒化瘀，软坚散结。

【主治】寻常疣属热毒血瘀者。

【来源】《当代中医皮肤科临床家丛书·冯宪章》

ᨀ·外用经验方二·ᨁ

【组成】补骨脂100克。

【用法】上药捣碎后浸泡于200毫升75%酒精中，数日后，浸液成为芳香黑褐色液状物，每日取药液涂抹患处3~5次。

【功效】祛疣。

【主治】寻常疣。

【来源】民间验方

ᨀ·外用经验方三·ᨁ

【组成】乌梅肉适量。

【用法】上药浸于米醋中，每晚临睡前敷于患处，外用纱布固定，每日早上除去，每日1次。

【功效】祛疣。

【主治】寻常疣。

【来源】《老中医霍列五60年单验方秘传》

～∽・ 外用经验方四 ·∽～

【组成】苦参30克，板蓝根30克，大青叶30克，鱼腥草30克，桃仁10克，红花10克，冰片10克，玄明粉10克。

【用法】前6味水煎30分钟，弃渣取浓汤，备用；再将冰片及玄明粉用水调成膏状，备用。趁热先熏，后洗浴患处，再用消毒纱布蘸药液反复擦洗患处，以皮肤发红为度，每次10~15分钟，再将药膏涂敷患处，每日2~3次。

【功效】清热解毒，活血祛瘀。

【主治】寻常疣属热毒血瘀者。

【来源】《皮肤病良方妙法》

～∽・ 外用经验方五 ·∽～

【组成】生石灰250克，鸦胆子仁30克，血竭15克。

【用法】上药混合研碎，细罗过筛，瓶装备用。将少许药粉放在疣的顶端，用拇指轻轻揉搓，边揉边加药粉，直至将疣体完全搓落为止。疣体脱落后，基底略出血，以药粉按压止血。应一次将全部疣体搓落，以免复发。

【功效】活血腐蚀祛疣。

【主治】寻常疣。

【来源】《皮肤病必效单方2000首》

第二节　扁平疣

一、内服方

❧·去疣方·❧

【组成】马齿苋30克，蚤休15克，生薏仁30克，紫草9克，野菊花9克，金银花9克，白花蛇舌草30克，桃仁9克，红花9克，炙山甲9克，炙僵蚕9克，生龙骨（先煎）30克，生牡蛎30克。加减：病程长，气血两虚者，加黄芪30克，丹参9克；瘙痒者，加白鲜皮30克，木贼12克；疣体偏硬者，加夏枯草15克，昆布9克，海藻9克。

【用法】每日1剂，煎2次分服。

【功效】清热解毒，活血化瘀，软坚散结。

【主治】颜面部扁平疣。

【来源】《皮肤病传承老药方》

❧·四物汤加味·❧

【组成】生地20克，当归10克，赤芍10克，川芎10克，蝉蜕10克，苍术10克，白附子（先煎）10克，甘草10克，白鲜皮15克，海桐皮15克。

【用法】每日1剂，煎2次分服。

【功效】疏风解毒，清热养血。

【主治】扁平疣属热毒血瘀者。

【来源】陕西中医，2008，29（8）

优正散

【组成】黄芪30克，虎杖10克，生白术10克，防风10克，猪苓10克，黄精30克，桔梗10克，生晒参5克，木贼10克，香附10克，薏苡仁30克，甘草6克。

【用法】每日1剂，煎2次分服。

【功效】益气扶正化湿，清热解毒，散风平肝。

【主治】扁平疣属气血湿蕴者。

【来源】四川中医，2018，36（3）

祛疣汤一

【组成】马齿苋20克，野菊花10克，板蓝根30克，大青叶15克，防风10克，白芷6克，赤芍15克，木贼30克，香附15克，薏苡仁30克，甘草6克。加减：瘙痒者加地肤子、白鲜皮；病程长者加玄参、牡蛎、浙贝母；夜寐不安者加珍珠母、酸枣仁、夜交藤；大便干燥者加火麻仁、柏子仁。

【用法】每日1剂，煎3次分服

【功效】清热解表，解毒散结。

【主治】扁平疣属风热蕴结者。

【来源】实用中医药杂志，2017，33（4）

祛疣汤二

【组成】桃仁10克，红花3克，生地10克，当归10克，赤芍10克，川芎10克，丹皮10克，浙贝母10克，夏枯草30克，薏苡仁30克，板蓝根15克，蝉蜕6克，地肤子10克。

【用法】每日1剂，煎2次分服。

【功效】清热解毒，活血祛瘀，软坚散结。

【主治】顽固性扁平疣属湿热血瘀者。

【来源】内蒙古中医药，2016，35（3）

～・普及消毒饮加减・～

【组成】黄芩12克，川芎12克，白蒺藜20克，薄荷10克，玄参20克，升麻12克，生地黄18克，苦参25克，牡丹皮10克，僵蚕12克，牛蒡子15克，夏枯草15克，当归15克，珍珠母30克，金银花30克，马齿苋30克，薏苡仁30克，黄芪30克。

【用法】每日1剂，煎3次分服。

【功效】清热解毒，疏风散邪，扶正祛湿。

【主治】扁平疣属湿热蕴结、正气不足者。

【来源】河南中医，2017，37（2）

～・桃红四物汤加减・～

【组成】桃仁9克，川芎9克，红花3克，金银花15克，生地黄15克，当归15克，赤芍15克，浮萍12克，丹皮12克，薏苡仁30克，茯苓30克。

【用法】每日1剂，煎3次分服。

【功效】活血化瘀，清热解毒。

【主治】扁平疣属热毒血瘀者。

【来源】北方药学，2016，13（2）

～・紫草祛疣方・～

【组成】紫草15克，板蓝根15克，木贼草15克，土茯苓15克，薏苡仁30克，香附12克。

【用法】每日1剂，煎2次分服。

【功效】清热解毒，祛湿散结。

【主治】扁平疣属湿热蕴结者。

【来源】中医药临床研究，2016，8（23）

❧ · 薏仁米汤 · ❧

【组成】生薏苡仁60克。

【用法】煮熟后加白糖，当饭食，每日1次。

【功效】祛湿。

【主治】扁平疣属湿热者。

【来源】《当代中医皮肤科临床家丛书·庄国康》

❧ · 经验方一 · ❧

【组成】紫草15克，茜草15克，板蓝根30克，大青叶30克，败酱草30克，马齿苋30克，薏苡仁30克，丹参15克，赤芍15克，莪术10克，夏枯草15克，穿山甲（代）10克。

【用法】每日1剂，煎2次分服。

【功效】中和气血，活血解毒，软坚散结。

【主治】扁平疣属气血失和、外感毒邪者。

【来源】《皮肤病传承老药方》

❧ · 经验方二 · ❧

【组成】板蓝根15克，大青叶10克，薏苡仁20克，土茯苓10克，柴胡10克，木贼10克，香附10克，生龙骨30克，生牡蛎30克，三棱10克，莪术10克，海藻10克，昆布10克，麻黄6克，蜈蚣10克，黄芪10克，女贞子20克，白芷10克，山豆根10克。

【用法】每日1剂，煎2次分服。

【功效】清热解毒，软坚散结，扶正祛邪，滋肾柔肝。

【主治】扁平疣属热毒蕴结、肝旺血燥、正气亏虚者。

【来源】实用中医药杂志，2019，35（8）

二、外用方

～ㄟ·马齿苋洗剂·ㄟ～

【组成】马齿苋30克，蜂房10克，蛇床子10克，细辛6克，苦参10克，陈皮10克，苍术10克，白芷10克。

【用法】水煎，取半盆温水，用小毛巾蘸药液，频频搓洗患处，每日3~5次，每次20分钟。

【功效】清热解毒，燥湿止痒。

【主治】扁平疣属湿热蕴结者。

【来源】《当代中医皮肤科临床家丛书·庄国康》

～ㄟ·香附乌梅洗剂·ㄟ～

【组成】炙香附30克，木贼草30克，乌梅30克。

【用法】水煎，取半盆温水，用小毛巾蘸药液，频频搓洗患处，每日3~5次，每次20分钟。

【功效】收敛散结。

【主治】扁平疣。

【来源】《当代中医皮肤科临床家丛书·庄国康》

～ㄟ·木贼祛疣方·ㄟ～

【组成】木贼30克，香附30克，透骨草30克，陈皮30克，乌梅30克，赤芍20克，当归20克，白芷15克，丁香10克。

【用法】水煎100毫升，待水温耐受时用药棉或纱布擦洗患处，擦洗皮损至发红，每日 1~2 次，每次 20 分钟。

【功效】疏风活血，清热解毒。

【主治】扁平疣属风热血瘀者。

【来源】实用中医药杂志，2015，31（3）

❦ 祛疣擦剂 ❦

【组成】板蓝根 30 克，黄芩 30 克，马齿苋 60 克，蒲公英 60 克，紫草 60 克，薏苡仁 15 克，蜂房 15 克，白芷 15 克。

【用法】上药用纱布包好，加水 2500~3000 毫升，水煎至 300~400 毫升。用药棉或纱布蘸药液在病变部位用力涂擦 20~30 分钟，使局部感灼热及微痛为度，每日 2~3 次。

【功效】清热凉血，消疣排毒。

【主治】扁平疣属湿毒蕴结者。

【来源】《中医外治法效方 300 首》

❦ 扁瘊洗液 ❦

【组成】苦参 15 克，白鲜皮 15 克，地肤子 15 克，蛇床子 15 克，板蓝根 30 克，明矾 10 克，补骨脂 50 克。

【用法】上药混合，加适量冷水浸泡 30 分钟，加热煮沸 30 分钟，先用热气熏蒸患处，使汗毛孔扩张，待药液温和时用其液洗皮损处，每日 3~5 次。

【功效】疏调腠理，解毒除疣。

【主治】扁平疣属热毒炽盛者。

【来源】《美容养颜效方 210 首》

❦ 外用经验方一 ❦

【组成】旱莲草 25 克，马齿苋 25 克，薏苡仁 30 克，冰片 5 克。

【用法】上药，用50%酒精500毫升浸泡7天，过滤取液外擦患处，每日2次以上，擦至局部皮肤发红有热感为止。

【功效】清热解毒祛湿。

【主治】扁平疣、传染性软疣属热毒湿盛者。

【来源】中医外科杂志，1998，7（3）

～· 外用经验方二 ·～

【组成】马齿苋30克，香附30克，木贼30克，板蓝根30克，生薏苡仁30克。

【用法】水煎取药液500毫升，将纱布充分浸入中药外洗溶液中5~10分钟，擦拭患处，每日2次，每次15分钟。

【功效】清热解毒祛湿。

【主治】扁平疣属热毒湿盛者。

【来源】中外医学研究，2020，18（5）

～· 外用经验方三 ·～

【组成】大青叶、薏苡仁、马齿苋、赤芍、木贼、香附、夏枯草等量。

【用法】上药研细末，取20~60克药粉，温开水调成糊状，均匀涂于皮损处。再用温水把医用石膏粉200克调成糊状，均匀覆盖于皮损处，待其微发热成形，约30分钟后去除倒模。每周2次。

【功效】祛风清热，活血理气，软坚散结。

【主治】颜面部扁平疣湿热蕴结者。

【来源】湖北中医杂志，2016，38（3）

❧ 外用经验方四 ❧

【组成】鸦胆子适量。

【用法】上药去皮研成泥，用香油适量调匀，涂于疣上。每日早晚各1次。结痂后，停止涂药。

【功效】燥湿杀虫。

【主治】扁平疣。

【来源】《老中医霍列五60年单验方秘传》

第三节　跖疣

一、内服方

❧ 桃红三棱汤 ❧

【组成】桃仁15克，红花5克，三棱15克，莪术15克，大青叶15克，赤芍12克，郁金15克，透骨消12克，生牡蛎30克，穿山甲（代）12克，薏苡仁30克，甘草5克。

【用法】每日1剂，煎2次分服。

【功效】活血化瘀，软坚消疣。

【主治】跖疣属瘀血者。

【来源】《现代临床皮肤性病治疗实践》

❧ 木香方 ❧

【组成】木贼30克，板蓝根30克，连翘30克，薏苡仁30克，香附15克。

【用法】每日1剂，煎2次分服。每剂药渣再加水500毫升，水煎后，外洗患处，每日3~5次，每次擦洗30分钟至皮肤发红充血为度。

【功效】清热利湿，解毒散结。

【主治】跖疣属热毒湿盛者。

【来源】《病毒性皮肤病用药与食疗》

∽·经验方一·∾

【组成】薏苡仁、红豆。

【用法】上药按2：1剂量煮粥，以粥代主食。

【功效】清热解毒，活血化瘀。

【主治】跖疣属湿毒蕴结者。

【来源】《当代中医皮肤科临床家丛书·李斌》

∽·经验方二·∾

【组成】磁石（先煎)30克，生牡蛎（先煎)30克，代赭石（先煎）30克，石决明（先煎）30克，苦杏仁6克，赤芍10克，地骨皮15克，紫草10克，红花8克，当归8克。

【用法】每日1剂，煎2次分服。

【功效】平肝潜阳，软坚散结，活血化瘀，清热凉血。

【主治】多发性顽固性跖疣属气血失和、腠理不密、复感外毒者。

【来源】临床合理用药杂志，2019，12（11）

∽·经验方三·∾

【组成】紫草30克，黄芪30克，薏苡仁30克，煅牡蛎（先煎）30克，茯苓15克，大青叶12克，板蓝根12克，防风12克，苍术12克，白术12克，陈皮12克，三棱6克，莪术6克，甘草6克。

【用法】每日1剂，煎2次分服。

【功效】健脾化湿，清热散结。

【主治】跖疣属脾虚失运、湿热蕴结者。

【来源】浙江中医杂志，2018，53（4）

·经验方四·

【组成】生地黄12克，板蓝根12克，赤芍9克，桃仁9克，三棱9克，莪术9克，僵蚕9克，牡丹皮9克，金银花9克，干蟾皮9克，地肤子9克，苦参9克，红花6克，甘草4.5克。

【用法】每日1剂，煎2次分服。

【功效】活血化瘀，清热利湿，祛风散结。

【主治】跖疣属于气滞血瘀者。

【来源】《病毒性皮肤病用药与食疗》

·经验方五·

【组成】骨碎补。

【用法】上药去毛，炒黄研粉，每次3克，每日3次，口服。

【功效】杀虫驱毒，化瘀荣肤。

【主治】跖疣属湿热虫毒、瘀滞肌肤者。

【来源】《医海存真》

二、外用方

·消疣方一·

【组成】防风30克，白芷30克，鸦胆子10克，当归20克，野菊花50克，大青叶50克，百部50克，苦参50克，蛇床子50克，鹿角霜30克，蒲公英30克，炒皂角刺30克，紫花地丁30克，金银花30克，九里光20克，甘草20克。

【用法】上药煎煮20分钟，取药水2000毫升泡脚30分钟，温度40~50℃，每日2次。

【功效】清热解毒，软坚散结。

【主治】跖疣属热毒蕴结者。

【来源】皮肤病与性病，2018，40（5）

消疣方二

【组成】木贼30克，香附20克，苍术15克，苍耳子15克，乌梅20克，艾叶15克，白芷15克，大青叶30克，板蓝根30克，防风15克，红花15克，薏苡仁30克，马齿苋20克。

【用法】上药水煎液浸泡患足，水温以能耐受为度。每日2次，每次30分钟。

【功效】祛风清热，活血化瘀，软坚散结。

【主治】跖疣属风热血燥、湿热血瘀者。

【来源】实用中医药杂志，2017，33（8）

地红油膏

【组成】地骨皮、红花、薏苡仁按2：2：1比例。

【用法】上药按2：2：1比例研极细末，配适量麻油，拌匀成糊状，敷皮损处，外用胶布固定。每24小时更换一次。

【功效】清热祛湿活血祛瘀。

【主治】跖疣属湿热血瘀者。

【来源】河北中医，2001，23（8）

·祛毒化疣汤·

【组成】威灵仙30克，木贼15克，贯众10克，紫草15克，板蓝根30克，地榆25克，地肤子20克，白芷15克，红花10克。

【用法】上药用清水2500毫升煎1200分钟，加食醋150毫升，再煎10分钟，煎液温热泡足45分钟，每日2次。

【功效】清热解毒，行气化瘀，软坚化疣。

【主治】跖疣属风热毒炽、气血凝滞者。

【来源】现代中西医结合杂志，2011，20（3）

·除跖疣汤·

【组成】白术60克，薏苡仁60克，鸡血藤60克，桂枝30克，桑寄生30克，红花30克，威灵仙30克。

【用法】上药加水3000毫升，煎煮后去渣取药液，浸泡双足，水温保持在45~50℃，以患者能够耐受温度为宜。每晚1次，每次30分钟。

【功效】健脾祛湿，活血化瘀，通络止痛消疣。

【主治】跖疣属湿热血瘀者。

【来源】湖南中医杂志，2016，32（4）

·祛跖疣汤·

【组成】金银花20克，板蓝根20克，大青叶20克，蒲公英20克，桃仁20克，红花20克，三棱20克，莪术20克，细辛10克。

【用法】上药加水1000毫升，煎取500毫升。趁热浸泡，温度以可耐受为度。每日2次，每次30分钟。

【功效】清热解毒，活血化瘀。

【主治】跖疣属热毒血瘀者。

【来源】湖北中医杂志，2003，25（9）

·寻常疣方·

【组成】蚤休10克，赤芍10克，银花10克，乌梅10克，延胡索10克，皂角刺10克，百部10克，虎杖根15克，生大黄15克，土茯苓15克，蛇舌草15克，紫地丁15克。（浓缩颗粒剂）

【用法】上药加水1000~1500毫升，冲泡溶解取药液，待水温适宜（42℃左右）时，浸泡患足或患手，每次浸泡外洗20分钟左右，每日1~2次。

【功效】清热解毒软坚。

【主治】跖疣属热毒者。

【来源】浙江中医杂志，2013，48（2）

·二根汤·

【组成】板蓝根60克，山豆根60克。

【用法】上药加水3000毫升，煎沸10分钟，将药液倒入盆内，待稍凉浸泡足部30分钟。每日1次。

【功效】解毒消疣。

【主治】跖疣属热毒者。

【来源】《单方验方治百病》（第5版）

·外用经验方一·

【组成】大青叶30克，板蓝根30克，赤芍15克，丹参15克，制香附9克，木贼30克，鸭跖草30克，红花12克，细辛3克。

【用法】上药煎汤滤渣足部药浴，每日1次。

【功效】清热解毒，活血化瘀。

【主治】跖疣属湿毒蕴结者。

【来源】《当代中医皮肤科临床家丛书·李斌》

～·外用经验方二·～

【组成】苦参30克。

【用法】上药加适量水煎煮泡足。

【功效】杀虫驱毒，化瘀荣肤。

【主治】跖疣属湿热虫毒、瘀滞肌肤者。

【来源】《医海存真》

第四节 传染性软疣

一、内服方

～·紫草祛疣散（张继泽方）·～

【组成】紫草11克，黄芪18克，茵陈18克，虎杖16克，黄芩11克，白蒺藜8克，败酱草11克，柴胡16克，板蓝根18克，通草16克，大青叶8克，金银花8克，薏苡仁28克。

【用法】每日1剂，煎2次分服。

【功效】清热解毒，益气化湿。

【主治】传染性软疣属气虚热毒者。

【来源】《皮肤病传承老药方》

～·金银花消毒饮加味（张振中方）·～

【组成】野菊花16克，金银花16克，蒲公英16克，紫花地丁16克，天葵子16克，龙胆草16克，赤芍16克，牡丹皮16克。

【用法】每日1剂，煎2次分服。

【功效】清热解毒，活血除瘀，泻火消肿。

【主治】传染性软疣属热毒血瘀湿盛者。

【来源】《皮肤病传承老药方》中国科学技术出版社

·自拟消疣方·

【组成】银花10~20克，黄芩5~15克，大青叶10~20克，板蓝根10~30克，木贼草5~15克，香附5~15克，薏苡仁10~30克，马齿苋10~30克，垂盆草5~20克，黄芪10~30克。

【用法】每日1剂，煎3次分服。根据年龄及体质酌情加减用量。

【功效】清利湿热解毒，行气疏风止痒，益气固卫护表。

【主治】传染性软疣属风毒湿热气虚者。

【来源】中国现代药物应用，2009，3（7）

·银马苡仁汤·

【组成】金银花30克，马齿苋30克，薏苡仁30克，大青叶15克，莪术15克，赤芍12克，川芎12克，紫草20克，王不留行20克，蜂房10克，升麻9克，甘草5克。

【用法】每日1剂，煎2次分服。

【功效】活血化瘀，解毒祛疣。

【主治】传染性软疣属热毒血瘀者。

【来源】《单方验方治百病》（第5版）

·软疣汤化裁·

【组成】土茯苓35克，生薏仁35克，败酱草15克，紫草根15

克，板蓝根15克，连翘15克，大青叶15克，薄荷15克，蚤休10克。（儿童半量）

【用法】每日1剂，煎2次分服。

【功效】清热解毒，祛湿消疣。

【主治】传染性软疣属热毒湿盛者。

【来源】《皮肤病五十年临证笔录》

❧ 平胃散加减 ·❧

【组成】白术6克，厚朴6克，陈皮10克，茯苓10克，生麦芽15克，炒薏苡仁20克，黄芩6克。

【用法】每日1剂，煎2次分服。

【功效】清热健脾利湿。

【主治】传染性软疣属脾虚湿阻者。

【来源】《实用中医男科学》

❧ 消疣方 ·❧

【组成】生牡蛎30克，穿山甲（代）10克，珍珠母30克，桃仁10克，红花10克，赤芍10克，陈皮6克。

【用法】每日1剂，煎2次分服。

【功效】行气活血，祛瘀消疣。

【主治】传染性软疣属气滞血瘀者。

【来源】《实用中医男科学》

❧ 复方薏苡仁汤 ·❧

【组成】薏苡仁30克，白术12克，北芪12克，茯苓12克，香附10克，草薢12克，白花蛇舌草15克，怀山药12克，甘草5克。

【用法】每日1剂，煎2次分服。

【功效】健脾化湿，散结消疣。

【主治】传染性软疣属脾虚湿阻者。

【来源】《现代临床皮肤性病治疗实践》

·经验方一·

【组成】炙黄芪12克，败酱草12克，白蒺藜20克，马齿苋20克，大青叶20克，露蜂房9克，紫草9克，木贼9克，三七粉（冲）2克，红花7克，香附7克，生薏苡仁25克。

【用法】每日1剂，煎2次分服。上为12岁儿童剂量，小儿酌减。

【功效】清热解毒，凉血化瘀，祛风除湿。

【主治】传染性软疣属热毒湿盛血瘀者。

【来源】安徽中医学院学报，2009，28（6）

·经验方二·

【组成】板蓝根15克，香附10克，紫草10克，百部10克，茯苓12克，桃仁10克，丹皮9克，夏枯草10克，桔梗10克，木贼草10克，秦皮10克，白鲜皮15克。加减：感染者加金银花30克；痒甚者加地肤子10克。

【用法】每日1剂，煎2次分服。

【功效】清热解毒燥湿，活血止痒消疣。

【主治】传染性软疣属湿热血瘀者。

【来源】医药产业资讯，2005，05

·经验方三·

【组成】露蜂房。

【**用法**】上药炒焦研粉，每次1.5克，每日3次，口服。

【**功效**】祛风杀虫，散结消肿。

【**主治**】传染性软疣属风邪虫毒、壅结肌肤者。

【**来源**】《医海存真》

·经验方四·

【**组成**】陈皮15克，清半夏9克，炙甘草9克，白芥子9克，茯苓12克。加减：皮损红赤者加牡丹皮、赤芍；感染者加蒲公英、败酱草；痒甚者加防风；苔滑腻者加黄芩、黄连。（儿童剂量酌减）

【**用法**】每日1剂，煎2次分服。

【**功效**】祛痰利湿，清热解毒。

【**主治**】传染性软疣属湿热蕴结者。

【**来源**】《当代男科妙方》（第5版）

二、外用方

·消疣汤·

【**组成**】木贼草20克，大青叶20克，板蓝根20克，苍耳子（捣碎）20克，贯众20克，重楼20克。

【**用法**】上药用凉水浸泡30分钟，武火煮沸10分钟，待温度适宜，取液200毫升，用无菌医用敷料块浸药液外擦疣部，以疣部皮肤略红，药物可透入为度。每日2次。

【**功效**】清热解毒。

【**主治**】传染性软疣属热毒者。

【**来源**】中国民间疗法，2012，20（11）

～ · 抗疣1号散 · ～

【组成】五倍子、冰片、川椒、大青叶各等份。

【用法】上药为末，用醋调成糊状。使用时先将疣体用热毛巾逐个擦洗至潮红，涂药于疣体上，每日1~2次。

【功效】清热解毒杀虫止痒。

【主治】传染性软疣属热毒蕴结肌肤者。

【来源】《中药临床新用》

～ · 斑蝥膏 · ～

【组成】斑蝥12.5克，雄黄2克。

【用法】上药捣研细末，加蜂蜜半食匙，混合调匀成膏，装瓶备用。使用时疣上先涂碘酒消毒，依疣体大小，取适量药膏压成扁圆形，放于疣面上，再用胶布固定；局部略有红肿痛起小泡，经10~15小时，可将疣剥离皮肤。

【功效】解毒杀虫腐蚀祛疣。

【主治】传染性软疣属热毒者。

【来源】《实用中医男科学》

～ · 外用经验方一 · ～

【组成】木贼草20克，香附子20克，大青叶20克，板蓝根20克，夏枯草10克，茯苓12克，丹皮10克，桔梗10克，白鲜皮15克。

【用法】上药加适量水，煮沸后文火煎煮20分钟，待水微温时外洗患处或用纱布外敷20~30分钟，每日2次。

【功效】清热解毒，燥湿化痰，活血化瘀，理气散结。

【主治】传染性软疣属肝火内炽、脾湿痰凝、血凝瘀积者。

【来源】中华医院感染学杂志，2014，24（14）

ꝏ · 外用经验方二 · ꝏ

【组成】木贼草40克，香附40克，金银花40克，夏枯草40克，山豆根30克，板蓝根30克。

【用法】上药加适量水，煮沸后再用文火煎煮20分钟，待水微温时外洗患处或用纱布外敷20~25分钟，每日2次。

【功效】清热解毒，活血化瘀，软坚散结。

【主治】传染性软疣属热毒者。

【来源】中国当代医药，2010，（17）

ꝏ · 外用经验方三 · ꝏ

【组成】乌梅、枯矾、雄黄、冰片、大黄、白胡椒各等份。

【用法】上药研细末，取适量药物加适量食醋拌成糊状，涂于疣体上，用胶布覆盖固定。每天换药1次。

【功效】收敛解毒燥湿祛疣。

【主治】传染性软疣属热毒者。

【来源】内蒙古中医药，2005，S1

ꝏ · 外用经验方四 · ꝏ

【组成】旱莲草25克，马齿苋25克，冰片5克。

【用法】上药用75%酒精445毫升，浸泡后涂擦患处。每日多次。

【功效】清热解毒消疣。

【主治】传染性软疣属热毒者。

【来源】《皮肤病五十年临证笔录》

❧ · 外用经验方五 · ❧

【组成】红花30克，补骨脂10克，干姜10克，吴茱萸15克，樟脑10克，生半夏30克。

【用法】上药用1000毫升75%酒精浸泡1周，滤渣后即可外用于患处，每日2次。

【功效】祛瘀散结消疣。

【主治】传染性软疣属痰结血瘀者。

【来源】《千家妙方系列丛书·皮肤病》

❧ · 外用经验方六 · ❧

【组成】马齿苋30克，蒲公英30克。

【用法】上药加适量水煎煮，洗浴患处，每日1次，每次20分钟。

【功效】清热解毒。

【主治】传染性软疣属热毒蕴结者。

【来源】《千家妙方系列丛书·皮肤病》

❧ · 外用经验方七 · ❧

【组成】大黄20克，郁金20克，莪术20克，土贝母2克，三棱15克，赤芍15克。

【用法】上药加75%酒精1000毫升，浸泡1周后，每天涂疣体2~3次。

【功效】活血祛瘀，散结消疣。

【主治】传染性软疣属血瘀者。

【来源】《现代临床皮肤性病治疗实践》

第五节　丝状疣

一、内服方

～·　消疣散结汤　·～

【组成】玄参30克，生地黄15克，白芍30克，当归15克，大青叶12克，连翘12克，板蓝根12克，蝉蜕10克，牛蒡子10克，丹参15克，牡蛎30克，甘草6克。

【用法】每日1剂，煎2次分服。

【功效】清热解毒，软坚消疣。

【主治】丝状疣属热毒者。

【来源】山东中医杂志，1996，15（11）

～·　经验方　·～

【组成】板蓝根25克，白花蛇舌草12克，生龙骨（先煎）30克，生牡蛎（先煎）30克，制香附10克，木贼12克，皂角刺12克，白蒺藜12克，白僵蚕12克，益母草15克，泽兰12克，泽泻12克，金银花15克，鸡内金12克，丹参20克，玄参20克，茜草12克，生甘草12克。

【用法】每日1剂，煎2次分服。

【功效】清热解毒，疏风止痒，活血散瘀。

【主治】丝状疣属热瘀互结者。

【来源】《当代中医皮肤科临床家丛书·李秀敏》

二、外用方

～· 板蓝根洗剂 ·～

【组成】板蓝根30克。

【用法】将板蓝根加水500毫升煎煮，取药液趁热浸洗患处，每日2~3次。

【功效】清热解毒。

【主治】丝状疣属热毒者。

【来源】《穴位贴药与熨洗浸疗法》

～· 木贼草洗剂 ·～

【组成】木贼草30克。

【用法】将木贼草加适量水煎煮，取50~100毫升浓缩药液，用棉花吸附，湿敷于先经刮去角质层的疣根部，每日敷药2~3次。

【功效】清热解毒。

【主治】丝状疣属热毒者。

【来源】《穴位贴药与熨洗浸疗法》

（刘莹　沈凌）

第四章　癣

癣是发生在表皮、毛发、指（趾）甲的浅部真菌性皮肤病。本病发生部位不同，名称各异。

第一节　头癣

头癣由皮肤癣菌感染引起，易发生在头皮和头发好发于学龄儿童，传染性较强，易在托儿所、幼儿园、小学校家庭中互相传染。头癣通过直接或间接接触患者或患癣的猫、狗等家畜而传染，也可通过接触被污染的理发工具被传染。皮损特征是在头皮有圆形或不规则的覆盖灰白鳞屑的斑片。病损区毛发干枯无泽，常在距头皮0.3~0.8厘米处折断而参差不齐。头发易于拔落且不疼痛，病发根部包绕有白色鳞屑形成的菌鞘。自觉瘙痒。

本病可参考中医"白秃疮""肥疮""癞头疮""赤疮"等病证。

一、内服方

❧ · 萆薢渗湿汤 · ❧

【组成】萆薢12克，薏苡仁30克，牡丹皮15克，赤芍15克，滑石12克，泽泻12克，苦参15克，地肤子9克，金银花15克，甘草6克。

【用法】每日1剂，煎2次分服。

【功效】清热化湿，解毒止痒。

【主治】头癣属热毒湿盛者。

【来源】《疡科心得集》

·消风散·

【组成】当归10克，生地15克，防风10克，蝉蜕10克，知母15克，苦参10克，胡麻20克，荆芥10克，苍术15克，牛蒡子10克，石膏20克，甘草6克，木通6克，地肤子15克，白鲜皮15克，威灵仙15克。

【用法】每日1剂，煎2次分服。

【功效】疏风养血，清热除湿。

【主治】头癣属风热湿盛者。

【来源】《外科正宗》

·牛蒡解肌汤加减·

【组成】防风10克，牛蒡子15克，连翘15克，栀子10克，银花15克，野菊花20克，苦参20克，黄精15克，当归10克，甘草6克。加减：瘙痒剧烈者加苍耳子15克，白蒺藜20克；脱屑者加首乌20克，蝉蜕10克。

【用法】每日1剂，煎2次分服。

【功效】疏风润燥，杀虫止痒。

【主治】头癣属外感风燥者。

【来源】《现代临床皮肤性病治疗实践》

·五味消毒饮加减·

【组成】银花10克，连翘15克，蒲公英20克，紫花地丁15克，野菊花15克，防风10克，牛蒡子15克，苦参15克，丹皮15

克，甘草9克。加减：渗液多者加苦参20克，白鲜皮20克；脓熟难溃者加天花粉20克，皂刺20克；日久不消者加黄精15克，麦冬15克。

【用法】每日1剂，煎2次分服。

【功效】清热解毒，杀虫止痒。

【主治】头癣属热毒蕴结者。

【来源】《现代临床皮肤性病治疗实践》

当归饮子加减

【组成】当归15克，白芍20克，首乌20克，黄芪30克，白蒺藜30克，白鲜皮20克，熟地15克，甘草9克。加减：痒甚者加地肤子20克。

【用法】每日1剂，煎2次分服。

【功效】养血润肤，祛风止痒。

【主治】头癣属血虚风燥者。

【来源】《现代临床皮肤性病治疗实践》

经验方一

【组成】生甘草60克，石膏30克，黄芩30克，防风15克，川芎15克，当归15克，芍药15克，大黄15克，薄荷叶15克，麻黄15克，连翘15克，芒硝15克，滑石90克，荆芥穗7克，白术7克，栀子7克。

【用法】每日1剂，煎2次分服。

【功效】发汗达表，解邪热，泻宿垢。

【主治】头癣属风湿热邪者。

【来源】《皮肤病良方妙法》

经验方二

【组成】白蒺藜15克，海桐皮12克，制草乌9克。

【用法】每日1剂，煎2次分服。

【功效】清热祛风。

【主治】头癣属风热者。

【来源】《皮肤病良方妙法》

二、外用方

自拟雄百散

【组成】雄黄8克，苦参15克，蛇床子20克，白鲜皮15克，薄荷5克，百部5克。

【用法】上药研细末过筛，用凡士林和匀，装瓶备用。将患部用0.9%生理盐水洗净，然后用药膏涂抹患处，一天1次。

【功效】杀虫解毒，清热燥湿。

【主治】头癣属热毒湿盛者。

【来源】中医外科杂志，2007，16（1）

复方土槿皮酊剂

【组成】土槿皮80克，野菊花30克，苦参30克，花椒30克，地肤子30克，蛇床子30克，黄柏20克，百部20克，白矾20克。

【用法】上药共为粗末，加入45%的医用酒精1000毫升，冬天浸泡14天，夏天浸泡8天，用渗漉法制得滤出液备用，渗漉时以较慢的速度从下方收集滤液，同时从上方添加45%医用酒精，共制得滤液1000毫升。应用时直接外涂病损处，每日2次，每次20分钟，同时剃光头发（女性可剪去皮损周围头发）。

【功效】清热解毒，杀虫止痒。

【主治】头癣。

【来源】临床合理用药杂志，2011，4（12A）

❦ · 土槿皮洗剂 · ❧

【组成】土槿皮60克，苦参30克，生百部30克，蛇床子30克，川楝子30克，苍术20克，白矾20克。

【用法】上药加水2000毫升，浸泡30分钟后煮沸10分钟，滤渣取液待温外洗，每日2次，每次30分钟。

【功效】清热解毒，燥湿杀虫止痒。

【主治】头癣。

【来源】陕西中医，2010，31（7）

❦ · 龙眼树皮煎剂 · ❧

【组成】新鲜或干龙眼树皮500克。

【用法】上药加水3升浸泡30分钟，煮沸后用文火煎30分钟（每剂煎3次），药液倾入脸盆待用。用肥皂水清洗头皮后，取温热药液浸洗头皮（温度以患者可耐受为度），每次浸洗20分钟，隔3~5天浸洗1次。

【功效】疏风散热，消滞祛湿。

【主治】头癣属湿热者。

【来源】现代护理，2001，7（8）

❦ · 硫黄膏 · ❧

【组成】硫黄20克，猪脂（或凡士林）80~100克。

【用法】将硫黄研细，与猪脂或凡士林调匀成膏，擦涂患处。

【功效】杀虫止痒。

【主治】头癣。

【来源】《中医皮肤病学简编》

～· 祛风解毒汤 ·～

【组成】大黄30克，千里光30克，六耳铃30克，雄黄30克，苍术30克，槟榔30克，枯矾15克，肥猪肉30克。

【用法】上药加水1000毫升，用砂锅煎成600毫升，弃渣取液。先洗患部周围，再洗患处。水温50℃为宜，切勿过热。在洗前须将患部未脱落的头发连根拔掉。

【功效】解毒燥湿杀虫。

【主治】头癣。

【来源】上海中医药杂志，1987，7

～· 皮灵三号 ·～

【组成】艾叶9克，黄柏15克，五倍子12克，土槿皮20克，百部20克，苦参20克，蛇床子20克，白矾20克，苍术20克。

【用法】上药加水2千克，浸泡10分钟后煮沸15分钟，去渣，滤液外洗，每日2次，每次30分钟。同时把头发剃光。

【功效】驱虫止痒。

【主治】头癣属湿热虫蕴者。

【来源】《当代中医皮肤科临床家丛书·鲁贤昌》

～· 外用经验方一 ·～

【组成】独头紫皮大蒜多个。

【用法】将蒜研末成浆，用消毒纱布滤去残渣，取蒜液擦头癣。先将患者头癣及周围皮肤用温热肥皂水洗净后擦干，然后用消毒棉签蘸大蒜液由外向内涂擦患部，早、晚各1次。

【功效】杀虫解毒。

【主治】头癣。

【来源】农家科技，2001（5）

❧·外用经验方二·❧

【组成】生半夏15克，斑蝥5克。

【用法】上药浸泡于200毫升白酒中，1周后用酒涂擦患处，每日2~3次。

【功效】化痰解毒杀虫。

【主治】头癣。

【来源】中医杂志，2001，40（3）

❧·外用经验方三·❧

【组成】紫色楝花含苞待放者1斤（勿触水），芝麻油4两。

【组成】先将楝花捣烂如泥，再加麻油调匀，封闭3天即可取用。外涂患处，日2~3次。

【功效】杀虫。

【主治】头癣。

【来源】上海中医药杂志，1984，10（28）

❧·外用经验方四·❧

【组成】蛇床子、苍耳子适量，硫黄10克，豚脂80克。

【用法】蛇床子、苍耳子适量水煎剂洗头后，外用硫黄、豚脂混匀后涂于患处，每日1次。

【功效】清热解毒杀虫。

【主治】头癣。

【来源】《皮肤病中医特色治疗》

外用经验方五

【组成】鲜侧柏叶120克。

【用法】上药煎水滤渣取药液温浴头部，每日1~2次。

【功效】凉血止痒。

【主治】头癣。

【来源】《皮肤病必效单方2000首》

外用经验方六

【组成】猪胆1个。

【用法】将患部头发剪去，用温开水洗净，用消毒棉签蘸猪胆汁涂患处，每日2次。

【功效】清热解毒杀虫。

【主治】头癣。

【来源】《皮肤病必效单方2000首》

外用经验方七

【组成】川黄连50克，花椒25克。

【用法】上药装入瓶内加75%酒精，浸泡5天备用。治疗时用棉签将药液均匀涂于患部，每日3~4次。

【功效】解毒杀虫。

【主治】头癣。

【来源】中国民间疗法，2004，12（1）

❧ 外用经验方八 ❧

【组成】马齿苋适量。

【用法】上药煎为膏或烧灰，涂于患处。

【功效】清热解毒杀虫。

【主治】头癣。

【来源】《太平圣惠方》

第二节　体癣、股癣

　　体癣是由致病性真菌寄生在除头皮、毛发、手足、甲板、阴股部以外的平滑皮肤上所引起的一种浅表性皮肤真菌感染。股癣是指发生于腹股沟、会阴和肛门周围的皮肤癣菌感染，是体癣在阴股部位的特殊型。体癣好发于面、颈、腰腹、四肢等皮肤处。多见于青壮年及男性，多夏季发病。瘙痒明显。皮损呈圆形，或多环形，类似钱币状，边界清楚、中心消退、外周扩张的斑块。周围可有针头大小的红色丘疹及水疱、鳞屑、结痂等。股癣皮肤损害基本同体癣，向下可蔓延至阴囊，向后克至臀间沟，向上克至腹部，可单侧或双侧发生。

　　本病可参考中医"圆癣""金钱癣""毛管癣""阴癣""股臀癣"等病证。

一、内服方

❧ 二妙丸化裁 ❧

【组成】炒黄柏10克，炒龙胆草10克，焦栀子10克，赤茯苓10克，苍术15克，生地黄10克，车前子（包）10克，草薢10克，白茅根20克，白鲜皮6克，苦参6克，威灵仙6克。

【用法】每日1剂，煎2次分服。

【功效】清热解毒，除湿止痒。

【主治】体癣属湿热蕴结者。

【来源】《皮肤病五十年临证笔录》

·龙胆泻肝汤加减·

【组成】龙胆草3克，栀子9克，泽泻9克，柴胡2克，车前子（包）9克，黄芩5克，生地黄12克，生甘草3克，黄柏6克，地肤子10克。

【用法】每日1剂，煎2次分服。

【功效】清热利湿，祛风止痒。

【主治】股癣属湿热下注者。

【来源】《当代中医皮肤科临床家丛书·鲁贤昌》

·皮灵一号·

【组成】地肤子30克，白鲜皮30克，丹皮15克，黄芩12克，石膏30克，车前子（包）15克，车前草15克，金银花30克，通草9克，六一散15克，防风6克，荆芥9克，生地15克，丹参9克，赤芍9克。

【用法】每日1剂，煎2次分服。

【功效】清热凉血，消风止痒。

【主治】体癣属湿热虫蕴者。

【来源】《当代中医皮肤科临床家丛书·鲁贤昌》

·祛癣汤·

【组成】藿香10克，黄精20克，鱼腥草30克，葫芦条30克，土茯苓30克，羊蹄草20克，薏苡仁30克，苦参15克，扁豆15克。

【用法】每日1剂，煎2次分服。

【功效】清热利湿杀虫。

【主治】体癣属湿热毒盛者。

【来源】《乡村医生常见病临床手册》

·经验方一·

【组成】当归10克，川芎10克，赤芍10克，生地黄10克，蝉蜕10克，蜂房10克，僵蚕10克，苦参10克，土茯苓10克，甘草3克，桃仁10克，红花6克。

【用法】每日1剂，煎2次分服。

【功效】活血祛风止痒。

【主治】体癣属血瘀生风者。

【来源】《中医三治法秘籍》

·经验方二·

【组成】何首乌10克，生地黄10克，川芎10克，红花10克，当归5克，昆布5克，甘草3克。

【用法】水煎代茶饮。

【功效】祛风除湿，凉血解毒，活血散结。

【主治】体癣属湿热血瘀者。

【来源】《皮肤病良方妙法》

·经验方三·

【组成】黄柏15克，苍术15克，牛膝15克，薏苡仁15克。

【用法】每日1剂，煎2次分服。

【功效】清热燥湿止痒。

【主治】股癣属湿热蕴结者。

【来源】《皮肤病良方妙法》

·经验方四·

【组成】菖蒲根40克（鲜者120克），白酒500毫升。

【用法】菖蒲根研细末，以白酒少许拌匀蒸之，使出味，晒1日再入瓶，加入白酒500毫升，澄清即得。每服约30毫升，每日1~2次。

【功效】祛风除湿，收敛止痒。

【主治】股癣属湿热下注者。

【来源】《皮肤病良方妙法》

·经验方五·

【组成】苦参30克，白鲜皮30克，薏苡仁30克，生石膏30克，牛膝10克，防风10克，苍术10克，蝉蜕10克，胡麻仁6克。

【用法】每日1剂，煎2次分服。

【功效】消风除湿，散郁解表。

【主治】体癣属风湿蕴结者。

【来源】《皮肤病良方妙法》

·经验方六·

【组成】胡麻仁20克，苦参15克，蒺藜子20克，地肤子20克，威灵仙20克，野蜂房15克，丹皮20克，生地黄20克，赤小豆20克，土茯苓30克，蝉蜕10克，僵蚕20克，防风15克，夏枯草15克，黄芩20克，红藤30克。

【用法】每日1剂，煎2次分服。

【功效】祛风清热，除湿解毒，杀虫止痒。

【主治】体癣属风湿热邪阻滞肌肤者。

【来源】内蒙古中医药，2009，07（21）

·经验方七·

【组成】生熟地各12克，制首乌10克，麦冬、天冬各10克，火麻仁10克，光杏仁10克，川连3克，枯黄芩6克，京赤芍10克，丹皮10克，当归尾10克，桃仁6克，红花3克，生甘草3克，净蝉蜕6克，防风6克。

【用法】每日1剂，煎2次分服。

【功效】滋阴润燥，泻火活血凉血。

【主治】顽固性体癣属阴虚火旺血瘀者。

【来源】淮海医药，1997，15（2）

·经验方八·

【组成】菊花20克，苦参20克，当归20克，生黄芪20克，白蒺藜15克，防风15克，桔梗15克，苍术15克，黄芩15克，牛膝15克，白芷10克，续断10克，生地黄10克，桂枝5克，薄荷5克。

【用法】每日1剂，分3次服。

【功效】祛风，养血，排毒。

【主治】颜面癣初起属风热者。

【来源】《皮肤病良方妙法》

·经验方九·

【组成】当归、生地黄、防风、蝉蜕、知母、苦参、胡麻仁、荆芥、苍术、牛蒡子、生石膏各10克，木通、甘草各5克。

【用法】每日1剂，煎2次分服。

【功效】活血化瘀，祛风散热。

【主治】颜面癣属风热血瘀者。

【来源】《皮肤病良方妙法》

二、外用方

·苦金酊、膏·

【组成】苦参500克，黄柏500克，蛇床子500克，青黛500克，金黄散200克，藿香300克，生黄精600克，大黄300克，土槐树根皮300克。

【用法】将苦参、藿香、生黄精、大黄、土槐树根皮、黄柏、蛇床子烘干、粉细、过筛、去杂质、提纯后加入市售金黄散、青黛混匀。加75%酒精配成30%酊剂，加凡士林、羊毛脂配成20%膏剂。酊剂每日外擦1~2次，开始用量宜少，以后渐增加用量；膏剂每日外擦2~3次，冬季可用至4~5次，两种剂型交替使用。

【功效】解毒燥湿，杀虫止痒。

【主治】体癣属湿热蕴毒者。

【来源】四川中医，2001，19（2）

·癣药水·

【组成】土大黄18克，土槿皮6克，制川乌3克，槟榔3克，百部3克，海桐皮3克，白鲜皮3克，苦参3克，蛇床子2克，千金子2克，地肤子2克，大风子2克。

【用法】上药加高粱酒200毫升，浸泡1个月后滤渣存汁备用。外涂患处。日1~2次。

【功效】清热解毒，燥湿止痒。

【主治】体癣及股癣属湿热蕴肤者。

【来源】《皮肤病五十年临证笔录》

癣洗液

【组成】藿香30克，香薷30克，茵陈30克，金荞麦30克，土槿皮30克，蒲公英30克，乌梅30克，石榴皮30克，荜澄茄30克，丁香10克。

【用法】上药加水1500毫升煮沸，待水温40~60℃时，加食用醋20毫升，浸泡或湿敷患处，每天2次，每次20分钟。

【功效】除湿清热，解毒杀虫。

【主治】体癣属湿热毒蕴者。

【来源】中医外治杂志，2009，18（5）

消炎润肤止痒散

【组成】香薷、茵陈、藿香、透骨草、蒲公英、大黄各30克。

【用法】上药水煎取汁500~1000毫升湿敷或浸泡，每日1次，每次15分钟。

【功效】清热除湿，杀虫止痒。

【主治】体癣、手足癣属湿热毒蕴者。

【来源】云南中医药杂志，2009，30（4）

洁癣霜

【组成】苦参30克，黄柏35克，苍术25克，蛇床子30克，百部30克，丁香25克。

【用法】上药制成霜剂，每日2次外涂患处。

【功效】清热燥湿，解毒祛风，润肤止痒。

【主治】体癣属湿热蕴毒者。

【来源】中国中西医结合皮肤性病学杂志，2006，5（2）

ᥱᥲᥳ · 海马酊 · ᥱᥲᥳ

【组成】海金沙50克，马钱子10克，蜈蚣6条，全蝎5克。

【用法】上药烘干研末，加入75%酒精250毫升中，浸泡1周并不断摇动。用时取棉签蘸药液涂患处。每日早、晚各1次。

【功效】化痰除湿杀虫，理气止痒。

【主治】体癣属风痰湿邪偏盛者。

【来源】中医外治杂志，2006，15（2）

ᥱᥲᥳ · 外用经验方一 · ᥱᥲᥳ

【组成】川椒10克，明矾10克，食醋100毫升。

【用法】将上药浸泡于食醋中，7天后去渣备用。涂于患处，每日早、晚各1次。

【功效】燥湿杀虫。

【主治】体癣属湿热蕴结者。

【来源】《皮肤病必效单方2000首》

ᥱᥲᥳ · 外用经验方二 · ᥱᥲᥳ

【组成】川椒（焙干）32克，硫黄32克。

【用法】上药共研细末，过120目筛，装瓶备用。用时取生姜1块，斜行切断，以断面蘸药粉搓擦患处，每次3~5分钟，每日早、晚各1次。

【功效】燥湿杀虫止痒。

【主治】体癣属湿热蕴结者。

【来源】《皮肤病必效单方2000首》

～·外用经验方三·～

【组成】雄黄10克，硫黄10克，枯矾10克，冰片3克。

【用法】上药研细末，醋调涂于患处。

【功效】杀虫止痒。

【主治】体癣。

【来源】《中医三治法秘籍》

～·外用经验方四·～

【组成】土槿皮30克，百部30克，蛇床子15克。

【用法】上药浸泡于240毫升50%酒精3昼夜，过滤取液外擦，每日1~2次。

【功效】祛风除湿，解毒杀虫。

【主治】体癣及股癣属湿热毒蕴者。

【来源】《皮肤病中医特色治》

～·外用经验方五·～

【组成】羊蹄根60克。

【用法】羊蹄根用240毫升50%酒精浸泡3昼夜，过滤取液外擦，每日1~2次。

【功效】祛癣。

【主治】体癣及股癣。

【来源】《皮肤病中医特色治疗》

～·外用经验方六·～

【组成】茵陈、苦参、大黄、千里光、土茯苓、地肤子、苍耳子、白鲜皮各20克。

【用法】上药取适量水煎外洗。每日2次。

【功效】清热解毒杀虫，除湿止痒。

【主治】体癣及股癣属湿毒蕴于肌肤者。

【来源】《实用皮肤病性病手册》

外用经验方七

【组成】苦参30克，生百部30克，透骨草30克，蛇床子30克，艾叶20克、白鲜皮20克，土槿皮20克，小苏打20克。

【用法】上药水煎取滤液，湿敷或坐浴20分钟，每日1次。

【功效】清热解毒杀虫，祛风除湿止痒。

【主治】体癣及股癣属湿毒蕴结者。

【来源】《实用皮肤病性病手册》

外用经验方八

【组成】苦参50克，玄参30克，明矾10克，芒硝10克，花椒15克，大黄15克。

【用法】上药加水煎煮取药液500毫升，去渣。用消毒纱布蘸药液湿敷患处，每日3次，每日30分钟。

【功效】清热解毒，燥湿杀虫。

【主治】体癣属湿热蕴毒者。

【来源】《百病外治3000方》

外用经验方九

【组成】杏仁15克，陈醋250毫升。

【用法】将杏仁捣碎倒入醋内，加热煮沸，趁热用棉球洗擦患处，每日1次。

【功效】杀虫止痒。

【主治】体癣。

【来源】《百病外治3000方》

·外用经验方十·

【组成】皂角（醋炒）10克，斑蝥1克，白矾2克。

【用法】上药共为末过120目筛。取适量加香油搅匀，外擦患处，每日2次。

【功效】解毒燥湿，杀虫止痒。

【主治】体癣属湿热毒蕴者。

【来源】《常见病中西药临床治疗新法》

·外用经验方十一·

【组成】百部50克，蛇床子50克，石菖蒲50克，花椒目50克，冰片10克，白矾50克。

【用法】上药水煎去渣取浓汁500克装入瓶内存储，每晚沐浴后取汁涂擦患处，待干后和衣。

【功效】燥湿杀虫止痒。

【主治】体癣属湿热虫袭者。

【来源】内蒙古中医药，2009，07（21）

·外用经验方十二·

【组成】赤芍15克，当归尾15克，丹皮15克，川黄柏15克，川黄连10克，蝉蜕30克，防风15克，川椒15克，生石膏30克。

【用法】上药加水2000毫升煎沸10分钟，浴洗全身，每次30分钟，每月浴洗2次。

【功效】凉血活血，杀虫止痒。

【主治】体癣属风燥血热者。

【来源】淮海医药，1997，15（2）

❦ 外用经验方十三 ❦

【组成】黄柏30克，寒水石15克，青黛3克。

【用法】上药研细末，香油调匀，涂擦患处，每日2次。

【功效】清热祛风。

【主治】颜面癣属风热者。

【来源】《皮肤病良方妙法》

❦ 外用经验方十四 ❦

【组成】鲜女贞子叶60克，地骨皮30克，青黛30克，生大黄30克，松花粉30克，川黄柏15克，枯矾9克。

【用法】将鲜女贞子叶及地骨皮煎水，放至温热后，用药液浸洗患处，洗后毛巾吸干水分；余药共研细粉，擦拭患处。每日早、晚各1次。

【功效】清热燥湿，杀虫止痒。

【主治】颜面癣属湿热者。

【来源】《皮肤病良方妙法》

❦ 外用经验方十五 ❦

【组成】蛇含草、紫背草、生矾各适量。

【用法】上药研为细末，用香油调敷患处，每日2~3次。

【功效】清热解毒祛风。

【主治】颜面恶癣属风热者。

【来源】《皮肤病良方妙法》

·外用经验方十六·

【组成】硫黄四钱，枯矾二钱，花椒五分，大黄五分，密陀僧五分。

【用法】上药研细末，米醋调匀，擦患处。日1~2次。

【功效】清热燥湿杀虫。

【主治】体癣属湿热虫淫者。

【来源】《中医学讲义（西医学习中医试用）》

·外用经验方十七·

【组成】明矾二钱，白凤仙花四钱。

【用法】上药研细末，调匀，擦患处。日1~2次。

【功效】燥湿解毒。

【主治】体癣属湿毒者。

【来源】《中医学讲义（西医学习中医试用）》

第三节 手足癣

手癣、足癣是皮肤癣菌侵犯掌跖、指（趾）间表皮所引起的浅部真菌感染性疾病。由接触感染。手癣以成年人多见，男女老幼均可染病。多数为单侧发病，也可波及双手。夏天起水疱病情加重，冬天则枯裂疼痛明显。初起为掌心或指缝水疱或掌部皮肤角化脱屑、水疱，水疱多透明如晶，散在或簇集，瘙痒难忍。水疱破后干涸，叠起白屑，中心向愈，四周继发疱疹，并可蔓延至手背、腕部，也可侵及指甲。足癣多见于成人，儿童少见。夏秋病重、多起水疱、糜烂；冬春病减，多干燥裂口。皮损以皮下水疱、趾间浸渍糜烂、渗流滋水、角化过度、脱屑为特征。临床分为水疱型、糜烂型、脱屑型。但常以一二种皮肤损害为主。水疱型为成簇或分散的皮下水疱，有瘙痒感，数天后水疱吸收隐没，叠起白皮。糜烂型多见于3、4趾缝间。表现为趾间潮湿，皮肤浸渍发白，除去白皮，基底呈鲜红色，剧烈瘙痒。此型易并发感染。脱屑型多见于足趾间及足底等处，皮肤角化过度，干燥，粗糙，脱屑，皲裂。

手癣可参考中医"鹅掌风"，足癣可参考中医"脚湿气""田螺疮"等病证。

一、内服方

❧·解毒清热汤加减·❧

【组成】蒲公英30克，野菊花15克，大青叶30克，紫花地丁15克，蚤休15克，天花粉15克，赤芍9克。

【用法】每日1剂，煎2次分服。

【功效】清热凉血，除湿解毒。

【主治】手足癣属湿热内盛，兼感毒邪者。

【来源】《常见皮肤病中医疗法》

❧·六味地黄汤化裁·❧

【组成】生地黄10克，茯苓10克，山茱萸肉10克，炒白芍10克，麦冬10克，泽泻9克，山药20克，地肤子20克，白鲜皮10克。

【用法】每日1剂，煎2次分服。

【功效】祛风利湿，养阴解毒。

【主治】手癣属风湿蕴肤者。

【来源】《皮肤病五十年临证笔录》

·❀· 当归饮子化裁 ·❀·

【组成】当归6克，川芎6克，甘草6克，何首乌15克，黄精15克，熟地黄15克，炒白芍15克，山药10克，麦冬10克，炒白扁豆10克，玉竹10克。

【用法】每日1剂，煎2次分服。

【功效】健脾养血，润燥止痒。

【主治】手癣属脾虚血燥者。

【来源】《皮肤病五十年临证笔录》

·❀· 五神汤化裁 ·❀·

【组成】金银花12克，紫花地丁12克，生薏苡仁12克，赤茯苓12克，黄柏10克，川牛膝10克，泽泻10克，炒牡丹皮10克，车前子（包）10克，生甘草6克。

【用法】每日1剂，煎2次分服。

【功效】清热利湿，解毒消肿。

【主治】足癣属湿热下注者。

【来源】《皮肤病五十年临证笔录》

·❀· 犀角散化裁 ·❀·

【组成】干地黄10克，山茱萸肉10克，生黄芪10克，天麻9克，羌活9克，防风9克，黄芩9克，槟榔6克，乌梢蛇6克，白鲜皮15克，山药15克，泽泻15克。

【用法】每日1剂，煎2次分服。

【功效】益气养阴，散风祛湿。

【主治】足癣属肾虚风袭者。

【来源】《皮肤病五十年临证笔录》

❧·草薢渗湿汤化裁·❧

【组成】草薢20克，黄柏15克，金银花15克，连翘15克，栀子10克，苦参20克，薏苡仁50克，白鲜皮20克，野菊花15克，甘草10克。

【用法】每日1剂，煎2次分服。

【功效】清热解毒，利湿杀虫止痒。

【主治】手足癣属湿热蕴结、风热毒盛者。

【来源】《常见病中医效验方》

❧·经验方一·❧

【组成】生地黄12克，熟地黄12克，白蒺藜9克，知母9克，黄柏9克，枸杞子9克，菟丝子9克，土茯苓9克，白鲜皮9克，当归9克，独活6克。

【用法】每日1剂，煎2次分服。

【功效】养血润燥，祛风止痒。

【主治】手足癣属血燥生风者。

【来源】《常见皮肤病中医疗法》

❧·经验方二·❧

【组成】白鲜皮30克，薏苡仁30克，生地黄20克，白蒺藜20克，制何首乌15克，当归12克，红花10克，白芍10克，苍术10克，川芎6克。

【用法】每日1剂，煎2次分服。

【功效】养血祛风。

【主治】手癣属血虚风燥者。

【来源】《皮肤病良方妙法》

❦ ·经验方三· ❧

【组成】白芥子10克，桃仁10克，党参10克，红花10克，茯苓10克，赤芍10克，莪术10克，白术10克，茜草10克，穿山甲（代）10克，生牡蛎15克，金银花15克，黄芪15克，当归12克，天南星8克。

【用法】每日1剂，煎2次分服。

【功效】清热解毒，祛湿化痰，补气活血。

【主治】手癣属湿热血瘀者。

【来源】《皮肤病良方妙法》

❦ ·经验方四· ❧

【组成】防风15克，白鲜皮10克，蛇床子10克，苍耳子10克，夏枯草10克，百部10克，当归10克，秦皮10克，蒲公英10克，甘草6克。

【用法】每日1剂，煎2次分服。

【功效】祛风养血，解毒止痒。

【主治】手癣属风热毒盛者。

【来源】《皮肤病良方妙法》

❦ ·经验方五· ❧

【组成】金银藤30克，苦参30克，白鲜皮30克，黄芩15克，地肤子15克，蛇床子15克，黄柏10克，熟大黄10克，苍术10克。

【用法】每日1剂，煎2次分服。

【功效】养血祛风，清热除湿。

【主治】手足癣属血虚风燥、湿热蕴结者。

【来源】《名院名医谈健康·摆脱皮肤病》

二、外用方

· 苦参汤 ·

【组成】苦参60克，菊花60克，蛇床子30克，银花30克，白芷15克，黄柏15克，地肤子15克，大菖蒲15克。

【用法】上药适量水煎熏洗手足。

【主治】手足癣。

【来源】《常见皮肤病中医疗法》

· 藿香浸剂 ·

【组成】藿香12克，黄精12克，生大黄12克，皂矾12克。

【用法】上药用1000毫升米醋浸5~7天后去渣，每次浸泡1~2小时，浸泡的次数越多，时间越长，效果越好，浸泡后忌用肥皂及碱水洗手，累计总浸泡时间40~60小时。

【功效】清热燥湿。

【主治】手足癣属湿热毒蕴者。

【来源】《病证临床集验录》

· 手足癣药水 ·

【组成】荆芥10克，防风10克，土槿皮10克，透骨草10克，黄精10克。

【用法】上药加入米醋100毫升，白酒100毫升中，浸泡7天，过滤后存汁备用。涂擦手足，日2次。

【功效】祛风止痒。

【主治】手足癣属水疱鳞屑者。

【来源】《皮肤病五十年临证笔录》

❧·癣病湿敷剂·❧

【组成】藿香30克，黄精10克，大黄10克，皂矾10克，徐长卿10克。

【用法】上药加水2000毫升，煎液。晾凉后做湿敷，日2次。

【功效】祛湿止痒。

【主治】手足癣属糜烂渗液者。

【来源】《皮肤病五十年临证笔录》

❧·癣病防裂油膏·❧

【组成】白芍20克，甘草20克，土槿皮20克。

【用法】上药加麻油200毫升，煎枯去渣存油。外擦日2次。

【功效】润肤止痒。

【主治】手足癣属干燥皲裂者。

【来源】《皮肤病五十年临证笔录》

❧·杀虫止痒散·❧

【组成】黄柏8克，黄连8克，苦参18克，百部18克，枯矾18克，冰片5克，白鲜皮18克，蛇床子18克。

【用法】上药研末，每日用温水泡脚30分钟后，将上药末敷于患处，用纱布包扎3层到第二天，重复上法使用，2天1次。

【功效】解毒清热，止痒杀虫。

【主治】手足癣属热毒蕴结者。

【来源】《皮肤病传承老药方》

·防腐解毒酊·

【组成】百部28克，白鲜皮28克，白芷28克，大黄16克，地肤子16克，苦参16克，斑蝥1个，冰片18克，樟脑2克，密陀僧16克，羊蹄根16克。

【用法】上药除冰片、樟脑外均研细末，置一容器内加入75%酒精1000毫升，充分摇匀封盖密闭，7天后再将冰片、樟脑加入容器中封闭，摇匀，浸泡4天左右，待药液变成黄褐色时，方可使用。用时先以淡盐水将局部清洗干净，擦干，用医用棉签蘸药液涂擦患处，待药液自然吸收干燥方可。每日2~3次。

【功效】防腐解毒，杀菌止痒。

【主治】手足癣属热毒炽盛者。

【来源】《皮肤病传承老药方》

·祛风养血方·

【组成】土槿皮28克，苍术16克，狼毒16克，苦参28克，大风子28克，透骨草28克，鲜生姜28克，蛇床子18克，当归11克，五加皮11克，白矾11克。

【用法】将上药加水浸泡30分钟后小火熬至30分钟加食醋250毫升，5分钟后过滤取掉药渣。待药液凉透后放入塑料袋内，将患手、足浸泡入药液中后扎口使药液不流出为度。浸泡24小时。隔日1次。

【功效】杀虫止痒，祛风养血。

【主治】手足癣属风湿血燥者。

【来源】《皮肤病传承老药方》

·大黄甘草汤加味·

【组成】大黄15克，生甘草60克。加减：水疱、渗液较多者，加乌梅20克，五倍子20克，枯矾10克；糜烂、浸渍严重者，加金银花30克，漏芦根30克，重楼20克，贯众15克，老鹳草15克，仙鹤草15克，土茯苓30克，薏苡仁30克；皮损干燥，角质增厚，表面粗糙脱屑，易发生皲裂者，加黄芪30克，当归30克，黄精20克，制何首乌30克，红花10克，地骨皮15克，赤芍20克，白芍20克，生地15克，陈艾叶20克，苍术20克；瘙痒明显者，加苦参30克，蛇床子30克，大风子15克，蜂房10克，百部10克，全蝎10克；皮损冬天加重者，加肉桂10克，干姜10克，川乌10克，草乌10克。

【用法】上药水煎外泡，温度以37℃左右为宜，每次浸泡30分钟，每日2次。

【功效】清热解毒止痒。

【主治】各型手足癣。

【来源】云南中医中药杂志，2012，32（12）

～• 癣病洗方1号 •～

【组成】紫草50克，苦参30克，地肤子30克，蛇床子30克，蒲公英30克，甘草30克。

【用法】上药水煎冷外洗患处，每日3次。

【功效】清热利湿，解毒杀虫。

【主治】手足癣水疱型、糜烂型及头癣、体癣、股癣、花斑癣等。

【来源】《皮肤病·性病》

～• 癣病洗方2号 •～

【组成】苍术50克，苦参30克，白鲜皮30克，威灵仙30克，甘草30克。

【用法】水煎温外洗，每日3次。

【功效】养血润燥杀虫。

【主治】手足癣属鳞屑角化者。

【来源】《皮肤病·性病》

愈癣洗剂

【组成】大蒜茎200克，枯矾20克、桃仁20克，川椒30克，苦参30克，青木香30克。

【用法】上药以大纱布包好，放入盆内，加水适量，置火上煮沸，凉温后取出药渣，将患足放药液中，浸泡30分钟，每日1次。

【功效】燥湿杀虫，活血止痒。

【主治】足癣属湿热血瘀者。

【来源】云南中医杂志，1992，13（3）

外用经验方一

【组成】皂角刺15克，地骨皮15克，海桐皮15克，透骨草60克，白鲜皮15克，蛇蜕9克。

【用法】上药水煎外洗，每日2次。

【功效】清热杀虫止痒。

【主治】手癣属湿热毒蕴者。

【来源】《病证临床集验录》

外用经验方二

【组成】黄连30克，黄芩30克，黄柏30克。

【用法】上药用75%酒精500毫升浸泡1周，过滤后涂患处，每日2次。

【功效】清热凉血，燥湿止痒。

【主治】体癣及股癣属湿热者。

【来源】《常见与难治性皮肤病》

❦·外用经验方三·❧

【组成】蛇床子一两，苦参一两，地肤子一两，川楝皮一两。

【用法】上药煎水泡脚，每日1~2次。

【功效】热毒解毒，燥湿止痒。

【主治】脚癣属湿热毒蕴者。

【来源】《赵炳南临床经验集》

❦·外用经验方四·❧

【组成】土槿皮30克，苦参30克，黄柏30克，明矾30克，蛇床子30克，白鲜皮30克，川楝子30克，大风子20克，地肤子20克。

【用法】上药加水1500~2000毫升，煎后去渣，倒入面盆中，趁热泡洗患处，每次30分钟，每日1~2次。

【功效】清热杀毒，燥湿止痒。

【主治】手癣属湿热蕴结者。

【来源】《常见病中医效验方》

❦·外用经验方五·❧

【组成】黄柏10克，苦参10克，狼毒10克，猪板油150克。

【用法】先将猪板油化开，去渣，用其油炸上3药味药，使之炸枯、过滤、除渣，油冷即可涂于患处，日1~2次。

【功效】清热解毒燥湿。

【主治】手足癣属湿热蕴结者。

【来源】《常见病中医效验方》

∽◦•　外用经验方六　•◦∽

【组成】土大黄500克，黄精500克，蛇床子500克，苦参500克。

【用法】上药加醋3升，密闭浸泡7天。用时，每天将患处浸入药液泡30~60分钟。

【功效】清热杀虫止痒。

【主治】手癣属湿热毒炽盛者。

【来源】《敷贴疗法治百病》

∽◦•　外用经验方七　•◦∽

【组成】百部25克，苦参25克，大黄25克，当归25克，土槿皮30克，全蝎10只。

【用法】上药为粗末，浸入1000毫升醋中3天。第4天将药醋和药渣一起加温使用，患处浸泡药醋30分钟，每日1~2次。

【功效】清热燥湿杀虫，活血通络止痒。

【主治】手癣属热毒虫侵者。

【来源】《敷贴疗法治百病》

∽◦•　外用经验方八　•◦∽

【组成】枯矾15克，防风15克，大风子15克，蛇床子2克，地骨皮20克，苦参20克，当归20克。

【用法】上药浸泡在500克米醋中1天，滤药取液，用时将药液温热后浸泡患处，每次30分钟，早、中、晚各1次。

【功效】祛风燥湿，活血止痒。

【主治】手癣属风邪蕴肤者。

【来源】《敷贴疗法治百病》

◦ 外用经验方九 ◦

【组成】当归30克，桃仁30克，红花30克，青木香60克。

【用法】上药浸泡在1000克米醋中7天，用药液浸泡患处30分钟，每日1次。

【功效】活血行气止痒。

【主治】手足癣属气滞血瘀角化者。

【来源】《敷贴疗法治百病》

◦ 外用经验方十 ◦

【组成】黄柏20克，苍术20克，土槿皮30克，枯矾15克，白鲜皮30克。

【用法】上药水煎，待温外洗或湿敷。日1~2次。

【功效】清热燥湿，解毒杀虫止痒。

【主治】手足癣属湿热盛者。

【来源】《中医皮肤病学入门》

◦ 外用经验方十一 ◦

【组成】蛇床子20克，苦参20克，金黄散20克，青黛20克，槐树根30克，大黄15克，马齿苋15克。

【用法】上药研细末外用。日1~2次。

【功效】清热燥湿，解毒杀虫。

【主治】手足癣属湿热者。

【来源】《中医皮肤病学入门》

·· 外用经验方十二 ··

【组成】煅牡蛎30克，大黄30克，白鲜皮30克，蛇床子30克。

【用法】上药水煎外洗，每次20分钟，每日1次。

【功效】收敛燥湿止痒。

【主治】手足癣属湿热者。

【来源】《中医皮肤病学入门》

·· 外用经验方十三 ··

【组成】青黛五钱，海螵蛸一两二钱，石膏面四两，冰片一钱。

【用法】上药研细末，撒趾缝内。

【功效】清热燥湿杀虫。

【主治】足癣属湿热者。

【来源】《中医学讲义（西医学习中医试用）》

·· 外用经验方十四 ··

【组成】王不留行30克，明矾9克。

【用法】上药水煎后泡双足，每次15分钟，每日2~3次，连续10~20天。

【功效】活血通经，燥湿杀虫。

【主治】足癣属湿热血瘀者。

【来源】《朱仁康临床经验集》

·· 外用经验方十五 ··

【组成】六一散9克，枯矾3克。

【用法】上药研细末，撒布在脚趾缝内。每日1~2次。

【功效】清热燥湿杀虫。

【主治】足癣属湿热者。

【来源】《朱仁康临床经验集》

第四节　甲癣

甲癣是指皮肤癣菌侵犯甲板或甲下组织所引起的疾病。趾甲比指甲感染更常见。甲癣可累及单个或多个指甲或趾甲，甚至全部指（趾）甲均受感染。开始为白色、黄色，从甲游离缘出现，缓慢发展，可扩展到整个甲板，表现为甲粗糙、浑浊、变厚、失去光泽，最后可致甲板与甲床分离、萎缩、脱落。一般无自觉症状，少数有轻度瘙痒。

本病可参考中医"灰指甲""鹅爪风""油灰指甲""油炸甲"等病证。

一、内服方

补肝汤化裁

【组成】当归10克，白芍10克，麦冬10克，枣皮10克，熟地黄15克，川芎6克，甘草6克，补骨脂6克，何首乌15克，桑椹15克，枸杞子15克，炙甘草3克。

【用法】每日1剂，煎2次分服。

【功效】补肝养血。

【主治】甲癣属肝血亏虚者。

【来源】《皮肤病五十年临证笔录》

玉屏风散加减

【组成】黄芪30克，白术15克，丹皮10克。

【用法】每日1剂，煎2次分服。

【功效】健脾补气，凉血活血。

【主治】甲癣属气虚血瘀者。

【来源】中国医学创新，2009，6（9）

当归四逆汤加减

【组成】当归15克，赤芍15克，鸡血藤15克，桂枝6克，通草6克，炙甘草6克，细辛3克，大枣8枚。

【用法】每日1剂，煎2次分服。

【功效】温经散寒，活血通脉。

【主治】甲癣属寒凝血瘀者。

【来源】《当代中医皮肤科临床家丛书·杜锡贤》

经验方一

【组成】当归120克，川芎120克，白芍120克，熟地黄120克，菟丝子120克，羌活120克，天麻120克，木瓜120克，生何首乌120克，大黄60克，酸枣仁50克。

【用法】上药烘干，研细粉，加蜂蜜1250克，制成丸，每丸重10克，每次1丸，每日3次。

【功效】补肾养血，祛风润燥。

【主治】甲癣属血虚风燥者。

【来源】《皮肤病良方妙法》

经验方二

【组成】车前子、瞿麦、萹蓄、滑石、栀子仁、炙甘草、木通、大黄各6克。

【用法】每日1剂，每日1次温服。

【功效】清热泻火，利水通淋。

【主治】甲癣属湿热蕴结者。

【来源】《皮肤病良方妙法》

✦ · 经验方三 · ✦

【组成】何首乌15克，熟地黄15克，枸杞子15克，丹参10克，当归10克，白芍10克，木瓜10克，大风子10克，苦楝皮10克，甘草6克。

【用法】每日1剂，煎2次分服。

【功效】滋阴补肝，杀虫解毒，活血化瘀。

【主治】甲癣属肝虚血瘀者。

【来源】《真菌性皮肤病用药与食疗》

二、外用方

✦ · 癣病酊 · ✦

【组成】紫草50克，百部30克，丁香20克。

【用法】上药浸泡在75%酒精500毫升2周，过滤后外涂患处，每日2~3次。

【功效】杀虫解毒。

【主治】甲癣（等各种浅部真菌病）属热毒虫蕴者。

【来源】《皮肤病·性病》

✦ · 甲癣药水 · ✦

【组成】丁香5克，土槿皮5克，黄精5克，苦参5克，艾叶5克。

【用法】上药用米醋100毫升，白酒100毫升，浸泡7天后，滤渣外擦。每日1~2次。

【功效】祛湿杀虫。

【主治】甲癣属湿热者。

【来源】《皮肤病五十年临证笔录》

❧ 藿黄浸剂 ❧

【组成】藿香30克，黄精12克，大黄12克，皂矾12克。

【用法】上药切碎浸泡于500毫升白醋中，1周后滤渣留液。每日将病甲浸泡30分钟以上。

【功效】燥湿杀虫。

【主治】甲癣属湿热毒蕴者。

【来源】《儿科疾病外治全书》

❧ 甲癣醋泡方 ❧

【组成】荆芥20克，防风20克，红花20克，地骨皮20克，明矾20克，皂角30克，大风子30克。

【用法】上药加米醋1500毫升，浸泡5天。浸泡患甲，每日2次，每次30分钟。

【功效】祛风活血，燥湿杀虫。

【主治】甲癣属风湿血瘀者。

【来源】《儿科疾病外治全书》

❧ 外用经验方一 ❧

【组成】蒲公英、紫花地丁、苦参、连翘、黄柏、大黄、丁香各20克。

【用法】上药放纱布包中，加水2000毫升，文火煎煮20分钟，滤汁，煎煮液泡洗患处20分钟左右。每日2次。

【功效】清热除湿，杀菌止痒。

【主治】甲癣属湿热毒盛者。

【来源】浙江中医杂志，2011，46（8）

❧·外用经验方二·❧

【组成】大蒜适量。

【用法】将大蒜剖开，用刀背拍扁，泡在适量的白醋中，泡1~2个月。每日分3~4次，用棉签蘸泡过蒜的醋，抹在洗净、剪好的指甲上。

【功效】杀虫。

【主治】甲癣。

【来源】《家有偏方保健康》

❧·外用经验方三·❧

【组成】地骨皮20克，侧柏叶30克，火麻仁30克，土荆皮20克，凤仙草20克，白及20克。

【用法】上药水煎外洗患处，每日1次。

【功效】滋润解毒。

【主治】甲癣属血虚风燥者。

【来源】《当代中医皮肤科临床家丛书·冯宪章》

❧·外用经验方四·❧

【组成】苦参30克，生大黄30克，地肤子30克，黄柏30克，土茯苓60克，赤芍10克，土鳖虫10克。

【用法】上药共研细末，加入15升食醋于容器中，浸泡5日后备用。使用时，药醋汁要微加温，每晚浸泡病甲1次，每次浸泡30分钟。

【功效】清热祛湿，活血化瘀，杀虫消炎。

【主治】甲癣属湿热血瘀者。

【来源】《真菌性皮肤病用药与食疗》

～・ 外用经验方五 ・～

【组成】白凤仙花（杆、根均可）适量。

【用法】上药捣烂，或加明矾末少许，敷指（趾）甲上，用布包扎。一般经3~4天见效。

【功效】活血化瘀，解毒通经。

【主治】甲癣。

【来源】《儿科疾病外治全书》

～・ 外用经验方六 ・～

【组成】川楝子10枚。

【用法】上药去皮加水浸泡至软，捣成糊状后加凡士林适量，包敷患指（趾），2天后取下。

【功效】解毒杀虫。

【主治】甲癣。

【来源】《儿科疾病外治全书》

～・ 外用经验方七 ・～

【组成】土槿皮、大风子、川椒、百部、皂刺、黄精、生川乌、生姜、白矾、五加皮各15克。

【用法】上药浸于750毫升米醋中，1周后浸泡患甲。日1~2次。

【功效】解毒杀虫。

【主治】甲癣。

【来源】《当代中医皮肤科临床家丛书·杜锡贤》

∽·外用经验方八·∾

【组成】鲜凤仙花150克。

【用法】上药研细末，加蜂蜜150克，调成膏状外敷患甲，油纸包扎，每日1次。

【功效】通经活络，解毒杀虫。

【主治】甲癣。

【来源】《当代中医皮肤科临床家丛书·杜锡贤》

∽·外用经验方九·∾

【组成】白芥子5克，鸦胆子5克。

【用法】上药捣烂醋调厚敷包扎，每日更换1次。

【功效】解毒杀虫。

【主治】甲癣。

【来源】《当代中医皮肤科临床家丛书·杜锡贤》

∽·外用经验方十·∾

【组成】苦参、花椒、丁香、土槿皮各60克。

【用法】将患甲用40%尿素霜封包1周（注意用胶布保护正常皮肤），1周后患甲软化，清除患痂，接近暴露甲床。上药煎浓汁，温泡患甲30分钟。每日1次。

【功效】解毒燥湿，杀虫止痒。

【主治】甲癣属湿热蕴毒者。

【来源】内蒙古中医药，2011，30（20）

∽·外用经验方十一·∾

【组成】狼毒9克，紫草9克。

【用法】上药研细末，分为10份，每次1份。药面加麻油数滴，两手摩擦，以热为度。每日1次，连用3~4次。

【功效】除湿杀虫。

【主治】甲癣属湿盛者。

【来源】《皮肤病必效单方2000首》

～・ 外用经验方十二 ・～

【组成】甘蔗皮适量。

【用法】晒干烧烟熏患处，熏前先用热水泡有病的指（趾）甲，再用刀将患甲刮薄，然后再熏，每3天熏1次，连续3~4次。

【功效】杀虫止痒。

【主治】甲癣。

【来源】《皮肤病必效单方2000首》

～・ 外用经验方十三 ・～

【组成】五倍子30克，桐油150克。

【用法】五倍子研粗末与桐油合炒，炒黄为度，外涂患处，每日2次。

【功效】杀虫止痒。

【主治】甲癣。

【来源】《皮肤病必效单方2000首》

～・ 外用经验方十四 ・～

【组成】苍耳子100克。

【用法】苍耳子加入75%酒精（或高浓度白酒）500毫升，密封浸泡1周，滤渣取汁备用。用时，取适量药液浸泡患甲，每次10

分钟，每日2次。

【功效】祛风除湿。

【主治】甲癣属风湿偏盛者。

【来源】《皮肤病良方妙法》

ᥫᩣ · 外用经验方十五 · ᥬᩤ

【组成】苦参30克，徐长卿30克，白鲜皮30克，蛇床子30克，百部20克，大黄20克，黄柏20克，黄连15克，葱白3根。

【用法】上药浸泡于2000克陈醋中，密封1周后备用。用时，以药液浸泡患甲，每日3~5次，每次20分钟。用药期间，不要让患甲接触碱性肥皂等碱性清洁用品。

【功效】清热燥湿，杀虫止痒。

【主治】甲癣属湿热者。

【来源】《皮肤病良方妙法》

ᥫᩣ · 外用经验方十六 · ᥬᩤ

【组成】新鲜仙人掌45克。

【用法】仙人掌除刺后捣为糊状，加入食盐2~3克、红花油6~8滴，调匀备用。用时，外敷于患甲，并以纱布包扎，每日1剂，早、晚各换药1次，夏季可加换1次。

【功效】清热解毒，活血化瘀，软坚散结，消炎退肿。

【主治】甲癣属湿热血瘀者。

【来源】《皮肤病良方妙法》

ᥫᩣ · 外用经验方十七 · ᥬᩤ

【组成】黄连、大黄各等份。

【用法】上药共研为细末，加适量醋调匀，外敷于患处，以纱布固定，每日清洗后更换1次。

【功效】杀虫灭菌。

【主治】甲癣。

【来源】《皮肤病良方妙法》

第五节　花斑癣

花斑癣是由马拉色菌感染表皮角质层引起的一种浅表慢性真菌感染。常发生于多汗体质青年，可在家庭中互相传染。皮损好发于颈项、躯干，尤其是多汗部位及四肢近心端，为大小不一、边界清楚的圆形或不规则的无炎症性斑块，色淡褐、灰褐至深褐色，或轻度色素减退，或附少许糠秕状细鳞屑，常融合成片。有轻微痒感，常夏发冬愈，复发率高。

本病可参考中医"紫白癜风""夏日斑""汗斑"等病证。

一、内服方

❧·万灵丹·❧

【组成】苍术6克，全蝎3克，石斛10克，天麻6克，当归10克，甘草（炙）6克，羌活3克，荆芥6克，防风6克，麻黄6克，北细辛3克，川乌（汤泡，去皮）3克，草乌（汤泡，去皮尖）3克，何首乌6克，明雄黄3克。

【用法】每日1剂，煎2次分服。

【功效】祛风解表发汗，活血祛湿杀虫。

【主治】儿童花斑癣初起属毛窍闭塞而体强者。

【来源】《小儿皮肤病中西医结合治疗》

· 胡麻丸 ·

【组成】胡麻15克，防风6克，威灵仙6克，石菖蒲10克，苦参10克，白附子（先煎）10克，独活6克。

【用法】每日1剂，煎2次分服。

【功效】祛风润燥，除湿杀虫。

【主治】儿童花斑癣属风湿盛者。

【来源】《小儿皮肤病中西医结合治疗》

· 苍耳膏 ·

【组成】鲜苍耳全草。

【用法】加水适量，煎汁3小时后，去渣，浓缩成膏，加入适量蜂蜜混匀，备用。开水冲服，每次6~10克，每日2次。

【功效】祛风除湿。

【主治】花斑癣属风湿者。

【来源】《云南民族药防治皮肤病的研究与应用》

· 蓼花膏 ·

【组成】鲜白蓼花。

【用法】加水适量，煮汁3小时后，去渣，浓缩成膏，加入等量蜂蜜混匀，备用。开水冲服。每次6~10克，每日2次。

【功效】祛风活血。

【主治】花斑癣属风燥血瘀者。

【来源】《云南民族药防治皮肤病的研究与应用》

· 当归饮子加减 ·

【组成】胡麻仁30克，白蒺藜20克，当归10克，熟地10克，白芍10克，川芎10克，何首乌10克，黄芪10克，荆芥10克，防风10克，甘草6克。加减：瘙痒甚者，加地肤子30克。

【用法】每日1剂，煎2次分服。

【功效】益气养血，祛风通络。

【主治】花斑癣属气虚血滞者。

【来源】《云南民族药防治皮肤病的研究与应用》

保安万灵丹

【组成】荆芥10克，防风10克，苍术10克，川芎10克，当归10克，金银花10克，连翘10克，地肤子10克，甘草6克。加减：暑湿甚者，伴有恶心呕吐，加藿香、佩兰。

【用法】每日1剂，煎2次分服。

【功效】祛毒化湿，清解暑湿。

【主治】花斑癣属风湿热者。

【来源】《云南民族药防治皮肤病的研究与应用》

四苓散加味

【组成】茯苓12克，猪苓10克，泽泻10克，白术10克，生地黄15克，赤芍15克，丹皮15克，白鲜皮15克，佩兰10克。

【用法】每日1剂，煎2次分服。

【功效】清热祛湿。

【主治】花斑癣属湿热蕴结者。

【来源】《实用皮肤病性病手册》

竹叶石膏汤合八正散加减

【组成】竹叶10克，生石膏15克，半夏9克，麦冬10克，车前子10克，木通10克，萹蓄10克，滑石15克，栀子15克，甘草6克。

【用法】每日1剂，煎2次分服。

【功效】祛湿利湿。

【主治】花斑癣属暑湿热郁者。

【来源】《实用皮肤病性病手册》

·经验方一·

【组成】茵陈30克，地肤子30克，藿香15克，薏苡仁15克，马尾莲10克，百部10克，甘草10克。

【用法】每日1剂，煎2次分服。

【功效】清热利湿杀虫。

【主治】花斑癣属湿热者。

【来源】《真菌性皮肤病用药与食疗》

·经验方二·

【组成】苦参30克，蛇床子30克，佩兰15克，苍术15克，土槿皮10克，黄柏10克，甘草6克。

【用法】每日1剂，煎2次分服。

【功效】清热解毒，燥湿杀虫。

【主治】花斑癣属热毒湿盛者。

【来源】《真菌性皮肤病用药与食疗》

·经验方三·

【组成】龙胆草30克，蛇床子30克，苦楝根皮15克，半夏15克，黄柏10克，牛膝10克，甘草6克。

【用法】每日1剂，煎2次分服。

【功效】清肝胆湿热，燥湿化痰杀虫。

【主治】花斑癣属肝胆湿热者。

【来源】《真菌性皮肤病用药与食疗》

❦·经验方四·❧

【组成】菊花20克，苦参20克，当归20克，生黄芪20克，白蒺藜15克，防风15克，桔梗15克，苍术15克，黄芩15克，牛膝15克，白芷10克，续断10克，生地黄10克，桂枝5克，薄荷5克。

【用法】每日1剂，煎2次分服。黄酒50毫升为引。

【功效】祛风清热，补气血，燥湿杀虫。

【主治】花斑癣属风湿热盛、气血不足者。

【来源】《中医皮肤科临床妙法绝招解析》

❦·经验方五·❧

【组成】当归30克，炒薏苡仁30克，茯苓15克，玉竹12克，赤芍9克，川芎9克，白术9克，白附子（先煎）9克，白芷9克，天冬9克，带壳砂仁9克，甘草9克。

【用法】每日1剂，煎2次分服。

【功效】健脾利湿，滋阴养血活血。

【主治】花斑癣属脾虚湿盛、阴虚血瘀者。

【来源】《中医皮肤科临床妙法绝招解析》

二、外用方

❦·密陀僧散一·❧

【组成】密陀僧、白矾（烧）、夜明砂（微炒）等量。

【用法】上药研细末混合，每用少许，干擦，每日数次。

【功效】燥湿杀虫。

【主治】花斑癣。

【来源】《小儿皮肤病中西医结合治疗》

·密陀僧散二·

【组成】雄黄10克，硫黄10克，蛇床子10克，密陀僧6克，石硫黄6克，轻粉3克。

【用法】上药共研粉末，蜂蜜水调匀，外擦患处。每日1~2次。

【功效】散风杀虫。

【主治】花斑癣属风盛者。

【来源】《云南民族药防治皮肤病的研究与应用》

·白云丹·

【组成】密陀僧40克，硫黄40克，轻粉32克，樟脑32克，冰片5克。

【用法】上药研末备用。用时将患部清洗擦干，取鲜生姜50克，捶破，泡开水100毫升，取汁调白云丹如糊状，用毛笔蘸涂患处，每日3次。

【来源】江西中医药，1984，5

·信石苦瓜擦剂·

【组成】信石0.6克，苦瓜1个（约60克）。

【用法】将苦瓜的一端剖一切口，将信石纳入，然后用湿草纸包裹，以文火煨熟。将煨熟的苦瓜除去草纸，用纱布包裹，外擦患处，连续2~3次即愈。愈后扔须继续用药1次，以巩固疗效。此药有毒，切忌入口，擦药的手须及时洗净，以防中毒。

【功效】解毒杀虫。

【主治】花斑癣。

【来源】新中医，1974，4

·汗斑散·

【组成】密陀僧30克，乌贼骨30克，硫黄15克，川椒15克。

【用法】上药研细末，用生姜片蘸药粉擦患处，早、晚各1次。

【功效】燥湿杀虫。

【主治】花斑癣属湿盛虫袭者。

【来源】《每天学点中医美容》

·汗斑擦剂·

【组成】密陀僧30克，硫黄30克，白附子15克。

【用法】上药研细末，醋调如糊状，黄瓜蒂蘸擦，日1~2次。

【功效】燥湿杀虫。

【主治】花斑癣属湿盛虫袭者。

【来源】《朱仁康临床经验集》

·外用经验方一·

【组成】百部30克，土槿皮30克，丁香10克。

【用法】上药水煎外洗，每日1剂，早、晚2次洗浴患部。

【功效】杀虫止痒。

【主治】花斑癣。

【来源】《小儿皮肤病中西医结合治疗》

·外用经验方二·

【组成】艾叶50克，菊花50克。

【用法】上药泡在热水盆里5分钟左右，然后捞出用水洗浴。日1次。

【功效】解毒祛湿，杀虫止痒。

【主治】花斑癣属湿毒蕴肤者。

【来源】《小儿皮肤病中西医结合治疗》

∽·外用经验方三·∽

【组成】土槿皮15克，地肤子15克，丁香15克，百部15克，马齿苋15克，苦参25克，蛇床子25克，川椒12克，枯矾12克，硫黄12克。

【用法】上药水煎，外洗患处，每日1次，每次30分钟。

【功效】清热解毒，燥湿杀虫。

【主治】花斑癣属湿热毒蕴者。

【来源】《小儿皮肤病中西医结合治疗》

∽·外用经验方四·∽

【组成】土槿皮五钱。

【用法】上药放于三两白酒（或黄酒）内，浸泡3天后，用药酒擦患处。日1~2次。

【功效】祛风除湿，杀虫止痒。

【主治】花斑癣属风湿热者。

【来源】《中医学讲义（西医学习中医试用）》

∽·外用经验方五·∽

【组成】密陀僧三钱，硫黄二钱。

【用法】上药研细末，用黄瓜蒂蘸药擦患处。日1~2次。

【功效】燥湿杀虫。

【主治】花斑癣属湿热者。

【来源】《中医学讲义（西医学习中医试用）》

ᵔᵔ·外用经验方六·ᵔᵔ

【组成】枯矾、硫黄各等份。

【用法】上药研细末，用生姜片蘸药擦患处，每日1~2次。

【功效】燥湿杀虫。

【主治】花斑癣属湿热者。

【来源】《中医学讲义（西医学习中医试用）》

ᵔᵔ·外用经验方七·ᵔᵔ

【组成】紫草30克，苦参30克，大黄30克，黄柏30克，荆芥30克，藿香20克。

【用法】上药水煎外洗皮损，日1~2次。

【功效】清热解毒，祛风除湿，杀虫止痒。

【主治】花斑癣属风湿热盛者。

【来源】《中医皮肤病学入门》

ᵔᵔ·外用经验方八·ᵔᵔ

【组成】夏枯草适量。

【用法】加水适量，煎取浓汁，每日1次。

【功效】清热软坚。

【主治】花斑癣皮损鳞屑较多者。

【来源】《中医皮肤病学入门》

ᵔᵔ·外用经验方九·ᵔᵔ

【组成】五倍子30克，土槿皮30克。

【用法】上药水煎外洗，日1~2次。

【功效】祛风除湿，杀虫止痒。

【主治】花斑癣属风湿皮损较重、痒感明显者。

【来源】《中医皮肤病学入门》

❧· 外用经验方十 ·❧

【组成】羊蹄根120克，枯矾30克。

【用法】上药研细末外扑，日1~2次。

【功效】燥湿杀虫。

【主治】花斑癣属湿热者。

【来源】《中医皮肤病学入门》

❧· 外用经验方十一 ·❧

【组成】贝母、南星各等份。

【用法】上药研细末，生姜汁调药擦患处。日1~2次。

【功效】化痰杀虫。

【主治】花斑癣属痰湿皮损泛发顽固者。

【来源】《每天学点中医美容》

❧· 外用经验方十二 ·❧

【组成】土槿皮20克，丁香20克，藿香30克。

【用法】上药加入75%酒精200毫升，浸泡1周后取药液外擦皮损，每日2~3次。

【功效】祛风除湿，杀虫止痒。

【主治】花斑癣属风湿者。

【来源】《每天学点中医美容》

∾· 外用经验方十三 ·∾

【组成】贝母、干姜各等份。

【用法】上药研末，水调洗浴患处，日1次。

【功效】化湿杀虫。

【主治】花斑癣属湿盛者。

【来源】《实用皮肤病性病手册》

∾· 外用经验方十四 ·∾

【组成】土槿皮30克，地肤子30克，蛇床子30克，枯矾30克。

【用法】上药煎汤外洗患处，日1剂。

【功效】祛风燥湿杀虫止痒。

【主治】花斑癣属风湿盛者。

【来源】《实用皮肤病性病手册》

∾· 外用经验方十五 ·∾

【组成】樟柳头根茎（鲜）50克。

【用法】上药放入100毫升陈醋中，浸泡8小时，取汁外擦，每日2次。

【功效】杀虫止痒。

【主治】花斑癣。

【来源】《中医实用外治法精义》

∾· 外用经验方十六 ·∾

【组成】木瓜45克，桑叶45克，青皮45克，谷精草36克，茵陈蒿36克，石决明36克，桑枝36克，白菊花36克。

【用法】上药研粗末，水煎，浓缩为50%药液，外涂患处，每日2次，每周洗浴1~2次。

【功效】祛湿通络，解毒杀虫。

【主治】花斑癣属湿热阻络者。

【来源】光明中医，2008，7

❧·外用经验方十七·❧

【组成】雄黄9克，硫黄9克，枯矾6克，海浮石6克，密陀僧6克，蛇床子6克，轻粉3克。

【用法】上药共研细末，分5~7次使用。用煤油调匀。先用干净毛巾浸开水热敷患处，后用老生姜（去皮）擦患处，擦到局部皮肤红色，并有热感为止，然后用干净鸭毛蘸药液涂于患处，每日2次，每次涂后6小时方可用热水洗掉。

【功效】燥湿杀虫止痒。

【主治】花斑癣属湿热者。

【来源】《中医皮肤科临床妙法绝招解析》

❧·外用经验方十八·❧

【组成】诃子（打）、大风子（打）、乌梅、五味子、五倍子、黄精、甘草各30克。

【用法】水煎外洗患处，日1剂。

【功效】祛风燥湿，收汗杀虫止痒。

【主治】花斑癣属风湿者。

【来源】《中医皮肤科临床妙法绝招解析》

❧·外用经验方十九·❧

【组成】蝉蜕9克，白芷9克，川乌头6克，草乌头6克，白附子6克，天南星6克，蛇蜕6克，蜈蚣3条。

【用法】上药研极细末，生猪油捣如膏，涂患处，日1次。

【功效】燥湿杀虫止痒。

【主治】花斑癣属湿热者。

【来源】《中医皮肤科临床妙法绝招解析》

外用经验方二十

【组成】萆草15克，当归9克，黄精9克，豨莶草9克，臭梧桐9克，白鲜皮9克，苦参片9克，黄柏9克。

【用法】上药水煎1000~1500毫升，浸洗患处，每日1次。

【功效】清热解毒，燥湿杀虫，养血润肤。

【主治】花斑癣属热毒蕴肤者。

【来源】《中医皮肤科临床妙法绝招解析》

外用经验方二十一

【组成】樟脑1.5克，硼砂1.5克，枯矾1.5克，冰片0.6克，乳香0.3克，轻粉0.2克。

【用法】上药研极细末，擦涂患处，日1次。

【功效】杀虫止痒。

【主治】花斑癣。

【来源】《中医皮肤科临床妙法绝招解析》

（刘莹　沈凌）

第五章 湿 疹

湿疹是由多种内外因素引起的一种具有明显渗出倾向的皮肤炎症反应，皮疹多样性，慢性期局限而有浸润肥厚，瘙痒剧烈。

中医认为湿疹主要与湿邪关系密切，由内、外因所致风、湿、热蕴结皮肤所致。可参考中医"浸淫疮""香瓣疮""血风疮""钮扣风""湿疮""火革疮""绣球风""奶癣"。类似急性湿疹、耳周湿疹、阴囊湿疹、肘膝窝部湿疹及婴儿湿疹等。

一、内服方

∽ 湿疹经验方一 ∾

【组成】龙胆草10克，黄芩10克，白茅根30克，生地15克，大青叶15克，车前草30克，生石膏30克，六一散30克。

【用法】水煎服，每日1剂，分2次服用。

【功效】清热利湿，凉血。

【主治】急性湿疹属热重于湿者。

【来源】《简明中医皮肤病学》

∽ 湿疹经验方二 ∾

【组成】生地15克，生石膏30克，荆芥10克，防风10克，牛蒡子10克，蝉蜕10克，知母10克，苦参10克，木通10克，甘草6克。

【用法】水煎服，每日1剂，分2次服用。

【功效】祛风清热止痒。

【主治】急性丘疹性湿疹及部分亚急性湿疹属风热者。

【来源】《皮肤病中医经验集成》

湿疹经验方三

【组成】苍术15克，白术15克，厚朴15克，茯苓15克，砂仁15克，炒薏苡仁15克，黄柏15克，白鲜皮15克，车前子10克，地肤子10克。

【用法】水煎服，每日1剂，分2次服用。

【功效】健脾祛湿，止痒。

【主治】慢性湿疹属湿重于热者。

【来源】中国当代医药，2011，18（26）

当归饮子

【组成】当归15克，生地12克，白芍9克，川芎9克，何首乌15克，荆芥6克，防风6克，刺蒺藜12克，黄芪12克，甘草9克。

【用法】水煎服，每日1剂，分2次服用。

【功效】养血润肤，祛风止痒。

【主治】慢性湿疹属血虚风燥者。

【来源】《简明中医皮肤病学》

除湿胃苓汤（加减）

【组成】苍术6克，厚朴6克，陈皮9克，滑石块12克，炒白术12克，猪苓12克，炒黄柏12克，炒枳壳9克，泽泻9克，赤苓12克，炙甘草9克。

【用法】水煎服，每日1剂，分2次服用。

【功效】燥湿健脾，和中利水。

【主治】慢性及亚急性湿疹属脾虚湿蕴者。

【来源】《简明中医皮肤病学》

ᴄᴏ· 茯苓除湿汤 ·ᴏᴄ

【组成】苍术16克，炒白术8克，猪苓8克，茯苓16克，泽泻8克，薏苡仁18克，厚朴8克，陈皮8克，滑石18克，地肤子16克，白鲜皮16克，甘草3克。

【用法】水煎服，每日1剂，分2次服用。

【功效】健脾除湿，利水。

【主治】湿疹属脾虚湿蕴者。

【来源】《皮肤病药方大全》

ᴄᴏ· 慢性湿疹汤（丁甘仁方） ·ᴏᴄ

【组成】当归11克，首乌藤28克，熟地黄8克，赤芍11克，白芍11克，鸡血藤28克，白蒺藜28克，地肤子16克，苦参8克，乌梅16克，防风8克，浮萍8克，茯苓28克，泽泻8克，甘草6克。

【用法】水煎服，每日1剂，分2次服用。

【功效】除湿止痒，养血祛风。

【主治】慢性湿疹属血虚风燥者。

【来源】广东中医，2008，25（4）

ᴄᴏ· 滋阴除湿汤 ·ᴏᴄ

【组成】生地30克，玄参15克，当归15克，丹参20克，茯苓15克，泽泻15克，白鲜皮25克，蛇床子15克，苦参15克，地肤子15克，麦冬20克，甘草10克。

【用法】水煎服，每日1剂，分2次服用。

【功效】养血润燥，滋阴除湿。

【主治】慢性湿疹属血燥者。

【来源】中医临床研究，2017，9（21）

ᨯᨥ·滋阴祛风汤·ᨥᨯ

【组成】地黄20克，当归20克，何首乌10克，刺蒺藜10克，地肤子10克，桑寄生10克，荆芥10克，防风10克，白鲜皮10克，陈皮10克，白术10克，夜交藤10克，鸡血藤10克，苦参10克，甘草6克。

【用法】水煎服，每日1剂，分2次服用。

【功效】滋阴养血，生津润燥，祛风止痒。

【主治】慢性湿疹属血虚风燥者。

【来源】新中医，2015，47（10）

ᨯᨥ·健脾除湿汤·ᨥᨯ

【组成】茯苓15克，白术10克，陈皮6克，苍术6克，川牛膝10克，薏苡仁20克，猪苓10克，泽泻10克，白鲜皮15克，徐长卿15克，玄参10克，当归10克，丹参15克，甘草10克。

【用法】水煎服，每日1剂，分2次服用。

【功效】健脾利水渗湿。

【主治】亚急性湿疹属脾虚湿蕴者。

【来源】湖北中医杂志，2014，36（5）

ᨯᨥ·六味地黄汤合桃红四物汤加减·ᨥᨯ

【组成】苍术15克，黄柏10克，熟地黄15克，山药15克，茯苓10克，泽泻10克，桃仁10克，红花10克，当归10克，赤芍10克，何首乌15克，白蒺藜15克，丹参10克，莪术10克，水蛭6

克，全蝎6克。

【用法】水煎服，每日1剂，分2次服用。

【功效】养血活血祛湿。

【主治】慢性湿疹属湿瘀互结型，偏于瘀者。

【来源】光明中医，2017，32（5）

❧·徐宜厚经验方·❧

【组成】党参10克，白术10克，茯苓10克，姜半夏10克，炒白芍10克，柴胡6克，甘草6克，厚朴4.5克，陈皮4.5克，桂枝4.5克，干姜3克，大枣7枚。

【用法】水煎服，每日1剂，分2次服用。

【功效】温阳健脾祛湿。

【主治】营养缺乏性或角化皲裂性湿疹属阳虚湿阻者。

【来源】《皮肤病中医经验集成》

❧·升阳除湿防风汤·❧

【组成】防风10克，乌药10克，小茴香10克，当归10克，川芎10克，苍术15克，焦白术15克，青皮15克，赤芍15克，半夏15克，白鲜皮15克，茯苓20克，地肤子20克，吴茱萸6克，甘草6克。

【用法】水煎服，每日1剂，分2次服用。

【功效】温阳散寒，除湿止痒。

【主治】慢性湿疹属寒湿者。

【来源】中医药学报，2011，39（6）

❧·凉血清热利湿方·❧

【组成】地黄30克，牡丹皮9克，赤芍9克，白鲜皮30克，苦参9克，地肤子9克，金银花9克，蒲公英30克，土茯苓30克，生甘草3克。

【用法】水煎服，每日1剂，分2次服用。

【功效】凉血清热利湿。

【主治】急性湿疹属湿热浸淫者。

【来源】上海中医药杂志，2015，49（6）

❀· 吴承玉经验方 ·❀

【组成】夏枯草10克，白鲜皮10克，苍术15克，黄芩10克，野菊花10克，金银花15克，白芷15克，生地黄30克，生薏苡仁15克，炒薏苡仁15克，乌梢蛇15克。

【用法】水煎服，每日1剂，分2次服用。

【功效】健脾利湿，止痒。

【主治】慢性湿疹属脾虚湿蕴者。

【来源】上海中医药杂志，2014，48（12）

❀· 加味石兰草方 ·❀

【组成】生石膏30克，板蓝根15克，龙胆草10克，黄芩10克，赤芍15克，马齿苋30克，槐花30克，苦参10克，川芎10克，茵陈10克，滑石10克。

【用法】水煎服，每日1剂，分2次服用。

【功效】清热利湿，凉血解毒，消肿止痒。

【主治】亚急性湿疹属热盛者。

【来源】四川中医，2005，23（12）

❀· 凉血解毒汤 ·❀

【组成】生地黄20克，牡丹皮20克，紫草10克，金银花20

克，栀子10克，连翘20克，蒲公英20克，白茅根15克，苦参20克，龙胆草15克，黄芩10克，甘草各10克。

【用法】水煎服，每日1剂，分2次服用。

【功效】凉血解毒，清热祛湿止痒。

【主治】急性湿疹属湿热浸淫者。

【来源】中医药学报，2012，40（3）

参苓白术散加减

【组成】白术10克，茯苓10克，白扁豆10克，薏苡仁30克，砂仁3克，蚕沙10克，甘草6克，党参10克，枳壳10克，蒲公英20克，忍冬藤15克，独活6克，百药煎3克，防风6克，知母10克，白鲜皮15克。

【用法】水煎服，每日1剂，分2次服用。

【功效】益气健脾，祛湿止痒。

【主治】亚急性湿疹属脾虚湿盛者。

【来源】湖南中医杂志，2018，34（3）

除湿解毒饮

【组成】土茯苓30克，白鲜皮30克，泽泻15克，茯苓15克，车前子15克，茵陈15克，牡丹皮10克，苍术15克，薏苡仁30克，金银花30克，黄芩15克，甘草10克。

【用法】水煎服，每日1剂，分2次服用。

【功效】健脾祛湿，清热解毒，止痒。

【主治】亚急性湿疹属湿热内蕴者。

【来源】中国中西医结合杂志，2009，29（4）

滋阴活血汤

【组成】熟地10克，女贞子10克，丹皮10克，泽泻10克，山茱萸10克，桃仁10克，川芎6克，当归12克，地肤子10克，茯苓10克。

【用法】水煎服，每日1剂，分2次服用。

【功效】滋补肝肾，活血润肤。

【主治】慢性湿疹属肝肾阴虚者。

【来源】湖南中医药大学学报，2008，28（4）

龙柏薢苓汤

【组成】龙胆草10克，黄芩10克，黄柏10克，栀子10克，生地15克，滑石15克，泽泻10克，车前子15克，通草10克，白术10克，薏苡仁30克，萆薢15克，甘草3克。

【用法】水煎服，每日1剂，分2次服用。

【功效】清热凉血，健脾祛湿。

【主治】急性、亚急性湿疹属湿热内蕴者。

【来源】现代中西医结合杂志，2010，19（21）

二、外用方

马齿苋外洗方

【组成】金银花30克，野菊花30克，百部30克，地榆30克，马齿苋30克。

【用法】每日1剂，水煎2次外洗。

【功效】清热祛湿，凉血解毒。

【主治】湿疹属湿热者。

【来源】河北中医药学报，32：（1）

·燥湿解毒方·

【组成】黄芩30克，黄柏30克，苦参30克，白鲜皮30克，苍术30克，地肤子15克，蛇床子15克，百部20克。

【用法】每日1剂，水煎2次外洗。

【功效】清热燥湿，泻火解毒，祛风止痒。

【主治】急性湿疹属湿毒者。

【来源】湖北中医杂志，2009，31：（3）

·甘石青黛膏·

【组成】青黛50克，炉甘石50克，煅石膏50克，滑石50克，苦参50克，黄柏50克，冰片3克。

【用法】上药研粉末状后用加热的橄榄油和凡士林调合成膏状，冷却至45℃，紫外线杀菌，密封保存。药膏均匀涂于患处，每次涂药剂量为2~3平方厘米为佳。

【功效】清热燥湿，敛疮止痒。

【主治】急性湿疹属湿热者。

【来源】辽宁中医药大学学报，2017，19（4）

·湿疹熏洗方·

【组成】百部12克，蛇床子15克，苦参12克，马齿苋15克。

【用法】上药1剂，加水500毫升，煎数沸去渣，将药液倾入盆内，先熏，待温坐浴，每次坐浴半小时。

【功效】杀虫止痒，除湿收敛。

【主治】阴囊、肛门、女阴湿疹属湿热者。

【来源】《皮肤病效验秘方》（第2版）

❧· 顾式青黛散 ·❧

【组成】飞青黛60克，熟石膏120克，滑石120克，黄柏60克，冷茶水或香油或凡士林适量。

【用法】上药研细末和均匀。急性红肿、痒痛渗出明显者，可用冷茶或冷开水调成洗剂频搽之。见红热、赤瘰、痒痛者，可用香油或凡士林调成20%油膏，薄贴患处。

【功效】收湿止痒，清热解毒。

【主治】急、慢性湿疹属湿毒者。

【来源】《皮肤病效验秘方》（第2版）

❧· 苦参洗剂 ·❧

【组成】苦参30克，秦艽15克，蛇床子15克，金银花10克，荆芥10克，甘草10克。

【用法】每日1剂，去渣后至温度20~25℃时湿敷患处。

【功效】消肿解毒，收敛止痒。

【主治】面部急性湿疹属湿毒者。

【来源】《皮肤病效验秘方》（第2版）

❧· 柏苋止痒汤 ·❧

【组成】马齿苋60克，黄柏60克，苦参60克，蒲公英30克，白花蛇舌草30克，花椒10克。

【用法】水煎外洗，每日1剂。药液冷却后取1000毫升浸湿于4层无菌纱布，以不流出为度，湿敷患处30分钟，期间间断滴药液于纱布上，每日2次（与炉甘石洗剂间隔1小时）。

【功效】清热祛湿，解毒止痒。

【主治】急性湿疹属湿热浸淫者。

【来源】中国中医急症，2016，25（2）

攻毒杀虫外利汤

【组成】大风子15克，木鳖子15克，地肤子50克，明矾15克，白芷30克，蛇床子30克。

【用法】水煎熏洗。将上方加水1000毫升，文火煮沸煎至500毫升，熏洗坐浴20分钟，每日早、晚各1次，然后外敷一效散（药物组成：滑石粉、炉甘石、冰片）。

【功效】利湿解毒，祛风止痒。

【主治】慢性肛门湿疹。

【来源】中华中医药杂志，2017，32（2）

柔肛祛疹汤

【组成】苦参30克，蛇床子30克，地肤子10克，黄柏15克，白芍15克，当归15克，川芎15克，地榆15克，马齿苋30克。

【用法】水煎外洗，每日1剂。过滤后药液温度冷却至40℃时坐浴，每次15分钟，每日2次。

【功效】清热利湿，活血化瘀，祛风止痒。

【主治】慢性肛周湿疹。

【来源】吉林中医药，2010，30（7）

湿疹经验方一

【组成】苦参5克，马齿苋5克，马鞭草5克。

【用法】水煎外洗，每日1剂。药液温度低于30℃时使用，配备无菌纱布，折叠成5~6层，同皮损大小，将纱布置于药液中沾湿，拿出轻拧（不滴水为度）后外敷于皮损部位。保持纱布湿润。

每日早、晚各1次，每次20分钟。

【功效】清热除湿，止痒。

【主治】手部湿疹属湿热浸淫者。

【来源】世界中西医结合杂志，2014，9（10）

湿疹经验方二

【组成】苦参30克，黄柏30克，白鲜皮30克，生地榆30克，马齿苋30克，地肤子30克，土茯苓30克，牡丹皮30克，赤芍30克。

【用法】每日1剂，水煎2次，滤出煎液，晾凉后泡洗。

【功效】清热燥湿，祛风止痒，凉血解毒。

【主治】掌跖部慢性湿疹属湿热内蕴者。

【来源】中国药业，2012，21（16）

湿疹经验汤三

【组成】苦参10克，野菊花10克，大黄10克，芒硝6克，黄柏10克，川芎6克。

【用法】每日1剂，水煎2次。取药汁1000毫升，趁热先熏15分钟，待药液温度至40℃左右时坐浴10分钟，每晚1次。

【功效】清热燥湿，止痒。

【主治】慢性肛周湿疹。

【来源】实用中医药杂志，2015，31（5）

湿疹经验方四

【组成】苦参30克，白鲜皮30克，蝉蜕12克，黄柏30克，五倍子30克，苍术30克，明矾15克。

【用法】每日1剂，水煎2次。取药汁1000毫升，以不烫伤皮肤为度，外洗、坐浴20分钟，每日2次。

【功效】清热燥湿，祛风止痒。

【主治】急、慢性外阴湿疹属湿热者。

【来源】四川中医，2008，26（12）

·湿疹经验方五·

【组成】蒲公英30克，野菊花30克，土茯苓30克，黄柏30克，苦参30克，地肤子30克，白鲜皮30克，牡丹皮30克，赤芍30克。

【用法】每日1剂，水煎2次。待滤液温度适宜后泡洗。

【功效】祛风止痒，清热燥湿，凉血解毒。

【主治】亚急性、慢性掌跖部湿疹属湿热内蕴者。

【来源】长春中医药大学学报，2012，28（1）

·消斑润肤汤·

【组成】菊花30克，白芍30克，当归25克，地龙25克，牡蛎25克，紫花地丁20克，白花蛇舌草20克，熟地黄15克，生百合15克，生甘草15克，桂枝10克，川芎10克，皂角刺10克。

【用法】每日1剂，水煎2次，滤汤液熏洗。

【功效】通经活血，清热润燥。

【主治】慢性湿疹属血燥者。

【来源】世界最新医学信息文摘，2018，18（54）

·参卿止痒洗液·

【组成】苦参10克，徐长卿10克，两面针10克，川楝子10克，槟榔10克，蛇床子10克，野菊花10克，紫花地丁10克，金银花10克，桑白皮10克，夏枯草10克，大黄10克，甘草6克。

【用法】水煎外洗，每日1剂。过滤取汁250毫升，待药液凉冷，稀释5倍后湿敷皮损处，每日3次，每次20分钟；同时外用炉甘石洗剂外用，每日3次。

【功效】清热解毒，祛湿止痒。

【主治】急性湿疹属湿热者。

【来源】中医外治杂志，2010，20（6）

自拟除湿汤

【组成】龙胆草10克，苦参30克，蛇床子30克，黄柏20克，地肤子30克，车前草30克，黄芩10克，生地30克，丹皮15克，赤芍15克，马齿苋30克，板蓝根30克，六一散10克。

【用法】每日1剂，水煎2次，浸洗或湿敷患处，每日2~5次。

【功效】清热除湿，凉血解毒。

【主治】急、慢性湿疹属湿热者。

【来源】中医外治杂志，2006，15（1）

自拟湿疹洗剂

【组成】黄柏12克，苦参15克，地榆30克，甘草6克，金银花24克，荆芥12克。

【用法】每日1剂，水煎2次。取药汁1000毫升，以不烫伤皮肤为度，外洗、坐浴30分钟，每日2次。

【功效】清热利湿，疏风止痒。

【主治】急、慢性肛门湿疹属湿热者。

【来源】中国现代药物应用，2010，5（9）

苦参煎剂

【组成】苦参30~90克。

【用法】范围小者用30克，范围大者用90克。每日1剂，水煎2次。用医用药棉或纱布洗浴，每天2~3次，每次15分钟。

【功效】清热燥湿，祛风止痒。

【主治】急性湿疹属湿热者。

【来源】北方药学，2012，9（1）

润肤止痒洗剂

【组成】黄精30克，蛇床子30克，杏仁20克，侧柏叶20克，地肤子20克，千里光20克，甘草6克，瓜蒌霜10克，夜明砂10克，苦参12克，白花蛇舌草10克。

【用法】每日1剂，水煎2次，每日2次。每次用药125毫升兑温开水1250毫升（10倍稀释），待药液温度40~45℃，淋洗20分钟。

【功效】滋阴养血，润燥疏风。

【主治】慢性湿疹属血虚风燥者。

【来源】广西中医药，2019，42（6）

（刘艳丽）

第六章　特应性皮炎

　　特应性皮炎，又名异位性湿疹，是具有遗传倾向的一种过敏反应性皮肤病。多数患者婴儿期发病，其父母常有过敏性疾病史（如过敏性鼻炎、哮喘、荨麻疹等）。皮损好发于肘窝、腘窝等处。

　　中医认为，本病多因禀赋不耐，脾失健运，湿热内生，感受风湿热邪，郁于肌腠而发病；由于反复发作，缠绵不已，致使脾虚血燥，肌肤失养。特应性皮炎常见中医证型：风湿蕴肤型，血虚风燥型，肺脾气虚型。

　　本病可参考中医"奶癣""四弯风""浸淫疮"等病证。

一、内服方

～·　祛风利湿合剂　·～

（中成药）

【组成】玄参，车前子，白鲜皮，豨莶草，赤芍，茯苓，丹皮，苦参，连翘，甘草。

【用法】口服，饭后半小时温服，每天2次，每次30毫升。

【功效】清热，祛风，除湿。

【主治】特应性皮炎属风湿蕴肤者。

【来源】中国医药导报，2017，14（22）

～·　健脾润肤汤加减　·～

【组成】云苓10克，苍术10克，白术10克，当归10克，丹参10克，鸡血藤15克，赤芍20克，白芍20克，生地15克，陈皮6克。

【用法】水煎服，每日1剂，分2次服用。

【功效】健脾燥湿，养血润肤。

【主治】特应性皮炎属脾虚血燥者。

【来源】《简明中医皮肤病学》

⌘ · 健脾止痒颗粒 · ⌘

（广东省深圳市中医院自制药）

【组成】黄芪，白术，当归，何首乌，生地黄，白芍药，川芎，荆芥，防风，白蒺藜，钩藤，甘草。

【用法】水煎服，每日3次，每次1袋（6岁以下儿童减半）。

【功效】健脾燥湿，养血润肤。

【主治】特应性皮炎属脾虚血燥者。

【来源】上海中医药大学学报，2011，25（4）

⌘ · 培土清心方 · ⌘

【组成】太子参10~15克，怀山药10克，薏苡仁9~15克，灯心草1~3克，淡竹叶6~10克，连翘6~10克，钩藤6~10克，生牡蛎（先煎）15~30克，生甘草3克。

【用法】水煎服，每日1剂，分2次服用。

【功效】健脾渗湿，清心导赤。

【主治】儿童特应性皮炎属心火脾虚者。

【来源】中国皮肤性病学杂志，2020，34（6）

⌘ · 当归饮子 · ⌘

【组成】当归15克，炒白芍15克，炒川芎10克，生地黄30克，白蒺藜20克，防风10克，荆芥10克，何首乌15克，黄芪30克，炙甘草6克。

【用法】水煎服，每日1剂，分2次服用。

【功效】养血润燥，祛风止痒。

【主治】特应性皮炎属脾虚血燥者。

【来源】长春中医药大学学报，2018，34（6）

健脾养阴汤

【组成】太子参、山药、白术、沙参、石斛、百合、阿胶（烊化）、白蒺藜、苍耳子、防风各10克，茯苓、玉竹各15克，黄连6克。

【用法】水煎服，每日1剂，分2次服用。

【功效】健脾养血滋阴，祛风润燥止痒。

【主治】特应性皮炎属脾虚血燥者。

【来源】新中医，2011，43（2）

运脾化湿清肺汤

【组成】陈皮9克，枳壳9克，桑叶9克，菊花9克，金银花9克，黄芩9克，土茯苓15克，白鲜皮9克，白术9克，生甘草3克。

【用法】水煎服，每日1剂，分2次服用。

【功效】运脾除湿，清热宣肺。

【主治】特应性皮炎属脾虚者。

【来源】上海中医药杂志，2014，48（8）

马齿苋汤合四君子汤加减

【组成】马齿苋10克，黄芩3克，野菊花5克，僵蚕3克，紫荆皮8克，龙骨3克，党参5克，苍术5克，白术5克，茯苓5克，黄柏3克，薏苡仁8克，地骨皮6克，白花蛇舌草5克，神曲10克，牛蒡子5克，甘草3克。

【用法】水煎服，每日3次，隔日1剂。

【功效】健脾除湿，清热祛风。

【主治】小儿特应性皮炎属湿热蕴肤者。

【来源】中华中医药杂志，32，（8）

·益肺健脾汤·

【组成】太子参10克，炙黄芪10克，白术10克，云茯苓10克，陈皮10克，怀山药10克，薏苡仁20克，防风6克，麦冬6克，五味子6克，桔梗3克，甘草6克。

【用法】水煎服，每日1剂，分2次服用。

【功效】益肺健脾，兼顾生津、利湿、固卫、散风、清热。

【主治】特应性皮炎属肺脾气虚者。

【来源】中华中医药学会皮肤病分会第十次学术交流大会暨湖南省中西医结合皮肤性病第八次学术交流大会论文汇编，2013，2

五白利湿颗粒·

（上海市皮肤病医院自制药）

【组成】炒白术，白茅根，白芦根，白花蛇舌草，白术，白茯苓，菊花，山楂。

【用法】温开水冲服，每天2次，每日1包（10克）（12岁以下者剂量减半）。

【功效】清肺热，祛脾湿。

【主治】特应性皮炎属脾虚者。

【来源】上海针灸杂志，2018，37（5）

麻黄连翘赤小豆汤合消风散加减

【组成】麻黄3克，连翘10克，赤小豆15克，土茯苓20克，赤芍12克，牡丹皮10克，忍冬藤10克，白鲜皮10克，生地黄10克，甘草5克。

【用法】水煎服，每日1剂，分2次服用。

【功效】清热利湿，凉血润燥。

【主治】特应性皮炎属湿热血燥者。

【来源】中医儿科杂志，2012，8（6）

赵炳南经验方

【组成】乌梢蛇3克，秦艽6克，苦参9克，漏芦9克，川连6克，川芎6克，白鲜皮6克，苍术12克，白术12克，防风6克，生黄芪9克。

【用法】水煎服，每日1剂，分2次服用。

【功效】解毒除湿，散风止痒。

【主治】特应性皮炎属湿毒内蕴者。

【来源】《赵炳南临床经验集》

玉屏风颗粒

（中成药）

【组成】黄芪，防风，炒白术。

【用法】温水冲服，每天2次，每次5毫克。

【功效】扶正固表，健脾利湿。

【主治】婴儿期特应性皮炎属脾虚湿蕴者。

【来源】广州中医药大学学报，2019，36（6）

龙蚤清渗汤

【组成】龙胆草10克，蚤休30克，泽泻10克，车前草10克，赤芍10克，丹皮10克，苦参10克，白鲜皮30克，竹叶10克，金银花20克，生甘草3克。

【用法】水煎服，每日1剂，分2次服用。

【功效】清热除湿，凉血解毒。

【主治】特应性皮炎属湿热阻滞者。

【来源】北京中医药大学学报，2002，25（5）

加味过敏煎加减

【组成】柴胡10克，白术15克，茯苓20克，防风10克，泽泻10克，乌梅10克，苦参10克，白鲜皮10克。

【用法】水煎服，每日1剂，分2次服用。

【功效】健脾除湿，祛风止痒。

【主治】特应性皮炎属脾虚湿阻者。

【来源】北京中医药大学学报，2002，25（5）

养血活血息风汤

【组成】当归10克，白芍10克，川芎10克，天冬10克，天花粉30克，丹参30克，白蒺藜30克，白僵蚕10克，钩藤30克。

【用法】水煎服，每日1剂，分2次服用。

【功效】养血活血，息风止痒。

【主治】特应性皮炎属血虚血瘀者。

【来源】北京中医药大学学报，2002，25（5）

萆薢化毒汤加减

【组成】川萆薢10克，粉丹皮10克，防己10克，生地15克，薏苡仁12克，秦艽12克，六一散15克。

【用法】水煎服，每日1剂，分2次服用。

【功效】养血活血，息风止痒。

【主治】婴儿期特应性皮炎属湿热者。

【来源】北京中医药大学学报，1998，21（6）

·ᴥ· 消风散加减 ·ᴥ·

【组成】当归12克，赤芍12克，生地15克，荆芥10克，防风12克，苦参12克，生石膏20克，知母12克，僵蚕12克，蝉蜕12克，生甘草6克。

【用法】水煎服，每日1剂，分2次服用。

【功效】疏风清热。

【主治】儿童期特应性皮炎属血热风燥者。

【来源】北京中医药大学学报，1998，21（6）

·ᴥ· 经验方一 ·ᴥ·

【组成】炒白术20克，赤芍、地肤子各15克，柴胡、茯苓、炒薏苡仁、炒枳壳、白芍、清半夏、木香、青蒿、苏梗、香附、丹参、牡丹皮、前胡、浙贝母、炙甘草各10克，砂仁（后下）、胆南星、黄芩各6克，黄连5克，吴茱萸3克。

【用法】水煎服，每日1剂，分2次服用。

【功效】健脾消痰，清热养血，活血祛风。

【主治】特应性皮炎属脾虚血瘀者。

【来源】湖南中医杂志，2020，36（3）

·ᴥ· 经验方二 ·ᴥ·

【组成】苦参、白鲜皮各15克，丹皮、紫草、生地、蝉蜕、地肤子、防风、泽泻各10克，淡竹叶6克。

【用法】水煎服，每日1剂，分2次服用。

【功效】清热利湿，祛风止痒。

【主治】特应性皮炎属湿热蕴肤者。

【来源】四川中医，2003，21（12）

·经验方三·

【组成】黄芪13克，当归6克，生地、元参、地肤子、茯苓皮、僵蚕各10克，赤白芍各9克。

【用法】水煎服，每日1剂，分2次服用。

【功效】养血祛风止痒，利湿。

【主治】特应性皮炎属血虚生风兼湿热阻络者。

【来源】四川中医，2003，21（12）

二、外用方

·复方紫草油·

（中成药）

【组成】紫草，冰片，忍冬藤，白芷。

【用法】适量药液直接涂于皮损部位并缓慢按摩，每日2次。

【功效】清热凉血，解毒止痛。

【主治】特应性皮炎。

【来源】皮肤病与性病，2020，42（2）

·甘草油·

【组成】甘草30克，香油300克。

【用法】将甘草浸入香油中一昼夜，文火煎至焦枯，离火滤过，去渣备用。涂敷患处，每日2次。

【功效】解毒，润肤。

【主治】特应性皮炎。

【来源】中国中西医结合皮肤性病学杂志，2009，8（5）

金黄膏

（中国中医科学院西苑医院自制药）

【组成】大黄，黄柏，姜黄，白芷，天南星，陈皮，苍术，厚朴，天花粉，甘草，凡士林。

【用法】薄涂患处，涂抹最大面积不超过人体1/3，每日1~2次。

【功效】清热除湿，散瘀化痰，止痛消肿。

【主治】特应性皮炎。

【来源】西部中医药，2015，28（6）

金鱼外洗方

【组成】鱼腥草80克，黄柏80克，金银花15克，紫苏叶15克，五味子10克。

【用法】将上药加水1000毫升，浸泡20分钟，先用武火煎沸，改文火煎煮20分钟，取药液500毫升待用。待药液温度降至30℃左右时，将药液用2~3层纱布或棉布浸湿（以不滴水为宜）后敷于患处，每隔3~5分钟更换1次，更换时取下湿敷纱布，重新浸入药液中。重复使用，每次湿敷约10分钟，湿敷完成后不得再用清水洗。每日4次。

【功效】清热解毒，祛湿收敛止痒。

【主治】小儿特应性皮炎。

【来源】广州中医药大学学报，2017，34（1）

❧ · 消风外洗方 · ❧

【组成】忍冬藤30克，鸡血藤30克，飞扬草30克，四季青15克。

【用法】每日1剂，水煎2次外洗。

【功效】清热解毒，利湿通络，祛风止痒。

【主治】特应性皮炎。

【来源】临床医药文献电子杂志，2018，5（20）

❧ · 马齿苋汤合四君子汤加减外洗 · ❧

【组成】马齿苋10克，黄芩3克，野菊花5克，僵蚕3克，紫荆皮8克，龙骨3克，党参5克，苍术5克，白术5克，茯苓5克，黄柏3克，薏苡仁8克，地骨皮6克，白花蛇舌草5克，神曲10克，牛蒡子5克，甘草3克。

【用法】每日1剂，煎汤外洗。

【功效】健脾除湿，清热祛风。

【主治】小儿特应性皮炎属湿热蕴肤者。

【来源】中华中医药杂志，32，（8）

❧ · 中药敷脐方 · ❧

【组成】黄柏、苦参、防风、当归各1包（中药免煎颗粒）。

【用法】将上述药物置于干净陶瓷容器内用蜂蜜调匀成糊状，每次5克，放于肚脐处用外科包扎伤口小块方形敷贴包贴固定，3天更换一次。

【功效】清热利湿抗过敏，活血润燥止瘙痒。

【主治】特应性皮炎。

【来源】中医临床研究，2017，9（19）

∽·中药熏洗方·∽

【组成】防风10克，黄柏、金银花各20克，马齿苋、苦参、地肤子各30克。

【用法】将以上中药煎煮至约4升，以温水1∶10稀释后倒入木制浴盆中，水温控制为（38±1）℃，水位在胸口以下，患儿在浴盆中行熏洗治疗，每次约20分钟，期间注意避风、保暖，每天1次。

【功效】清热解毒，利湿，祛风止痒。

【主治】儿童特应性皮炎。

【来源】新中医，2020，52（6）

∽·黛连油膏·∽

【组成】青黛20克，黄连10克。

【用法】上药共研细末用茶油调成糊状，用时每次先以茶油抹患处皮肤，湿润后轻轻清除表面痂皮，擦干皮肤渗液，后以此药薄薄涂抹患处，每天2~3次。

【功效】清热燥湿解毒。

【主治】特应性皮炎属湿热蕴肤者。

【来源】福建医药杂志，2003，25（3）

∽·皮炎外洗方·∽

【组成】荆芥、防风、苦参、蛇床子、地肤子、枯矾、薄荷各30克。

【用法】上述药物磨成末状装入塑料袋，使用时加水2000毫升，煮沸后再煎5分钟，冷却至与皮肤温度相同后外洗，每日2次，治疗最长不超过4周。

【功效】清热燥湿，祛风止痒。

【主治】特应性皮炎属湿热蕴肤者。

【来源】河南中医，2003，23（5）

·外用经验方一·

【组成】青黛3克，冰片0.3克，蛇床子10克。

【用法】上药共研细末以麻油调敷，每日2次。

【功效】清热，止痒。

【主治】特应性皮炎属血虚生风兼湿热阻络者。

【来源】四川中医，2003，21（12）

·外用经验方二·

【组成】黄连3克，黄柏9克，黄芩9克。

【用法】煎汤冷敷，每日2次，每次20分钟。

【功效】清热燥湿。

【主治】特应性皮炎属湿热蕴肤者。

【来源】四川中医，2003，21（12）

·外用经验方三·

【组成】潮脑1克，儿茶10克，冰片1克，炉甘石10克，血竭10克，樟丹25克，硼砂5克，明雄黄50克。

【用法】上药共研细末用香油调敷，每日3~4次。

【功效】收敛止痒。

【主治】儿童特应性皮炎见渗出者。

【来源】蚌埠医学院学报，1996，21（3）

·外用经验方四·

【组成】黄连10克，苦参、黄芩、百部、野菊花、重楼各30

克，石榴皮20克。

【用法】上药加水500毫升，煎沸15分钟后熏洗患处，早、晚各1次，每次20~30分钟。

【功效】清热燥湿止痒。

【主治】特应性皮炎属湿热蕴肤者。

【来源】新中医，2007，29（3）

∽·外用经验方五·∾

【组成】硫黄1.5克，轻粉、枯矾各0.5克，冰片0.125克。

【用法】上药共研细末，置容器中，加入75%酒精100毫升，密封，浸泡24小时。用棉签蘸液涂擦患处，每日涂擦2~3次。

【功效】杀虫，止痒。

【主治】特应性皮炎瘙痒明显者。

【来源】新中医，2007，29（3）

∽·外用经验方六·∾

【组成】蛇床子、地肤子、苍耳子、白鲜皮、荆芥、黄柏、苦参各15克。

【用法】水煎后熏洗患处，每日1剂，分3次熏洗。

【功效】清热解毒，燥湿止痒。

【主治】特应性皮炎。

【来源】中国社区医师，2006，14（8）

∽·外用经验方七·∾

【组成】黄柏30克，金银花30克。

【用法】水煎后冷湿敷，每次20分钟，每日2次。

【功效】清热解毒燥湿。

【主治】特应性皮炎有渗出者。

【来源】世界中西医结合杂志，2006，1（3）

（孙璐璐）

第七章 皮肤瘙痒症

皮肤瘙痒症主要表现为全身或局部皮肤瘙痒而无明显的原发皮肤损害，继发性损害以抓痕、血痂、湿疹样变或色素沉着为主。

本病可参考中医"痒风""风瘙痒""血风疮"等病证。

一、内服方

升阳散火汤合白虎加人参汤加减

【组成】防风15克，羌活15克，独活15克，柴胡15克，葛根50克，升麻10克，党参10克，白芍10克，炙甘草10克，生甘草25克，黄芩10克，清半夏15克，生石膏50克，知母10克。

【用法】水煎服，每日1剂，分2次服用。

【功效】补中益气，升阳散火，益气生津。

【主治】皮肤瘙痒症属阳气内郁、化火化热者。

【来源】山东中医杂志，2017，36（2）

防风通圣散加减

【组成】荆芥6克，蝉蜕6克，地黄20克，当归10克，川芎10克，赤芍20克，连翘15克，生石膏20克，栀子10克，滑石20克，熟大黄10克，麻黄6克，黄芩10克，甘草20克，白鲜皮10克，何首乌15克。

【用法】水煎服，每日1剂，分2次服用。

【功效】解表清里，泻热止痒。

【主治】皮肤瘙痒症属表寒里热者。

【来源】中国社区医师，2016，32（26）

麻黄附子细辛汤加味

【组成】炙麻黄3克，制附子（先煎）6克，细辛（先煎）5克，川桂枝10克，赤芍10克，白芍10克，生甘草10克，炙甘草10克，生地10克，当归10克，地肤子10克，荆芥6克，防风6克，生姜1片，大枣3枚。

【用法】水煎服，每日1剂，分2次服用。

【功效】温阳散寒，和营止痒。

【主治】皮肤瘙痒症属阳气不足、风寒束表者。

【来源】中国中医基础医学杂志，2019，25（01）

当归饮子加减

【组成】白芍20克，当归15克，生地30克，川芎10克，防风10克，白蒺藜20克，何首乌15克，荆芥10克，黄芪30克，甘草6克。

【用法】水煎服，每日1剂，分2次服用。

【功效】益气养血，疏风止痒。

【主治】皮肤瘙痒症属血虚风燥者。

【来源】现代中西医结合杂志，2017，26（24）

黄尧洲经验方

【组成】生龙骨45克，煅牡蛎30克，煅磁石30克，珍珠母30克，酸枣仁30克，代赭石30克，柏子仁20克，远志15克，夜交藤30克，连翘20克，马鞭草15克，茯神30克。

【用法】水煎服，每日1剂，分2次服用。

【功效】养心安神，止痒。

【主治】皮肤瘙痒症属血虚风燥者。

【来源】世界中西医结合杂志，2018，13（08）

❧ 滋阴养血润肤汤 ❧

【组成】生地20克，熟地20克，赤芍15克，白芍15克，元参15克，丹参30克，麦冬15克，苦参15克，白鲜皮15克，浮萍30克，菟丝子15克，甘草6克，土茯苓15克，当归15克，郁李仁30克，黄芪12克。

【用法】水煎服，每日1剂，分2次服用。

【功效】滋阴养血，润肤止痒。

【主治】皮肤瘙痒症属阴虚血燥者。

【来源】光明中医，2006，21（11）

❧ 四物汤加味 ❧

【组成】当归15克，川芎10克，白芍30克，熟地黄30克，鸡血藤30克，何首乌30克，鳖甲10克，升麻10克，防风10克，白僵蚕10克，白蒺藜15克，地骨皮20克，珍珠母30克，甘草10克。

【用法】水煎服，每日1剂，分2次服用。

【功效】养血润燥，祛风止痒。

【主治】皮肤瘙痒症属血虚风燥者。

【来源】四川中医，2015，33（06）

❧ 郑学军自拟方 ❧

【组成】当归15克，丹参30克，鸡血藤30克，熟地12克，仙茅12克，淫羊藿15克，巴戟天12克，白鲜皮12克，炒蒺藜12克，地肤子15克，煅龙骨30克，甘草10克，火麻仁10克。

【用法】水煎服，每日1剂，分2次服用。

【功效】温阳补肾，养血润肤，祛风止痒。

【主治】皮肤瘙痒症属肾亏血虚风燥者。

【来源】云南中医中药杂志，2019，40（01）

清风疗痒汤

【组成】当归10克，荆芥10克，防风5克，川芎10克，炒蒺藜15克，茯苓10克，白鲜皮10克，浮萍10克，牡丹皮15克，生地黄10克，陈皮10克，紫草5克，生龙骨15克，草豆蔻5克，生牡蛎15克，白芍10克，白花蛇舌草15克。

【用法】水煎服，每日1剂，分2次服用。

【功效】清热凉血，祛风止痒。

【主治】皮肤瘙痒症属风热血热者。

【来源】中医儿科杂志，2018，14（06）

韩立新自拟方

【组成】生地30克，牡丹皮30克，银柴胡30克，防风15克，龙葵30克，灵芝30克，荆芥20克，苦参15克，当归30克，白芍30克，夜交藤30克，甘草20克。

【用法】水煎服，每日1剂，分2次服用。

【功效】清热凉血，祛风止痒。

【主治】皮肤瘙痒症属血热风燥者。

【来源】基层医学论坛，2018，22（1）

马拴全自拟方

【组成】黄芪30克，党参15克，山萸肉15克，白术15克，熟地12克，生地12克，当归12克，白芍12克，川芎12克，白鲜皮15克，防风15克，乌梢蛇15克，黄精15克，红花10克，磁石（先煎）15克，酸枣仁20克，大黄（后下）9克，甘草9克。

【用法】水煎服，每日1剂，分2次服用。

【功效】补益肝肾，养血活血，兼以祛风润燥。

【主治】皮肤瘙痒症属肝肾不足、血虚风燥者。

【来源】云南中医中药杂志，2018，39（07）

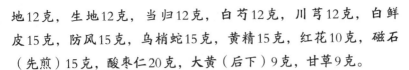

地黄饮子加减

【组成】肉苁蓉15克，生地15克，熟地15克，山萸肉9克，石斛9克，麦冬9克，巴戟天9克，柏子仁9克，龙眼肉9克，五味子6克，炙远志6克，石菖蒲6克，茯苓30克，薄荷3克，生姜3片，大枣8枚。

【用法】水煎服，每日1剂，分2次服用。

【功效】阴阳双补，养血润燥。

【主治】皮肤瘙痒症属肾阴阳两虚者。

【来源】浙江中医杂志，2015，50（3）

当归二妙饮

【组成】当归20克，苍术20克，黄柏10克，生地30克，防风10克，白芍10克，川芎6克，白鲜皮10克，地肤子10克，狗脊10克，黄芩10克，苦参10克，白僵蚕10克，生黄芪20克，首乌20克。

【用法】水煎服，每日1剂，分2次服用。

【功效】祛风养血润燥。

【主治】皮肤瘙痒症属血虚风燥者。

【来源】首都医药，2014，（16）

❧· 阮国治经验方 ·❧

【组成】生地黄20克，丹参30克，当归15克，土茯苓15克，薏苡仁30克，白鲜皮10克，徐长卿30克，大青叶30克，白茅根30克，金银花20克，甘草10克，大黄5克。

【用法】水煎服，每日1剂，分2次服用。

【功效】凉血润燥。

【主治】皮肤瘙痒症属血热者。

【来源】中国民间疗法，2016，24（12）

❧· 消风散加减 ·❧

【组成】当归12克，生地20克，防风6克，蝉蜕6克，知母12克，苦参12克，胡麻仁6克，荆芥9克，苍术9克，牛蒡子9克，石膏20克，甘草6克，苍术9克，金银花12克，羌活9克。

【用法】水煎服，每日1剂，分2次服用。

【功效】疏风除湿，清热止痒。

【主治】皮肤瘙痒症属湿热郁表者。

【来源】陕西中医学院学报，2015，38（06）

❧· 四逆散合升降散加减 ·❧

【组成】柴胡12克，枳实12克，赤芍12克，炙甘草6克，僵蚕6克，蝉蜕6克，姜黄9克，生大黄12克，连翘9克，金银花12克。

【用法】水煎服，每日1剂，分2次服用。

【功效】疏肝理气，清热止痒。

【主治】皮肤瘙痒症属肝郁化火者。

【来源】陕西中医学院学报，2015，38（06）

· 桂枝麻黄各半汤加减 ·

【组成】麻黄10克，桂枝10克，芍药9克，炙甘草9克，生姜6克，大枣5枚，杏仁6克。

【用法】水煎服，每日1剂，分2次服用。

【功效】疏散风寒，调和营卫。

【主治】皮肤瘙痒症属风寒束表者。

【来源】世界中西医结合杂志，2015，10（12）

· 血府逐瘀汤加减 ·

【组成】桃仁15克，红花9克，当归12克，生地15克，川芎15克，赤芍15克，牛膝12克，桔梗12克，柴胡15克，枳壳12克，甘草9克，防风15克，土茯苓12克，蝉蜕12克。

【用法】水煎服，每日1剂，分2次服用。

【功效】活血化瘀，祛风止痒。

【主治】皮肤瘙痒症属气滞血瘀者。

【来源】世界中西医结合杂志，2015，10（12）

· 双龙饮加减 ·

【组成】黄芪15克，北沙参15克，鸡血藤15克，桑白皮15克，地骨皮15克，牡丹皮15克，合欢皮15克，生地黄30克，白鲜皮15克，白芍20克，甘草10克，龙骨20克，蜈蚣3克，乌梢蛇6克，黄芪30克，北沙参30克，鸡血藤20克。

【用法】水煎服，每日1剂，分2次服用。

【功效】清热凉血，祛风止痒。

【主治】皮肤瘙痒症属风热相搏者。

【来源】云南中医中药杂志，2015，36（07）

∽·归芍地黄汤·∾

【组成】当归10克，熟地黄15克，川芎6克，山药15克，山茱萸10克，何首乌15克，枸杞子10克，黄芪10克，玄参15克，牡丹皮9克，刺蒺藜15克，白鲜皮15克，防风6克，甘草3克。

【用法】水煎服，每日1剂，分2次服用。

【功效】滋补肝肾，养血润燥，祛风止痒。

【主治】皮肤瘙痒症属肝肾阴虚者。

【来源】福建中医药，2009，40（06）

二、外用方

∽·止痒外洗方一·∾

【组成】当归30克，生地15克，蛇床子15克，制首乌30克，桃仁15克，杏仁15克，地肤子15克，蚕沙9克，苦参15克，瓜蒌霜15克，薄荷15克，红花15克。

【用法】煎汤外洗。待药液降至40℃时倒入盆中熏洗，首次倒出药液不可超过2/3以免复煎时药汁不浓。每日1剂，分2次熏洗，每次20~30分钟。

【功效】清热解毒，凉血散瘀。

【主治】皮肤瘙痒症属血虚风燥者。

【来源】现代中西医结合杂志，2017，26（24）

∽·止痒外洗方二·∾

【组成】地肤子20克，黄柏40克，明矾40克，苦参60克，黄芩10克，川椒20克，白鲜皮30克。

【用法】煎汤外洗。每日1剂，分2次熏洗，每次20~30分钟。

【功效】清热疏风止痒。

【主治】皮肤瘙痒症属风燥血热者。

【来源】中国中医药现代远程教育，2016，14（11）

·润肤汤·

【组成】王不留行30克，黄柏20克，红花20克，五倍子30克，花椒20克。

【用法】煎汤外洗。每日1剂，熏洗20~30分钟。

【功效】清热疏风止痒。

【主治】皮肤瘙痒症属风燥者。

【来源】齐齐哈尔医学院学报，2018，39（02）

·复方苦参汤·

【组成】苦参30克，野菊花30克，徐长卿20克，地肤子15克，蛇床子15克，百部15克，防风15克，茵陈15克，萹蓄15克。

【用法】煎汤外洗。每日1剂，分2次熏洗，每次20~30分钟。

【功效】清热疏风止痒。

【主治】皮肤瘙痒症属风燥者。

【来源】中国中西医结合皮肤性病学杂志，2010，9（1）

·康肤洗剂·

【组成】苦参60克，黄柏40克，雄黄5克，生甘草60克，五味子30克，银柴胡30克，白鲜皮20克，地肤子30克，麦冬30克，赤芍60克，乌梢蛇30克，露蜂房20克，马齿苋60克。

【用法】上药加水15升，煎至药液10升。待药液冷却至35℃左右，将患处皮肤完全浸泡在药液中，每次30分钟。每日2次，7天为1个疗程。

【功效】清热解毒，祛风止痒润肤。

【主治】皮肤瘙痒症属湿热者。

【来源】中国中西医结合皮肤性病学杂志，2010，9（1）

～∽ · 外洗经验方一 · ∽～

【组成】透骨草15克，丹参15克，土茯苓15克，野菊花15克，川芎10克，白及10克，花椒10克，海桐皮10克，海风藤30克，五加皮30克，夜交藤30克，地肤子30克。

【用法】煎汤外洗。每日1剂，分2次熏洗，每次20~30分钟。

【功效】清热疏风止痒。

【主治】皮肤瘙痒症属风燥者。

【来源】中国中西医结合皮肤性病学杂志，2010，9（1）

～∽ · 外洗经验方二 · ∽～

【组成】大黄15克，黄柏15克，黄芩15克，百部15克，川芎12克，蝉蜕10克，苦参30克，夜交藤30克，当归30克，蛇床子30克，地肤子30克，冰片（后下）3克。

【用法】中药熏蒸机熏蒸，温度控制在40℃左右，每次30分钟，每天1次。

【功效】祛风润燥，杀虫止痒，生肌润肤。

【主治】皮肤瘙痒症属血虚风燥者。

【来源】中国疗养医学，2015，24（02）

外洗经验方三

【组成】百部15克，冰片3克，当归30克，苦参30克，蛇床子30克，地肤子30克，浮萍30克。

【用法】中药熏蒸机熏蒸，温度控制在40℃左右，每次15~20分钟，隔日1次。

【功效】养血润燥，祛风止痒。

【主治】皮肤瘙痒症属血虚风燥者。

【来源】中国中医药信息杂志，2010，17（01）

外洗经验方四

【组成】苦参100克，地肤子100克。

【用法】水煎外洗。盆内放温水2000毫升，倒入中药擦浴液2袋，调节药液温度为47~50℃。用毛巾浸渍轻柔缓慢擦拭，每日1次。

【功效】养血润燥，祛风止痒。

【主治】皮肤瘙痒症属血虚风燥者。

【来源】护理研究，2015，29（05）

加味止痒合剂

【组成】苦参30克，白鲜皮30克，徐长卿30克，地肤子30克，明矾50克。

【用法】用水浓煎，外擦瘙痒处，每日3次。

【功效】养血润燥，祛风止痒。

【主治】皮肤瘙痒症属血虚风燥者。

【来源】实用中医药杂志，2013，29（11）

（刘艳丽）

第八章　荨麻疹

荨麻疹是一种常见的过敏性皮肤病。其临床表现为皮肤出现红色或苍白风团，骤然发生并迅速消退，消退后不留任何痕迹，伴有剧烈瘙痒。一般分为急性、慢性两大类。

中医认为，本病总因禀赋不耐，又食鱼虾等腥荤动风之物。可因卫外不固，风寒、风热之邪客于肌表；或因饮食失节，肠胃湿热郁于肌肤；或因气血不足，虚风内生；或因情志内伤，冲任不调，肝肾不足，而致风邪搏结于肌肤而发病。常见证型为：风热型、风寒型、湿热型、阳虚型、气血失和型、肝郁脾虚型。

本病可参考中医"瘾疹""风痦""风疹块"等病证。

一、内服方

荆防方

【组成】荆芥穗10克，防风6克，僵蚕6克，金银花12克，牛蒡子10克，丹皮10克，浮萍6克，干生地10克，薄荷5克，黄芩10克，蝉蜕6克，生甘草6克。

【用法】水煎服，每日1剂，分2次服用。

【功效】辛凉透表，宣肺清热。

【主治】急性荨麻疹属风热者。

【来源】《简明中医皮肤病学》

❧·消风饮·❧

【组成】荆芥9克，防风9克，牛蒡子9克，生地15克，牡丹皮15克，当归9克，连翘15克，苦参9克，生石膏21克，大胡麻9克，地肤子21克，蝉蜕9克，苍术9克，甘草6克。

【用法】水煎服，每日1剂，分2次服用。

【功效】疏风解表，清热止痒。

【主治】急性荨麻疹属风热者。

【来源】《当代中医皮肤科临床家丛书·杜锡贤》

❧·麻黄方·❧

【组成】麻黄6克，杏仁6克，干姜皮6克，浮萍6克，白鲜皮15克，丹皮10克，陈皮10克，白僵蚕6克，丹参15克。

【用法】水煎服，每日1剂，分2次服用。

【功效】辛温解表，宣肺散寒。

【主治】慢性荨麻疹属风寒者。

【来源】《简明中医皮肤病学》

❧·赵炳南自拟方·❧

【组成】大青叶30克，生石膏30克，麻黄6克，熟大黄9克，紫草15克，茜草9克，生地30克，白茅根30克，赤芍9克，白鲜皮30克，苦参15克，薄荷（后下）9克。

【用法】水煎服，每日1剂，分2次服用。

【功效】清热凉血，散风止痒。

【主治】急性荨麻疹属内有滞热、外受风寒者。

【来源】《赵炳南临床经验集》

加味过敏煎

【组成】柴胡10克，乌梅10克，白术10克，茯苓20克，赤芍15克，当归15，苦参10克，白鲜皮15克，防风10克，荆芥10克，川芎10克，徐长卿15克，丝瓜络15克，冬瓜皮15克，合欢皮15克，鸡血藤15克。

【用法】水煎服，每日1剂，分2次服用。

【功效】调理肝脾，清热除湿，活血通络，祛风止痒。

【主治】慢性荨麻疹属肝郁脾虚者。

【来源】中医临床研究，2019，11（27）

当归引子

【组成】当归15克，川芎10克，熟地15克，白芍15克，首乌15克，生芪15克，刺蒺藜15克，麻黄10克，防风10克，荆芥穗10克，甘草10克。

【用法】水煎服，每日1剂，分2次服用。

【功效】滋阴养血，疏散风邪。

【主治】慢性荨麻疹属血虚受风者。

【来源】《简明中医皮肤病学》

杜锡贤自拟方

【组成】龙胆草9克，黄芩9克，山栀9克，柴胡9克，生地30克，丹皮15克，当归9克，金银花15克，土茯苓30克，泽泻9克，车前子（包）15克，地肤子21克，白鲜皮21克，苦参15克，蝉蜕9克，连翘15克，五味子9克，甘草6克。

【用法】水煎服，每日1剂，分2次服用。

【功效】清热利湿。

【主治】慢性荨麻疹属湿热者。

【来源】《当代中医皮肤科临床家丛书·杜锡贤》

·养血祛风饮·

【组成】荆芥9克，防风9克，当归15克，白芍15克，生地15克，川芎15克，刺蒺藜9克，黄芪15克，制首乌15克，蝉蜕9克，地肤子21克，白鲜皮21克，甘草6克。

【用法】水煎服，每日1剂，分2次服用。

【功效】益气养血固表。

【主治】慢性荨麻疹属气血亏虚者。

【来源】《当代中医皮肤科临床家丛书·杜锡贤》

·温阳固表汤·

【组成】制附子（先煎）15克，淫羊藿10克，黄芪30克，川芎10克，炒白术10克，白芷10克，桂枝10克，防风10克，藁本10克，炙甘草6克。

【用法】水煎服，每日1剂，分2次服用。

【功效】温阳固表，祛邪止痒。

【主治】慢性荨麻疹属阳虚者。

【来源】光明中医，2018，33（2）

·多皮饮·

【组成】地骨皮10克，五加皮10克，桑白皮15克，干姜皮6克，大腹皮10克，白鲜皮15克，粉丹皮10克，赤苓皮15克，冬瓜皮15克，扁豆皮15克，川楝皮10克。

【用法】水煎服，每日1剂，分2次服用。

【功效】调和阴阳气血，兼清热散寒、疏风祛湿。

【主治】慢性顽固性荨麻疹属风寒湿热交杂者。

【来源】《赵炳南临床经验集》

疏风清热饮合麻黄连翘赤小豆汤化裁

【组成】荆芥9克，防风9克，大力子9克，白蒺藜12克，蝉蜕4.5克，金银花15克，淡子芩9克，生山栀9克，生地30克，丹参9克，赤芍15克，连翘9克，生甘草1克。

【用法】水煎服，每日1剂，分2次服用。

【功效】祛风清热，清肺止痒。

【主治】荨麻疹属风热乘肺者。

【来源】《皮肤病五十年临证笔录》

桂枝汤化裁

【组成】桂枝9克，赤芍15克，荆芥9克，羌活9克，独活9克，生姜2片，红枣5枚，炙甘草3克。

【用法】水煎服，每日1剂，分2次服用。

【功效】疏风散寒，调和营卫。

【主治】荨麻疹属风寒外袭者。

【来源】《皮肤病五十年临证笔录》

防风通圣散化裁

【组成】荆芥9克，防风9克，茵陈15克，大黄9克，炒苍术9克，生山栀9克，苦参片12克，元胡6克，生甘草3克。

【用法】水煎服，每日1剂，分2次服用。

【功效】祛风解表，通腑泄热。

【主治】荨麻疹属肠胃湿热者。

【来源】《皮肤病五十年临证笔录》

四物汤合二仙汤化裁

【组成】全当归9克，杭白芍9克，大生地18克，肉苁蓉12克，仙茅12克，菟丝子12克，炙甘草4.5克，夜交藤24克，珍珠母30克。

【用法】水煎服，每日1剂，分2次服用。

【功效】调摄冲任，养血活血。

【主治】荨麻疹属冲任不调者。

【来源】《皮肤病五十年临证笔录》

加味益气固表散

【组成】白术11克，黄芪25克，防风16克，太子参16克，白芍16克，蒺藜16克，蝉蜕8克，当归8克，紫草11克，龙骨18克，牡蛎18克。

【用法】水煎服，每日1剂，分2次服用。

【功效】益气固表，止痒祛风，调和营卫。

【主治】荨麻疹属气虚不固表者。

【来源】《皮肤病传承老药方》

消肿除湿饮加味方

【组成】五加皮、桑白皮、地骨皮、牡丹皮、干姜皮、陈皮、扁豆皮、茯苓皮、白鲜皮、大腹皮、当归、浮萍各8克。加减：阴虚者，加熟地8克，银柴胡8克；瘙痒重者，加沙苑子16克，地肤子16克；睡眠不佳者，加酸枣仁16克，合欢皮11克；风盛者，加僵蚕8克，蝉蜕6克；热重者，加黄芩8克；气虚者，加生黄芪16克，何首乌16克；血虚者，加地黄20克。

【用法】水煎服，每日1剂，分2次服用。

【功效】调和阴阳气血，疏风祛湿。

【主治】慢性荨麻疹属风湿热蕴结者。

【来源】《皮肤病传承老药方》

❧ · 加味玉屏风散 · ❧

【组成】黄芪25克，白术12克，防风15克，太子参15克，白芍15克，蒺藜15克，地黄15克，蝉蜕8克，当归10克，紫草12克，龙骨20克，牡蛎20克。

【用法】水煎服，每日1剂，分2次服用。

【功效】益气固表，祛风止痒，调和营卫。

【主治】荨麻疹反复发作属气血虚易感风邪者。

【来源】广西中医药，2009，32（1）

❧ · 桂枝麻黄各半汤 · ❧

【组成】桂枝15克，芍药15克，麻黄10克，杏仁10克，甘草10克，生姜6克，大枣6枚。

【用法】水煎服，每天3次，每日1剂。

【功效】调和营卫，散风祛邪。

【主治】急性荨麻疹属外感风寒者。

【来源】辽宁中医药大学学报，2010，12（3）

❧ · 桂枝芍药知母汤加味 · ❧

【组成】桂枝12克，知母12克，生白芍9克，防风9克，蝉蜕

9克，白术15克，附子（先煎）6克，麻黄6克，甘草6克，生姜15克。

【用法】水煎服，每日1剂，分2次服用。

【功效】祛风除湿，调和营卫。

【主治】荨麻疹属风湿热蕴结者。

【来源】《皮肤病效验秘方》

·蝉萍汤·

【组成】紫草30克，茜草10克，墨旱莲30克，水牛角（先煎）50克，地黄60克，牡丹皮10克，赤芍10克，乌梅10克，五味子10克，防风10克，蛇蜕10克，当归10克，苦参10克，炙甘草10克，蜈蚣2条。

【用法】水煎服，每日1剂，分2次服用。

【功效】清热凉血，祛风化湿。

【主治】顽固性荨麻疹属风燥血热湿盛者。

【来源】《皮肤病效验秘方》

·四物汤加味·

【组成】熟地黄15克，当归15克，白芍15克，黄芪15克，地骨皮15克，沙苑子15克，川芎9克，荆芥炭12克，防风12克，甘草10克。

【用法】水煎服，每日1剂，分2次服用。

【功效】滋阴养血，疏风祛邪。

【主治】妇女产后慢性荨麻疹属气血不足、易感风邪者。

【主治】光明中医，2009，25（5）

❦ · 活血祛风汤 · ❧

【组成】当归12克，鸡血藤12克，生地18克，丹参10克，荆芥10克，防风10克，蝉蜕6克，浮萍9克，神曲9克，甘草3克。

【用法】水煎服，每日1剂，分2次服用。

【功效】活血祛风。

【主治】荨麻疹属风热血瘀者。

【来源】中国皮肤性病学杂志，2005，19（4）

❦ · 痞瘤丸 · ❧

【组成】防风9克，川军9克，玄明粉9克，荆芥穗12克，麻黄3克，赤芍15克，焦栀子15克，连翘30克，粉草15克，苦桔梗9克，滑石块15克，川芎9克，当归尾9克，生石膏15克，薄荷9克，条芩15克，白术12克，苦参15克，苍耳子15克。

【用法】水煎服，每日1剂，分2次服用。

【功效】清热除湿，散风止痒，涤清肠胃。

【主治】急性荨麻疹属湿热者。

【来源】《赵炳南临床经验集》

❦ · 经验方一 · ❧

【组成】黄芪25克，当归15克，白芍25克，白术10克，荆芥10克，防风10克，蝉蜕10克，徐长卿10克，白僵蚕10克，全蝎10克，牡丹皮10克，酸枣仁6克，甘草6克。

【用法】水煎服，每日1剂，分2次服用。

【功效】疏风止痒，益气固表，活血补血。

【主治】慢性荨麻疹属气血失和者。

【来源】中华中医药学刊，2015，33（3）

❧· 经验方二 ·❧

【组成】金银花50克，生地黄30克，牡丹皮20克，蝉蜕15克，桑叶15克，地肤子15克，薄荷15克，青蒿（后下）30克。

【用法】水煎服，每日1剂，分2次服用。

【功效】清热凉血，化湿通络。

【主治】荨麻疹属风湿热者。

【来源】《皮肤病妙法良方》

❧· 经验方三 ·❧

【组成】牛蒡子20克，制何首乌20克，当归20克，荆芥穗15克，独活15克，蛇床子15克，地肤子15克，苍耳子15克，生姜15克。

【用法】水煎服，每日1剂，分2次服用。

【功效】祛风清热，补血润燥。

【主治】荨麻疹属血虚风燥者。

【来源】《皮肤病妙法良方》

二、外用方

❧· 百部酒 ·❧

【组成】百部、75%酒精。

【用法】百部、75%酒精以1∶2比例取用。将百部碾碎置酒精内，浸泡7昼夜，过滤去渣备用。用棉棒或毛刷蘸涂，每日2次。

【功效】解毒杀虫，疏风止痒。

【主治】荨麻疹。

【注意事项】酒精过敏者禁用。

【来源】《赵炳南临床经验集》

❧·复方苦参汤·❧

【组成】苦参30克，蛇床子20克，防风15克，明矾12克，花椒6克，土茯苓30克，白鲜皮15克，荆芥12克，食盐20克。

【用法】上药加水4000毫升，浸泡1小时，武火煮沸后用文火煎至约2000毫升，将药液倒入盆内，趁热先熏患处，待温后用纱布浸药液外洗患处，边擦边洗，至药液渐凉为度，熏洗1~2次/天，2~3次/剂，7天为1个疗程，痊愈后再治疗2次以巩固疗效。

【功效】清热利湿祛风，解毒止痒。

【主治】荨麻疹。

【来源】国际中医中药杂志，2010，32（2）

❧·敷脐方·❧

【组成】苦参30克，防风15克。

【用法】将上述两味中药烘干，研为细末，过100目筛，混合均匀装瓶密封备用。在应用上方复方苦参汤熏洗后，取药粉10克，加马来酸氯苯那敏（1片）4毫克研粉混匀，填塞入肚脐部，外用敷贴或胶布固定脐部药粉，1次/天，7天为1个疗程，痊愈后再治疗2次以巩固疗效。

【功效】解毒杀虫，疏风止痒。

【主治】荨麻疹。

【来源】国际中医中药杂志，2010，32（2）

❧·止痒熏洗剂·❧

【组成】地肤子12克，防风9克，独活9克，荆芥9克，白芷9克，川椒9克，桑白皮9克，苦参9克。

【用法】上药加水1500毫升，煎液趁热熏洗患处。

【功效】祛风清热止痒。

【主治】荨麻疹属风热蕴肤者。

【来源】《皮肤病五十年临证笔录》

外用经验方一

【组成】苦参30克，地肤子10克，花椒10克，蛇床子12克。

【用法】上药加水2000毫升，水煎取汁1000毫升，滤取药液，趁热熏洗，每日早、晚各1次，每次熏洗30分钟，每剂可连用2日。

【功效】清热燥湿，杀虫止痒。

【主治】荨麻疹属湿热蕴肤者。

【来源】《皮肤病妙法良方》

外用经验方二

【组成】川椒40克。

【用法】上药研粗末，加水2000毫升充分浸泡后，煮沸取滤液，稍凉后蘸洗、浸患处，每日早、晚各1次，每次30分钟。

【功效】活络杀虫止痒。

【主治】荨麻疹属血络瘀阻者。

【来源】《皮肤病妙法良方》

外用经验方三

【组成】防风20克，艾叶20克，荆芥20克，白鲜皮20克，蛇床子20克，苦参30克，乌梢蛇30克。

【用法】上药加水1500毫升，熏蒸全身。

【功效】清热祛风止痒。

【主治】荨麻疹属风热者。

【来源】中医外治学杂志，2009，18（1）

❧·外用经验方四·❧

【组成】地肤子（全棵切碎）120克，地骨皮60克。

【用法】上药加水1500毫升，煎沸15分钟。过滤待温洗浴，每日1剂，分2次用。

【功效】清热凉血，除湿止痒。

【主治】荨麻疹属风湿热者。

【来源】《皮肤病防治验方精编》

❧·外用经验方五·❧

【组成】苦参90克，蝉蜕30克。

【用法】上药加水适量，煎沸滤渣，待温洗浴，每日2次，浴后盖被取汗。

【功效】清热燥湿，通络止痒。

【主治】荨麻疹属湿热络瘀者。

【来源】《皮肤病防治验方精编》

❧·外用经验方六·❧

【组成】紫背浮萍100克，苍耳子60克。

【用法】水煎外洗，洗后盖被取汗，每日1次。

【功效】清热祛湿。

【主治】荨麻疹属湿热者。

【来源】《皮肤病防治验方精编》

外用经验方七

【组成】五味子15克，白术15克，防风15克，白芍15克，蛇床子15克，地肤子15克，苦参15克，苍术15克，透骨草15克，黄芪30克，桂枝9克，干姜10克。

【用法】上药加水1500毫升，熏蒸全身。

【功效】清热燥湿止痒。

【主治】慢性荨麻疹属风湿热者。

【来源】湖北中医杂志，2000，22（7）

外用经验方八

【组成】乌梅10克，生地10克。

【用法】泡水代茶饮。

【功效】凉血收敛。

【主治】荨麻疹属血热者。

【来源】《皮肤病验方与疗法集萃》

外用经验方九

【组成】香菜根适量。

【用法】取十几颗香菜的根须洗净切段，煮5分钟，调上蜂蜜，连吃带饮。或将数根香菜洗净，放入砂锅中，加水煎汤服用，每日2次。

【功效】清热解毒。

【主治】荨麻疹属热盛者。

【来源】《皮肤病偏方验方疗法》

外用经验方十

【组成】冬瓜皮适量。

【用法】上药水煎外洗，并可内服。

【功效】清热除湿。

【主治】荨麻疹属湿热者。

【来源】《名医百家秘方》

·外用经验方十一·

【组成】白鸡冠花适量。

【用法】上药煎水，待温洗患处。

【功效】凉血清热。

【主治】荨麻疹属热盛者。

【来源】《皮肤病验方与疗法集萃》

·外用经验方十二·

【组成】地肤子60克，蚕沙90克，花椒叶90克，接骨草90克。

【用法】上药放入布袋中，加水5升，煎煮至沸，倒入盆中，待温洗患处，早、晚各1次。

【功效】祛风除湿，通络止痒。

【主治】荨麻疹属风湿热阻经络者。

【来源】《百病外治3000方》

·外用经验方十三·

【组成】鲜青蒿。

【用法】上药搓患处。

【功效】清热化湿。

【主治】荨麻疹湿热者。

【来源】《常见病简易疗法手册》

（孙璐璐　刘莹　沈凌）

第九章　神经性皮炎

神经性皮炎又称慢性单纯性苔藓，是一种以阵发性剧烈瘙痒及皮肤苔藓样变为特征的慢性炎症性皮肤病。病因尚未明确。症状时轻时重，治愈后容易复发。患者常伴有疲劳、紧张、焦虑、情绪易激动等精神症状。内分泌紊乱、胃肠功能障碍、感染、日晒、食辛辣事物、饮酒等会促发或加重本病。初发时，仅有瘙痒感，而无原发皮损，由于搔抓及摩擦，皮肤逐渐出现粟粒至绿豆大小的扁平丘疹，圆形或多角形，坚硬而有光泽，呈淡红色或正常皮色，散在分布。因瘙痒而经常搔抓，丘疹逐渐增多，融合成片、肥厚、苔藓样变，表现为皮纹加深、皮嵴隆起，皮损变为暗褐色、干燥、有细碎脱屑。皮损边界清楚，数目不定，可单发或泛发全身，大小不等，形状不一。好发于颈周、眼睑、肘窝、腘窝、骶尾部、四肢伸侧、会阴、阴唇、阴囊、大腿内侧等。

本病可参考中医"牛皮癣""摄领疮""钮扣风""顽癣""干癣""贼扣风"等病证。

一、内服方

消风散化裁

【组成】桑叶6克，金银花9克，蝉蜕3克，生山栀9克，黄芩9克，苍术9克，赤芍12克，蒲公英12克，徐长卿15克，当归9克，何首乌9克，苦参6克，生甘草3克。

【用法】每日1剂，煎2次分服。

【功效】清热祛风，养血润肤。

【主治】神经性皮炎属风热蕴阻（局限丘疹型）者。

【来源】《皮肤病五十年临证笔录》

❧· 地黄饮子化裁 ·❧

【组成】制首乌15克，全当归9克，炒白芍9克，炙僵蚕9克，生地18克，小胡麻9克，荆芥6克，白蒺藜9克，苦参片9克，炙甘草3克。

【用法】每日1剂，煎2次分服。

【功效】养血祛风，润燥止痒。

【主治】神经性皮炎属血虚风燥（局限斑片型）者。

【来源】《皮肤病五十年临证笔录》

❧· 四物汤化裁 ·❧

【组成】当归20克，熟地15克，白芍9克，川芎6克，玄参30克，麦冬20克，荆芥10克，炙甘草3克。

【用法】每日1剂，煎2次分服。

【功效】滋阴养血，润燥止痒。

【主治】神经性皮炎属阴虚血燥（播散密集型）者。

【来源】《皮肤病五十年临证笔录》

❧· 疏肝止痒方 ·❧

【组成】柴胡12克，郁金15克，白芍20克，珍珠母（先煎）30克，酸枣仁12克，茯苓15克，麦冬15克，牡丹皮12克，僵蚕12克，柏子仁15克，钩藤12克，甘草5克。

【用法】每日1剂，煎2次分服。

【功效】疏肝清热，宁神止痒。

【主治】神经性皮炎属肝经郁热者。

【来源】《实用皮肤科查房会诊》

·养血祛风汤·

【组成】生地黄20克，熟地黄20克，黄芩12克，当归10克，白芍12克，秦艽12克，防风12克，地肤子15克，白鲜皮15克，甘草6克。

【用法】每日1剂，煎2次分服。

【功效】养血祛风，润燥止痒。

【主治】神经性皮炎属血虚风燥者。

【来源】《实用皮肤科查房会诊》

·合欢皮止痒汤·

【组成】白芍18克，白蒺藜28克，乌梢蛇6克，当归8克，羌活8克，茯苓8克，蝉蜕8克，柴胡8克，合欢皮28克。加减：便秘者加大黄6克。

【用法】每日1剂，煎2次分服。

【功效】祛风疏肝，活血通络，安神止痒。

【主治】神经性皮炎属肝郁者。

【来源】《皮肤病传承老药方》

·肝气郁结止痒汤·

【组成】金银花8克，苦参8克，菊花8克，黄柏28克，生地黄28克，麦冬16克，赤芍16克，蛇床子16克，地肤子16克，土茯苓16克，甘草3克。

【用法】每日1剂，煎2次分服。

【功效】利湿清热，凉血活血。

【主治】神经性皮炎属风湿蕴肤者。

【来源】《皮肤病传承老药方》

❦ 安神息风汤 ❧

【组成】牡丹皮8克，生地黄18克，鸡血藤16克，白鲜皮8克，豨莶草8克，当归8克，首乌藤16克，地肤子11克，丹参18克，威灵仙8克，何首乌16克，钩藤8克。加减：阴虚血燥者，加枸杞子11克，玄参8克；久病血瘀者，加桃仁8克，红花8克；血热盛者，加金银花16克，蒲公英16克，大青叶28克；湿热偏重者，加茵陈8克，龙胆草8克，虎杖11克。

【用法】每日1剂，煎2次分服。

【功效】润燥养血，软坚活血通路，息风安神止痒。

【主治】神经性皮炎属血虚风燥者。

【来源】《皮肤病传承老药方》

❦ 柴胡散风汤 ❧

【组成】枳壳8克，柴胡8克，龙胆草8克，栀子8克，生地黄16克，牡丹皮8克，赤白芍各8克，当归8克，首乌藤28克，钩藤8克，防风8克。

【用法】每日1剂，煎2次分服。

【功效】清热散风，疏肝利气。

【主治】神经性皮炎属风热肝郁者。

【来源】《皮肤病传承老药方》

❧ · 当归饮子 · ❧

【组成】当归10克，生地15克，白芍10克，川芎6克，何首乌15克，荆芥6克，刺蒺藜10克，防风10克，麦冬15克，玉竹15克，甘草6克。

【用法】每日1剂，煎2次分服。

【功效】养血祛风，润燥止痒。

【主治】神经性皮炎属风燥阴虚血虚者。

【来源】《重订严氏济生方》

❧ · 消风散 · ❧

【组成】生地15克，赤芍12克，荆芥10克，防风10克，蝉蜕10克，知母15克，生石膏15克，白鲜皮15克，地肤子15克。

【用法】每日1剂，煎2次分服。

【功效】清热凉血，祛风止痒。

【主治】神经性皮炎属风热血热者。

【来源】《医宗金鉴》

❧ · 龙胆泻肝汤 · ❧

【组成】龙胆草6克，黄芩10克，栀子6克，泽泻6克，车前子10克，当归10克，生地10克，柴胡6克，土茯苓20克，茵陈蒿20克。

【用法】每日1剂，煎2次分服。

【功效】利湿清热止痒。

【主治】神经性皮炎属湿热者。

【来源】《兰室秘藏》

✑ 活血祛风汤 ✑

【组成】全蝎9克，干生地15克，当归12克，赤芍9克，白鲜皮15克，蛇床子9克，浮萍6克，厚朴9克，陈皮6克，炙甘草9克。

【用法】每日1剂，煎2次分服。

【功效】活血祛风，除湿止痒。

【主治】神经性皮炎属风湿血瘀者。

【来源】《首批国家级名老中医效验秘方精选（续集）》

✑ 桃红四物汤加减 ✑

【组成】生地30克，赤芍30克，当归15克，白鲜皮30克，地肤子30克，昆明山海棠30克，川芎15克，桃仁15克，红花10克，秦艽30克，鸡血藤30克，乌梢蛇30克。

【用法】每2日1剂，水煎服。

【功效】养血润燥，祛风止痒。

【主治】神经性皮炎属血虚风燥者。

【来源】《当代中医皮肤科临床家丛书·刘复兴》

✑ 血府逐瘀汤加减 ✑

【组成】生地15克，土茯苓15克，北沙参10克，麦冬10克，桃仁10克，赤芍10克，怀牛膝10克，丹参10克，当归10克，桂枝10克，白芍10克，五灵脂10克，蝉蜕6克，红花6克，川芎6克，柴胡6克，蒲黄6克，甘草3克。

【用法】每日1剂，煎2次分服。

【功效】养阴清热，活血化瘀。

【主治】神经性皮炎属阴虚内热、气滞血瘀者。

【来源】浙江中医杂志，2012，8

四物消风汤

【组成】当归三钱，川芎二钱，赤芍四钱，干地黄五钱，防风二钱，荆芥穗二钱，白鲜皮五钱，生薏苡仁六钱。

【用法】每日1剂，煎2次分服。

【功效】养血祛风。

【主治】神经性皮炎属血虚风燥者。

【来源】《中华医方》

加减全虫汤

【组成】淡全蝎二钱，皂角刺四钱，苦参三钱，白鲜皮五钱，刺蒺藜五钱，枳壳三钱，威灵仙五钱，防风一钱五分，黄柏三钱。

【用法】每日1剂，煎2次分服。

【功效】祛风除湿。

【主治】神经性皮炎属风湿盛者。

【来源】《中华医方》

加减全虫方

【组成】全虫三钱，干生地五钱，当归四钱，赤芍三钱，白鲜皮五钱，蛇床子三钱，浮萍二钱，厚朴三钱，陈皮二钱，炙甘草三钱。

【用法】每日1剂，煎2次分服。

【功效】活血散风止痒。

【主治】神经性皮炎属风燥血瘀者。

【来源】《赵炳南临床经验集》

❧ · 皮癣汤 · ❧

【组成】生地30克，丹皮9克，赤芍9克，苍耳子9克，白鲜皮9克，苦参9克，地肤子9克，黄芩9克，生甘草9克。

【用法】每日1剂，煎2次分服。

【功效】凉血清热，消风止痒。

【主治】神经性皮炎属血热者。

【来源】《重订古今名医临证金鉴·皮肤病卷》

❧ · 风癣汤 · ❧

【组成】熟地12克，当归9克，白芍9克，丹皮9克，红花9克，荆芥9克，苦参9克，白蒺藜9克，苍耳子9克，白鲜皮9克。

【用法】每日1剂，煎2次分服。

【功效】养血润燥，消风止痒。

【主治】神经性皮炎属风燥者。

【来源】《重订古今名医临证金鉴·皮肤病卷》

❧ · 乌蛇祛风汤 · ❧

【组成】乌梢蛇9克，蝉蜕6克，荆芥9克，防风9克，羌活9克，白芷6克，川连9克，黄芩9克，金银花12克，生甘草6克。

【用法】每日1剂，煎2次分服。

【功效】搜风清热。

【主治】神经性皮炎属风盛者。

【来源】《重订古今名医临证金鉴·皮肤病卷》

❧ · 经验方一 · ❧

【组成】生薏苡仁30克，皂角刺15克，苦参15克，炒槐花15

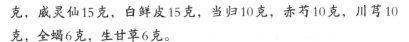

克，威灵仙15克，白鲜皮15克，当归10克，赤芍10克，川芎10克，全蝎6克，生甘草6克。

【用法】每日1剂，煎2次分服。

【功效】祛风利湿，养血润肤。

【主治】神经性皮炎属风湿蕴阻者。

【来源】《皮肤病良方妙法》

经验方二

【组成】鸡血藤30克，白茅根30克，白芍15克，赤芍15克，牡丹皮15克，柴胡12克，栀子10克，当归10克，薄荷10克，生甘草10克。

【用法】每日1剂，煎2次分服。

【功效】疏肝清热，养血润燥。

【主治】神经性皮炎属肝郁化火者。

【来源】《皮肤病良方妙法》

经验方三

【组成】生地黄20克，制何首乌15克，白鲜皮15克，刺蒺藜15克，防风15克，白芍15克，苦参12克，当归10克，玉竹10克，生甘草6克。

【用法】每日1剂，煎2次分服。

【功效】养血疏风，润肤止痒。

【主治】神经性皮炎属血虚风燥者。

【来源】《皮肤病良方妙法》

经验方四

【组成】白鲜皮15克，生地黄12克，蜈蚣2条，赤芍10克，牡丹皮10克，僵蚕10克，乌梢蛇10克，全蝎6克，蝉蜕6克。

【用法】每日1剂，煎2次分服。

【功效】清凉杀虫解毒。

【主治】神经性皮炎属热盛毒聚者。

【来源】《皮肤病良方妙法》

· 经验方五 ·

【组成】滑石（先煎）30克，白蒺藜15克，白鲜皮15克，金银花15克，荆芥10克，防风10克，黄芩10克，苦参10克，车前草10克，生甘草10克，蝉蜕6克。

【用法】每日1剂，水煎分2~3次服。

【功效】清热解毒，祛风胜湿。

【主治】神经性皮炎属湿热者。

【来源】《皮肤病良方妙法》

· 经验方六 ·

【组成】何首乌18克，当归5克，荆芥5克，芝麻15克，苦参15克，生地黄15克，白芍12克。

【用法】每日1剂，煎2次分服。

【功效】养血祛风。

【主治】神经性皮炎属血虚风燥者。

【来源】《千家妙方系列丛书·皮肤病》

· 经验方七 ·

【组成】荆芥10克，防风10克，生地黄10克，当归10克，蝉蜕10克，苍术10克，茯神10克，石膏10克，苦参10克，知母10克，

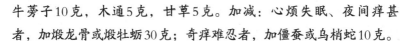

牛蒡子10克，木通5克，甘草5克。加减：心烦失眠、夜间痒甚者，加煅龙骨或煅牡蛎30克；奇痒难忍者，加僵蚕或乌梢蛇10克。

【用法】每日1剂，水煎分3次服。

【功效】祛风清热，通络止痒。

【主治】神经性皮炎属风热络瘀者。

【来源】《千家妙方系列丛书·皮肤病》

·❀ 经验方八 ❀·

【组成】苦参50~70克，生地黄30克，蝉蜕10克，荆芥10克，桂枝10克，牡丹皮10克，当归10克，川芎10克，甘草10克，细辛5克，羌活15克，赤芍15克，全蝎25克，蜈蚣6条。

【用法】每日1剂，水煎分2次服。

【功效】养血祛风，通络止痒。

【主治】神经性皮炎属风热血燥络瘀者。

【来源】《千家妙方系列丛书·皮肤病》

·❀ 经验方九 ❀·

【组成】苦参15克，何首乌15克，当归15克，白芍15克，生地黄20克，玉竹9克，芝麻9克，秦艽9克，炙甘草3克。

【用法】每日1剂，水煎分2次服。

【功效】养血祛风，滋阴润燥。

【主治】神经性皮炎属血虚风燥者。

【来源】《千家妙方系列丛书·皮肤病》

·❀ 经验方十 ❀·

【组成】灵磁石（先煎）30克，生牡蛎（先煎）30克，珍珠母

（先煎）30克，苦参15克，荆芥12克，防风12克，白鲜皮12克，柴胡12克，白芍9克，熟地黄15克，当地15克，川芎12克，蝉蜕9克，蜈蚣1条。

【用法】每日1剂，水煎分2次服。

【功效】养血润燥止痒。

【主治】神经性皮炎属血虚风燥者。

【来源】《当代中医皮肤科临床家丛书·李斌》

二、外用方

·神皮膏·

【组成】雄黄8克，硫黄10克，海螵蛸10克。

【用法】上药共研细末，加72克凡士林调成膏。外涂患处，日2次。

【功效】燥湿和血。

【主治】神经性皮炎属湿盛者。

【来源】《皮肤病五十年临证笔录》

·神皮醋·

【组成】生半夏、斑蝥、白狼毒各等份。

【用法】上药研极细末加入米醋适量，调糊，外涂患处，日~2次。

【功效】化痰软坚，除湿止痒。

【主治】神经性皮炎属痰湿者。

【来源】《皮肤病五十年临证笔录》

·痒立消洗剂·

【组成】地肤子38克，当归50克，薄荷35克，甘草8克。加减：偏于血虚风燥者，加熟地黄38克；偏于肝经化火者，加冰片

38克；偏于风湿蕴肤者，加白鲜皮38克。

【用法】临睡前，用100℃的开水将药物浸泡30分钟，等水温适宜，仔细擦洗患处，每日1次。

【功效】润肤和血，清凉止痒。

【主治】神经性皮炎属血燥者。

【来源】《皮肤病传承老药方》

～✿ · 蛇床百部酊 · ✿～

【组成】蛇床200克，百部200克。

【用法】上药研粗末，浸泡于适量75%酒精中，外涂患处，日1~2次。

【功效】燥湿杀虫止痒。

【主治】神经性皮炎属湿盛者。

【来源】《家庭自配药酒》

～✿ · 止痒药粉 · ✿～

【组成】老松香一两，官粉一两，枯矾一两，乳香二两，轻粉五钱，冰片二钱，密陀僧五钱，炉甘石一两。

【功效】祛湿收敛，杀虫止痒。

【主治】神经性皮炎属湿热者。

【来源】《赵炳南临床经验集》

～✿ · 新五玉膏 · ✿～

【组成】祛湿散（黄柏末30克，白芷末30克，轻粉30克，煅石膏30克，冰片6克）1560克，硫黄末150克，五倍子末150克，铅粉150克，玉黄膏（当归30克，白芷9克，姜黄90克，甘草30克，轻粉6克，冰片6克，蜂白蜡90~125克）2200~2500克。

【用法】上药混匀，外擦患处，日1~2次。

【功效】清热祛湿，润肤杀虫止痒。

【主治】神经性皮炎属湿热者。

【来源】《重订古今名医临证金鉴·皮肤病卷》

皮癣膏

【组成】黄柏25克，白芷25克，轻粉25克，煅石膏30克，蛤粉30克，五倍子30克，硫黄15克，雄黄15克，铜绿15克，章丹15克，枯矾6克，胆矾6克。

【用法】上药研极末混匀，水调成膏，外擦患处，日1~2次。

【功效】清热燥湿，杀虫止痒。

【主治】神经性皮炎属湿热者。

【来源】《重订古今名医临证金鉴·皮肤病卷》

外用经验方一

【组成】白鲜皮、苦参、蛇床子、地肤子各20克。

【用法】上药水煎，趁热熏洗患处，日1~2次。

【功效】清热燥湿，杀虫止痒。

【主治】神经性皮炎属湿热者。

【来源】《皮肤病验方与疗法集萃》

外用经验方二

【组成】黄连50克，花椒25克。

【用法】上药浸入适量75%酒精中，3天后取药汁外搽患处，每日3次。

【功效】燥湿止痒。

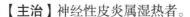

【主治】神经性皮炎属湿热者。

【来源】《皮肤病验方与疗法集萃》

⌒∽· 外用经验方三 ·∽⌒

【组成】苍术9克，黄柏9克，苦参9克，防风9克，大风子30克，白鲜皮30克，松香12克，鹤虱草12克，五倍子15克。

【用法】上药共研粗末，用较厚的草纸卷成纸卷或研成细面做成药香，用时点燃对准患处熏用，距离适当，温度以患者耐受为宜，每日1~2次，每次15~30分钟。也可将粗末直接撒在炭火盆上燃烧起烟而熏患处。

【功效】清热燥湿止痒。

【主治】神经性皮炎属湿热者。

【来源】《简明中医皮肤病学》

⌒∽· 外用经验方四 ·∽⌒

【组成】肉桂适量。

【用法】上药研末加入适量酒精调成糊状，用胶布保护健康皮肤，用药涂患处。局部皮肤灼热感，1~2小时后将药膏去掉，去掉后患处皮肤发黑，几天后脱痂而愈。

【功效】温经通络。

【主治】神经性皮炎属经络瘀阻者。

【来源】《皮肤病防治验方精编》

⌒∽· 外用经验方五 ·∽⌒

【组成】炉甘石（水飞）30克，煅石决明30克，熟石膏30克，煅龙骨30克，松花粉60克，枯矾15克，冰片6克。

【用法】上药研极细末，外敷患处，或者掺药膏外敷，每日1~2次。

【功效】清热燥湿止痒。

【主治】神经性皮炎属湿热者。

【来源】《单苍桂外科经验集》

外用经验方六

【组成】百部30克，白鲜皮30克。

【用法】上药加入120克白酒中，浸泡7天，外擦患处，每日3次。

【功效】清热燥湿，杀虫止痒。

【主治】神经性皮炎属湿热者。

【来源】《皮肤病必效单方2000首》

外用经验方七

【组成】海桐皮15克，蛇床子15克。

【用法】上药共研细末，猪油调和，外涂患处，日1~2次。

【功效】清热解毒，祛风燥湿。

【主治】神经性皮炎属风湿热毒炽盛者。

【来源】《皮肤病必效单方2000首》

外用经验方八

【组成】天南星适量。

【用法】上药研细末，加入煤油，调成糊状擦患处，每日2~3次。

【功效】祛风化痰。

【主治】神经性皮炎属风痰壅盛者。

【来源】《皮肤病必效单方2000首》

ᕙ・外用经验方九・ᕗ

【组成】生南星12克，生半夏12克，斑蝥3克。

【用法】上药浸于75%酒精100毫升中，7天后取少许外涂患处，日1~2次。

【功效】化痰散结。

【主治】神经性皮炎属痰郁者。

【来源】《皮肤病必效单方2000首》

ᕙ・外用经验方十・ᕗ

【组成】川楝皮3克，海桐皮3克，斑蝥3克，轻粉1.5克。

【用法】上药共研末，开水调匀，外擦患处，每日3次。

【功效】行气散结，祛湿杀虫。

【主治】神经性皮炎属湿盛络瘀者。

【来源】《皮肤病必效单方2000首》

ᕙ・外用经验方十一・ᕗ

【组成】荆芥30克，白鲜皮30克，大黄30克，大风子30克，苦参30克，枯矾20克。

【用法】上药水煎外涂患处，日1~2次。

【功效】祛风清热，燥湿杀虫。

【主治】神经性皮炎属风湿热盛者。

【来源】《皮肤疾病用药专柜》

ᕙ・外用经验方十二・ᕗ

【组成】雄黄3克，巴豆（去外壳）30克。

【用法】上药共研细末，用四层纱布包扎后揉擦患处，每日3

次，每次3分钟。

【功效】燥湿杀虫。

【主治】神经性皮炎属湿盛者。

【来源】《皮肤疾病用药专柜》

·外用经验方十三·

【组成】羊蹄根24克，枯矾6克。

【用法】上药研末后用醋适量调和外涂患处，每日2次。

【功效】清热解毒燥湿。

【主治】神经性皮炎属湿热蕴结者。

【来源】《皮肤疾病用药专柜》

·外用经验方十四·

【组成】斑蝥15只。

【用法】将斑蝥捣碎，放入细纱布袋，置于容器中，倒入250毫升白酒，密封。经常摇动，7日后开封。去掉布袋，过滤澄清即可。用时，用脱脂棉浸药酒适量，轻涂擦患处，每日2次。此酒有剧毒，勿内服，勿擦正常皮肤。

【功效】攻毒逐瘀。

【主治】神经性皮炎属瘀血阻络者。

【来源】《祛病药酒》

（刘莹　沈凌）

第十章　痱　子

痱子多发生于夏季，是由于外界气温增高，湿度大，分泌的汗液不能畅快地由汗腺口排出而发生的小水疱或丘疹。初起时皮肤发红，继而出现密集的针尖大小丘疹或丘疱疹，周围绕以轻度红晕，皮疹密集但不互相融合，自觉轻度瘙痒、灼热感。

中医认为，本病多因夏日蕴湿，复感暑邪，熏蒸皮肤，闭于毛窍汗出不畅所致；也有因素有食滞，外感暑热之邪而发病者。

本病可参考中医"痤痱""痱疮""痱子""热痱""痱毒"等病证。

一、内服方

·六一散·

（中成药）

【组成】滑石，甘草。

【用法】每次6克，每日1~2次。

【功效】清暑利湿。

【主治】痱子。

【来源】《简明中医皮肤病学》

绿豆汤代茶饮

【组成】绿豆适量，煮水备用。

【用法】代茶饮。

【功效】清暑祛湿。

【主治】痱子。

【来源】《简明中医皮肤病学》

᳇᳇ · 薄荷水代茶饮 · ᳇᳇

【组成】薄荷叶适量，煮水备用。

【用法】加糖代茶饮

【功效】清利暑热。

【主治】痱子。

【来源】《简明中医皮肤病学》

᳇᳇ · 民间经验方 · ᳇᳇

【组成】鲜蓟草100克，黄菊花100克，加水2000毫升煮沸15分钟后放入薄荷30克，再煎半分钟即可。

【用法】每次服30毫升，每日3次。

【功效】清热解毒除湿。

【主治】痱子。

【来源】中国民间疗法，2013，21（05）

荷叶青蒿汤加减 · ᳇᳇

【组成】荷叶9克，青蒿9克，生薏苡仁30克，桑叶9克，滑石15克，木棉花15克，淡竹叶9克，灯心草4扎，杭菊花12克，扁豆花6克，蝉蜕6克，佩兰6克，甘草3克。

【用法】每日1剂，煎2次分服。

【功效】清暑利湿。

【主治】痱子属暑湿者。

【来源】《实用皮肤科查房会诊》

五味消毒饮加减

【组成】金银花15克，野菊花15克，蒲公英30克，紫花地丁15克，天葵子15克，滑石20克，淡竹叶10克，生地黄15克，生大黄10克，牡丹皮15克。

【用法】每日1剂，煎2次分服。

【功效】清热解毒，祛暑除湿。

【主治】痱子属热毒者。

【来源】《实用皮肤科查房会诊》

清暑汤化裁

【组成】青蒿4克，佩兰6克，薄荷4克，淡竹叶9克，银花9克，鲜荷叶1片，绿豆衣9克，六一散（包）15克，黄柏3克，生甘草6克。

【用法】每日1剂，煎2次分服。

【功效】清暑利湿，解毒利尿。

【主治】痱子属暑湿者。

【来源】《皮肤病五十年临证笔录》

三豆汤

【组成】黑豆、赤小豆、绿豆各等份。

【用法】将适量三豆浸泡后，加水煮汤内服，每日2次。

【功效】清热解毒利湿。

【主治】痱子属湿热者。

【来源】家庭医学，2011，8

∽· 痱子方 ·∽

【组成】六一散（包）10克，藿香10克，佩兰10克，黄连10克，金银花15克，连翘15克，车前子（包）15克，竹叶6克，灯心草3克。

【用法】每日1剂，煎2次分服。

【功效】清热利湿。

【主治】痱子属湿热者。

【来源】《常见皮肤病中医疗法》

∽· 清暑汤 ·∽

【组成】连翘15克，金银花15克，赤芍12克，天花粉9克，滑石9克，车前子（包）9克，泽泻9克，生甘草3克。

【用法】每日1剂，煎2次分服。

【功效】清暑利湿解毒。

【主治】痱子属湿热毒蕴者。

【来源】《外科证治全生集》

∽· 经验方一 ·∽

【组成】枸杞叶100克。

【用法】将枸杞叶洗净加水煎汤，饮用时可加少许白糖调味，每日2次。

【功效】清热解暑。

【主治】痱子属暑热者。

【来源】《皮肤病必效单方2000首》

∽· 经验方二 ·∽

【组成】金银花20克，大青叶20克，芦根30克，蝉蜕6克，薄荷6克，荆芥12克，桔梗12克，藿香12克，神曲12克，甘草6克。

【用法】每日1剂，煎2次分服。

【功效】清热化表，止痛止痒。

【主治】痱子属风热毒蕴者。

【来源】《皮肤病妙法良方》

﹏· 经验方三 ·﹏

【组成】沙参12克，麦冬12克，山药12克，青蒿12克，白扁豆12克，茯苓6克，牡丹皮6克，乌梅6克，玄参6克。

【用法】每日1剂，煎2次分服。

【功效】清暑利湿，凉血滋阴。

【主治】痱子属暑湿伤阴者。

【来源】《皮肤病妙法良方》

﹏· 经验方四 ·﹏

【组成】黄芩12克，浮萍12克，金银花12克，紫花地丁12克，野菊花15克，滑石（包煎）15克，黄连6克，赤芍6克，栀子9克，牡丹皮9克，板蓝根9克，生甘草6克。

【用法】每日1剂，煎2次分服。

【功效】清热消肿，凉血散结。

【主治】痱子属血热炽盛者。

【来源】《皮肤病妙法良方》

二、外用方

﹏· 滑石粉 ·﹏

【组成】滑石粉兑入少量冰片。

【用法】外扑，每日2次。

【功效】祛湿止痒。

【主治】痱子。

【来源】《简明中医皮肤病学》

·痱子粉·

（中成药）

【组成】冰片，薄荷冰，甘石粉，滑石粉，黄柏。

【用法】直接扑撒。

【功效】清热敛汗，解毒止痒。

【主治】痱子。

【来源】《简明中医皮肤病学》

·马齿苋洗剂·

【组成】马齿苋适量。

【用法】上药，煮水备用。适温外洗或者冷敷。

【功效】清热利湿。

【主治】痱子。

【来源】《简明中医皮肤病学》

·花椒水洗剂·

【组成】花椒10克。

【用法】将10克花椒放入锅内，加200毫升水，在小火上煮5~6分钟，备用。煮后待稍凉不烫手时，用药棉蘸花椒水轻搽患处。12小时后，痱子的脓尖一般可收缩干瘪。为巩固疗效，可将剩余的花椒水在小火上温一下，再重新搽洗患处。

【功效】止痒止痛。

【主治】痱子。

【来源】农村百事通，2016，55（15）

消痱汤

【组成】黄柏、熟石膏、侧柏叶。

【用法】三药以1：6：2的比例熬制成汤剂，备用。消痱汤与温开水2：1（消痱汤200毫升，温开水100毫升），每日擦浴2次。擦浴过程中注意保暖，15~30分钟完成。

【功效】清热燥湿解毒。

【主治】痱子。

【注意事项】擦浴的同时注意观察患者病情变化，如出现寒战、面色苍白、脉速等征象，立即停止擦浴，并给予适当处理。

【来源】中国医药指南，2015，13（29）

小儿痱子经验方

【组成】连翘15克，荆芥12克，防风12克，金银花12克，夏枯草15克，紫草10克，黄柏10克，黄连9克，鱼腥草15克。

【用法】煎汤外洗，每日1剂，早、中、晚3次擦洗患儿患处。配合使用滑石粉外扑患处，一日数次，效果更佳。

【功效】清热燥湿解毒。

【主治】小儿痱子。

【来源】中国民间疗法，2014，22（11）

黄连素方

【组成】黄连素10片（0.1克/片），溶于少量温开水。

【用法】对小儿及成年者洗浴后直接用棉签将黄连素液涂于患处，忌用热水和肥皂。婴幼儿可将上述黄连素液倒入2000毫升温开水中混匀，给患儿洗浴，每日早、晚各1次。

【功效】清热燥湿解毒。

【主治】痱子。

【来源】中国民间疗法，2014，22（11）

ᕯ· 儿肤康搽剂 ·ᕯ

（中成药）

【组成】芦荟，苦参，白芷，白鲜皮，苍耳子，地肤子，黄柏，艾叶，石菖蒲，当归，皂荚。

【用法】取5瓶盖儿肤康搽剂原液兑入500毫升温水洗患处，每日2~3次。

【功效】清热除湿，祛风止痒。

【主治】婴幼儿痱子。

【来源】儿科药学杂志，2014，20（07）

ᕯ· 败酱草搽剂 ·ᕯ

【组成】败酱草9克。

【用法】加水约500毫升，先用武火烧开，再用文火煮5分钟即可。1剂药可煎2次。用棉签或纱布蘸败酱草煎出液轻抹患处，每日2次。

【功效】清热解毒除湿。

【主治】痱子。

【来源】中国民间疗法，2014，22（08）

民间经验方

【组成】鲜蓟草100克，黄菊花100克。

【用法】上药加水2000毫升煮沸15分钟后放入薄荷30克，再煎半分钟即可。用棉签或纱布蘸药液轻抹患处，每日数次。

【功效】清热解毒除湿。

【主治】痱子。

【来源】中国民间疗法，2013，21（05）

川百止痒洗剂

（中成药）

【组成】苦参，西河柳，蛇床子，马齿苋，荆芥，白鲜皮，百部，蜂房，柳枝，桃枝，槐枝，川芎，蒺藜，地肤子，白芷，艾叶。

【用法】将川百止痒洗剂，用温开水稀释4倍后，轻擦患处，每日2次。

【功效】疏风止痒，燥湿解毒。

【主治】痱子。

【来源】中国医药指南，2012，10（08）

木立芦荟

【组成】木立芦荟、蜂蜜适量。

【用法】将木立芦荟叶片洗净、去皮，捣碎成汁，加1/3量蜂蜜搅匀使其成凝胶状。用消毒棉签蘸取蜂蜜芦荟汁叶，沿患处轻轻涂擦，使其形成一层均匀稀薄的胶状液覆盖在患处，超出患处边缘约5厘米。

【功效】杀菌止痒。

【主治】痱子。

【注意事项】首次使用芦荟前先在上肢前臂内侧皮肤上涂擦，20分钟后观察局部皮肤反应及患者有无不适感，若局部出现无红肿、瘙痒、小疱及不适主诉，即为芦荟皮肤过敏试验阳性，禁止在患处涂擦。

【来源】当代护士，2012，7月中旬刊

～·复方炉甘石洗剂·～

（中成药）

【组成】炉甘石150克，氧化锌50克，甘油50毫升。

【用法】用前摇匀，取适量轻擦患处，每日2次。

【功效】收敛止痒。

【主治】痱子。

【来源】中国医药指南，2012，10（08）

～·地瓜粉·～

【组成】将新鲜地瓜洗净切薄片，晾干后粉碎成细粉。

【用法】将地瓜粉涂抹患处，每日2~3次。

【功效】清热。

【主治】痱子。

【来源】中国医药指南，2012，10（08）

～·痱子外洗液·～

【组成】马齿苋、苦参、枯矾、菊花各10克。

【用法】上药加水200毫升，煎后温洗。

【功效】清热解毒燥湿。

【主治】痱子属湿热者。

【来源】《皮肤病五十年临证笔录》

·痱子扑粉·

【组成】滑石粉30克，绿豆粉15克。

【用法】上药研末和匀外扑。

【功效】清热燥湿。

【主治】痱子属湿热者。

【来源】《皮肤病五十年临证笔录》

·彭氏外洗方·

【组成】蒲公英15克，野菊花15克，金银花15克，黄柏10克，黄芩10克，大黄5克，苦参15克，地肤子15克。

【用法】加水煎至1/3脸盆，待水温适度后，反复洗患处，每日2次，每次15分钟。

【功效】疏风清热，解毒，燥湿止痒。

【主治】痱子属风湿热蕴结者。

【来源】实用中医药杂志，2009，25（2）

·龙胆草擦剂·

【组成】龙胆草5000克。

【用法】水煎：第一次加水20000毫升，开锅后煮1小时。第二次加水10000毫升，开锅后煮40分钟。两次药液合并过滤浓缩为9600毫升，装瓶。涂于患处。

【功效】清热解毒，止痒止痛。

【主治】痱子。

【来源】《赵炳南临床经验集》

ᥕᥱ᯾᯾·外用经验方一·᯾ᥰᥕᥱ

【组成】丝瓜叶适量。

【用法】将丝瓜叶捣烂备用。外涂，每日2~3次。

【功效】清热解毒。

【主治】痱子。

【来源】农村百事通，2016，55（15）

ᥕᥱ᯾᯾·外用经验方二·᯾ᥰᥕᥱ

【组成】桃叶100克（新鲜桃叶和干桃叶各50克），用1000毫升水煎煮半小时。

【用法】待水温降至合适温度，直接涂抹患处，每日2~3次；或掺入洗澡水洗浴，每日1次。

【功效】发汗止痒。

【主治】痱子。

【来源】新农村，2015，42（07）

ᥕᥱ᯾᯾·外用经验方三·᯾ᥰᥕᥱ

【组成】西瓜翠衣若干。

【用法】将上药捣汁，涂抹于患处，5~6分钟后用温水洗净。或直接用西瓜皮擦洗身上10分钟，再用温水洗净。

【功效】清热解暑。

【主治】痱子属暑湿者。

【来源】家庭中医药，2012，8

ᥕᥱ᯾᯾·外用经验方四·᯾ᥰᥕᥱ

【组成】樟脑6克，黄柏12克，石膏12克，滑石18克，炉甘石9克，冰片3克。

【用法】上药共研细末，用消毒棉球蘸药粉扑患处，每日3~5次。

【功效】清热燥湿止痒。

【主治】痱子属湿热者。

【来源】《皮肤病妙法良方》

∽·· 外用经验方五 ··∽

【组成】水飞滑石30克，寒水石30克，钟乳石30克，花蕊石20克，白芷10克，冰片3克。

【用法】上药共研极细末，取适量外扑患处，每日2~3次。

【功效】祛风清热，燥湿止痒。

【主治】痱子属风湿热者。

【来源】《皮肤病妙法良方》

∽·· 外用经验方六 ··∽

【组成】生黄瓜。

【用法】用生黄瓜切断面，涂擦患处，每日2~3次。

【功效】清解暑热。

【主治】痱子属暑热者。

【来源】《名医当代偏方》

∽·· 外用经验方七 ··∽

【组成】马齿苋、地肤子各60克。

【用法】上药煎汤外洗患处，洗后扑撒痱子粉。

【功效】清热解毒，祛湿止痒。

【主治】痱子属湿热者。

【来源】《皮肤病必效单方2000首》

◦~・ 外用经验方八 ・~◦

【组成】薄荷叶、陈皮各30克。

【用法】上药煎汤外洗患处，洗后扑撒痱子粉。

【功效】清热燥湿。

【主治】痱子属湿热者。

【来源】《皮肤病必效单方2000首》

◦~・ 外用经验方九 ・~◦

【组成】丝瓜叶100克，黄柏20克。

【用法】上药晒干研末，撒患处，每日2次。

【功效】清热燥湿。

【主治】痱子属湿热者。

【来源】《家用偏方治百病》

◦~・ 外用经验方十 ・~◦

【组成】新鲜生姜适量。

【用法】将生姜捣碎，取汁涂抹于患处。

【功效】解毒杀虫止痒。

【主治】小儿痱子。

【来源】中国民间疗法，2004，9

◦~・ 外用经验方十一 ・~◦

【组成】霜桑叶200克，绿豆200克，炉甘石50克。

【**用法**】收集霜降后采摘或霜打落地的桑叶，晒干，用布袋子挂在通风处备用。上药共研粉末，每晚用干桑叶熬水洗澡后，涂搽于患处。

【**功效**】清热解毒，燥湿止痒。

【**主治**】痱子属湿热者。

【**来源**】《皮肤病验方与疗法集萃》

（孙璐璐　刘莹　沈凌）

第十一章　多形红斑

多形红斑是一种急性炎症性皮肤病，好发于春秋季节，青年妇女多见。皮损呈多形性，多对称分布于手足背及关节附近，易于复发。本病初期常有头痛、关节痛、轻微发热等全身不适。因本病典型皮损表现为红斑、丘疹，上有水疱，光彩闪烁，状似猫眼，故名猫眼疮。

中医认为，本病多因血热或内有蕴湿，复感风热或风寒之邪，以致营卫不和，气血凝滞，郁于肌肤，或因饮食失节、食物禁忌而诱发。常见中医证型：血热型、寒湿型。

本病可参考中医"猫眼疮""雁疮"等病证。

一、内服方

～·凉血五根汤加减·～

【组成】白茅根30克，茜草根10克，紫草根10克，生地15克，丹皮10克，板蓝根12克，防己10克，车前草15克，薄荷（后下）3克，菊花10克。

【用法】水煎服，每日1剂，分2次服用。

【功效】清热凉血，解毒利湿。

【主治】多形红斑属血热者。

【来源】《简明中医皮肤病学》

～·当归四逆汤加减·～

【组成】桂枝10克，吴茱萸10克，干姜6克，当归10克，白芍10克，茯苓10克，白术10克，鸡血藤15克，陈皮6克。

【用法】水煎服，每日1剂，分2次服用。

【功效】健脾除湿，温散寒邪。

【主治】多形红斑属寒湿者。

【来源】《简明中医皮肤病学》

· 三花一子藤 ·

【组成】生槐花10克，款冬花10克，菊花10克，地肤子10克，首乌藤15克。

【用法】水煎服，每日1剂，分2次服用。

【功效】祛风散寒除湿，活血通络。

【主治】多形红斑属寒湿者。

【来源】《简明中医皮肤病学》

· 杜锡贤经验方一 ·

【组成】当归20克，黄芪18克，白术15克，肉桂12克，薏苡仁20克，龙胆草12克，制附子（先煎）12克，红花12克，生地15克，首乌20克，苍耳子15克，玄参20克，甘草9克，生姜3片，大枣5枚。

【用法】水煎服，每日1剂，分2次服用。

【功效】温阳散寒，健脾除湿。

【主治】多形红斑属寒湿者。

【来源】《当代中医皮肤科临床家丛书·杜锡贤》

· 杜锡贤经验方二 ·

【组成】黄芪18克，当归15克，白芍15克，茯苓20克，苍术12克，桂枝9克，细辛3克，防风12克，连翘12克，白芷9克，秦芄12克，片姜黄12克，甘草9克。

【用法】水煎服，每日1剂，分2次服用。

【功效】健脾除湿，温经散寒。

【主治】多形红斑属寒湿者。

【来源】《当代中医皮肤科临床家丛书·杜锡贤》

～· 赵炳南经验方一 ·～

【组成】鬼箭羽9克，粉丹皮9克，紫丹参15克，干生地15克，赤芍9克，草红花6克，桃仁6克，紫草4.5克，当归10克，姜黄3克，白僵蚕3克。

【用法】水煎服，每日1剂，分2次服用。

【功效】凉血活血，疏风消斑。

【主治】多形红斑属血热外受风邪者。

【来源】《赵炳南临床经验集》

～· 赵炳南经验方二 ·～

【组成】生地12克，丹皮9克，紫草12克，黄芩12克，防风9克，秦芄9克，白鲜皮15克，白术9克，云苓12克。

【用法】水煎服，每日1剂，分2次服用。

【功效】健脾祛湿，疏风凉血。

【主治】多形红斑属湿热者。

【来源】《赵炳南临床经验集》

～· 赵炳南经验方三 ·～

【组成】鬼箭羽9克，紫草9克，茜草9克，生地9克，赤芍9克，丹皮6克，白鲜皮9克。

【用法】水煎服，每日1剂，分2次服用。

【功效】凉血活血，化瘀退斑。

【主治】多形红斑属血瘀者。

【来源】《赵炳南临床经验集》

赵炳南经验方四

【组成】丹参9克，丹皮9克，赤芍9克，川芎6克，生地30克，玄参30克，鸡血藤12克，紫草9克，茜草9克，菊花9克。

【用法】水煎服，每日1剂，分2次服用。

【功效】凉血养阴。

【主治】多形红斑属血热伤阴者。

【来源】《赵炳南临床经验集》

凉血五花汤

【组成】红花12克，鸡冠花12克，凌霄花12克，玫瑰花12克，野菊花12克。

【用法】水煎服，每日1剂，分2次服用。

【功效】凉血活血，疏风解毒

【主治】多形红斑属血热者。

【来源】《赵炳南临床经验集》

当归四逆汤加减

【组成】当归、赤芍、红枣、桂枝、羌活、苍术、茯苓各10克，通草5克，川芎、甘草各6克。

【用法】水煎服，每日1剂，分2次服用。

【功效】和营调卫，散寒祛湿，温经通脉。

【主治】多形红斑属寒湿阻络者。

【来源】湖南中医杂志，2020，36（5）

当归四逆汤合附子理中汤加减

【组成】当归、赤芍、炒白术、云苓、党参各15克，鸡血藤、炒薏苡仁各30克，桂枝、附子（先煎）、干姜、炙甘草、红花各6克，细辛3克，红枣3枚。

【用法】水煎服，每日1剂，分2次服用。

【功效】温经散寒，活血化瘀。

【主治】多形红斑属寒凝血瘀者。

【来源】四川中医，1996，14（3）

当归四逆汤合除湿汤加减

【组成】鸡血藤30克，黄芪10克，党参10克，白术10克，干姜6克，当归10克，白芍15克，茯苓10克，姜黄10克，陈皮10克，秦艽15克，木瓜10克，桂枝10克，甘草6克。

【用法】水煎服，每日1剂，分2次服用。

【功效】温经散寒，健脾祛湿。

【主治】多形红斑属寒湿入络者。

【来源】实用中医药杂志，2013，29（4）

消风散加减

【组成】荆芥10克，牛蒡子10克，蝉蜕10克，白鲜皮10克，刺蒺藜10克，大青叶10克，蒲公英10克，栀子10克，金银花10克，生地黄10克，当归10克，生甘草5克。

【用法】水煎服，每日1剂，分2次服用。

【功效】疏风清热，解毒消疹。

【主治】多形红斑属风热蕴肤者。

【来源】辽宁中医药大学学报，2011，13（9）

·· 龙胆泻肝汤加减 ··

【组成】龙胆草10克，栀子10克，黄芩10克，柴胡10克，泽泻20克，车前子（包煎）10克，当归10克，生地黄10克，白术10克，蒲公英10克，马齿苋20克，生甘草5克。

【用法】水煎服，每日1剂，分2次服用。

【功效】清热利湿，解毒止痒。

【主治】多形红斑属湿热蕴结者。

【来源】辽宁中医药大学学报，2011，13（9）

·· 清瘟败毒饮加减 ··

【组成】生石膏（先煎）30克，生地黄20克，水牛角（先煎）20克，黄连10克，栀子10克，桔梗10克，黄芩10克，知母15克，赤芍10克，党参10克，连翘10克，竹叶10克，牡丹皮10克，马齿苋30克，黄柏10克，生甘草5克。

【用法】水煎服，每日1剂，分2次服用。

【功效】清热凉血，解毒利湿。

【主治】多形红斑属火毒炽盛者。

【来源】辽宁中医药大学学报，2011，13（9）

·· 金莲花片 ··

【主要成分】金莲花。

【用法】口含，每次1片，每日2~3次。

【功效】清热解毒。

【主治】多形红斑有口腔损害者。

【来源】《简明中医皮肤病学》

经验方一

【组成】制附子（先煎）10克，桂枝10克，当归10克，川芎10克，白芍15克，黄芪20克，丹参10克，干姜6克，桃仁10克，红花10克，地肤子15克。

【用法】水煎服，每日1剂，分2次服用。

【功效】温经通络祛瘀。

【主治】多形红斑属寒湿瘀阻者。

【来源】亚太传统医药，2011，7（10）

经验方二

【组成】生地、丹皮、泽泻、赤芍各12克，土茯苓、生薏苡仁、金银花、白茅根各30克，生槐花、六一散各15克，蝉蜕、生大黄各6克。

【用法】水煎服，每日1剂，分2次服用。

【功效】凉血活血，清热利湿，消疹止痒。

【主治】多形红斑属湿热瘀阻者。

【来源】四川中医，1996，14（3）

经验方三

【组成】当归、赤芍各12克，红花、丹皮、桑叶、防风各10克，丹参、忍冬藤各30克，薏苡仁20克，金银花15克，黄柏9克，甘草6克。

【用法】水煎服，每日1剂，分2次服用。

【功效】活血化瘀，清热利湿。

【主治】多形红斑属湿热瘀络者。

【来源】陕西中医，1993，14（5）

·· 经验方四 ··

【组成】赤芍10克，丹皮9克，生地9克，白花蛇舌草9克，生甘草9克，姜半夏5克，黄芩9克，川黄连3克，生大黄（后下）3克，皂角刺6克，飞滑石（包煎）10克，焦栀子6克，白僵蚕5克，佛手3克。

【用法】水煎服，每日1剂，分2次服用。

【功效】凉血解毒，消瘀散斑。

【主治】小儿多形红斑属血热炽盛者。

【来源】浙江中医药大学学报，2018，42（3）

二、外用方

·· 祛毒油膏 ··

【组成】祛湿散30克，化毒散2克，甘草油60毫升。

【用法】将祛湿散与化毒散混匀加入甘草油中搅拌均匀而成。直接涂于皮损面。

【功效】解毒清热，祛湿收敛。

【主治】多形红斑有水疱破溃者。

【来源】《简明中医皮肤病学》

·· 紫色消肿膏 ··

【组成】紫草15克，升麻30克，贯众6克，赤芍30克，紫荆皮15克，当归60克，防风15克，白芷60克，草红花15克，羌活

15克，荆芥穗15克，荆芥15克，儿茶15克，神曲15克。将上述药物共研细面过重箩，每30克药面加血竭花面3克、山柰面6克、乳香12克、没药12克、凡士林120克。

【用法】上药调匀备用。外敷患处，每日2次。

【功效】活血化瘀，消肿止痛。

【主治】多形红斑属寒湿者。

【来源】《简明中医皮肤病学》

～·清凉膏·～

【成分】当归30克，紫草6克，大黄面4.5克，香油500克，黄蜡150克。

【用法】以香油浸泡当归、紫草3日后，用微火熬至焦黄，离火将油滤净去渣，再入黄蜡加火熔匀，待冷后加大黄面（每500克油膏加大黄4.5克），搅匀成膏。外敷患处，每日2次。

【功效】清热解毒，凉血止痛。

【主治】多形红斑属血热者。

【来源】《赵炳南临床经验集》

～·紫草洗方·～

【成分】紫草30克，茜草15克，白芷15克，赤芍15克，苏木15克，南红花15克，厚朴15克，丝瓜络15克，木通15克。

【用法】汤洗湿敷，每日2次。

【功效】行气活血，化瘀消斑。

【主治】多形红斑属血瘀者。

【来源】《赵炳南临床经验集》

茜芪汤外洗

【成分】茜草30克，黄芪15克，生地15克，白茅根15克。

【用法】上药水煎口服后，再加水煎，取滤液300~500毫升放置温热（30℃左右）后外用。有糜烂渗出者冷却后使用，直接浸泡或用纱布块浸湿药液后擦洗患处，每次20~30分钟，每日3~4次，每日1剂。

【功效】活血通络，温散寒邪。

【主治】儿童多形红斑属寒凝血瘀者。

【来源】中国中西医结合皮肤性病学杂志，2003，2（2）

疏风解毒消斑汤

【成分】金银花、连翘、蝉蜕、防风、荆芥、苦参、马齿苋、茯苓、泽泻、知母、葛根、甘草各10克。

【用法】水煎外洗，每日1剂，每日2次，每次30分钟。

【功效】清热解毒，健脾利湿，疏风消疹。

【主治】多形红斑属湿热毒蕴结肌肤者。

【来源】辽宁中医药大学学报，2013，15（1）

疏风消斑膏

【成分】防风、荆芥、柴胡、浮萍、牛蒡子、野菊花、黄柏、地肤子、蛇床子、苦参、当归、丹参、甘草各10克。

【用法】将上药研为细末过筛，用白凡士林为基质调成30%软膏。

【功效】疏风清热，解毒止痒。

【主治】多形红斑属湿热毒蕴结肌肤者。

【来源】辽宁中医药大学学报，2013，15（1）

散寒通络汤

【成分】桂枝、白芷、羌活、制附子、防风、荆芥、苍耳子、白术、茯苓、当归、川芎、香附、牛膝、桃仁、红花、蒲公英、甘草各10克，细辛5克。

【用法】水煎外洗，每日1剂，每日2次，每次30分钟。

【功效】疏风散寒，化瘀通络。

【主治】多形红斑属寒湿阻络、毒瘀互结者。

【来源】辽宁中医药大学学报，2013，15（1）

散寒消斑酊

【成分】柽柳、白芷、羌活、制附子、苍耳子、白鲜皮、苦参、白芍、当归、丹参、鸡血藤、白矾、土荆皮、地肤子、蛇床子、甘草各10克，细辛5克。

【用法】将上药用75%酒精浸泡10天过滤，每100毫升过滤液中加水杨酸5克，溶解后备用。每日外涂患处1~2次。

【功效】祛风胜湿，化瘀通络。

【主治】多形红斑属寒湿阻络、毒瘀互结者。

【来源】辽宁中医药大学学报，2013，15（1）

解郁疏风消斑汤

【成分】柴胡、郁金、佛手、香附、丹参、三七、蝉蜕、牛蒡子、防风、金银花、连翘、北沙参、甘草各10克。

【用法】水煎外洗，每日1剂，每日2次，每次30分钟。

【功效】疏肝解郁，疏风清热，泻火消斑。

【主治】多形红斑属肝郁气滞、风热袭表者。

【来源】辽宁中医药大学学报，2013，15（1）

ᔆ᩠᠊ᤐ᠂ 行滞消白酊 ᠂ᤐ᠊᩠ᔆ

【成分】柴胡、郁金、木香、枳实、青皮、蒲公英、紫花地丁、苦参、白鲜皮、蝉蜕、当归、何首乌、地肤子、蛇床子、天冬、麦冬、甘草各10克。

【用法】将上药用75%酒精浸泡10天，过滤备用。每日外涂患处2次。

【功效】疏肝解郁，疏风清热，利湿止痒。

【主治】多形红斑属肝郁气滞、风热袭表者。

【来源】辽宁中医药大学学报，2013，15（1）

ᔆ᩠᠊ᤐ᠂ 外用经验方一 ᠂ᤐ᠊᩠ᔆ

【成分】白鲜皮、苦参各20克，鸡血藤30克，白芷、地肤子、当归、牡丹皮、刺蒺藜、乳香、没药、怀牛膝、土茯苓各10克。

【用法】用水400毫升煎煮至200毫升，取汁浸湿无菌纱布后外敷患处皮损10~15分钟，每日2次。

【功效】清热解毒，凉血化瘀。

【主治】儿童多形红斑属热毒内蕴者。

【来源】湖北中医药大学学报，2019，21（1）

ᔆ᩠᠊ᤐ᠂ 外用经验方二 ᠂ᤐ᠊᩠ᔆ

【成分】马齿苋100克，地榆30克。

【用法】上药加水1000~1500毫升，煮沸，不宜久煎，待水温降至40℃左右时，用5层纱布制成湿敷垫，浸入药液后取出，拧至不滴水为宜，然后敷于皮疹处，每10分钟更换1次，连续更换3次，共30分钟，每日2~3次。

【功效】清热凉血。

【**主治**】多形红斑属血热者。

【**来源**】中医研究，2011，24（12）

·· 外用经验方三 ··

【**成分**】附子10克，桂枝10克，当归10克，川芎10克，白芍15克，黄芪20克，丹参10克，干姜6克，桃仁10克，红花10克，地肤子15克。

【**用法**】上药水煎口服后，再加水煎外洗。

【**功效**】温经通络祛瘀。

【**主治**】多形红斑属寒湿阻络者。

【**来源**】亚太传统医药，2011，7（10）

（孙璐璐）

第十二章 玫瑰糠疹

玫瑰糠疹是一种以皮损被覆糠秕样鳞屑的玫瑰色斑丘疹为特征的炎症性皮肤病，常发于四肢及躯干部位，并出现不同程度的瘙痒。

本病可参考中医"风热疮""子母癣"等病证。

一、内服方

杨恩品自拟方

【组成】荆芥15克，炒黄芩15克，生地30克，牡丹皮15克，赤芍30克，黄连10克，炒栀子15克，炒黄柏15克，白鲜皮30克，土茯苓30克，板蓝根30克，马齿苋30克。

【用法】水煎服，每日1剂，分2次服用。

【功效】凉血解毒，消斑止痒。

【主治】玫瑰糠疹属血热毒盛者。

【来源】中国民族民间医药，2020，29（09）

复方白鲜皮汤

【组成】白鲜皮30克，地肤子30克，黄芩9克，苦参9克，金银花15克，连翘12克，丹皮15克，赤芍15克，丹参15克，当归9克，生地黄15克，甘草9克。

【用法】水煎服，每日1剂，分2次服用。

【功效】疏风清热，凉血润燥。

【主治】玫瑰糠疹属风热血燥者。

【来源】湖南中医杂志，2017，33（12）

·᠔᠕ 消风散加减 ᠕᠔·

【组成】生地黄15克，防风10克，蝉蜕10克，知母10克，生石膏20克，当归10克，苦参10克，胡麻10克，荆芥10克，苍术10克，牛蒡子15克，甘草6克，丹皮10克，栀子10克，银花10克，连翘10克。

【用法】水煎服，每日1剂，分2次服用。

【功效】疏风清热，凉血透疹。

【主治】玫瑰糠疹属风热蕴肤者。

【来源】亚太传统医药，2016，12（20）

·᠔᠕ 三花透疹汤 ᠕᠔·

【组成】槐花20克，玫瑰花30克，金莲花12克，生地黄20克，紫草10克，地丁20克，连翘15克，大青叶20克，板蓝根20克，白鲜皮15克，炙甘草6克，牡丹皮6克。

【用法】水煎服，每日1剂，分2次服用。

【功效】清热解毒，凉血。

【主治】玫瑰糠疹属血热风盛者。

【来源】世界最新医学信息文，2016，16（44）

·᠔᠕ 李元文自拟方 ᠕᠔·

【组成】水牛角20克，生地黄15克，赤芍15克，牡丹皮15克，知母10克，玄参10克，紫草30克，生槐花15克，大青叶15克，防风10克，苦参10克，土茯苓30克，威灵仙10克，白花蛇舌草30克，栀子10克，生甘草10克。

【用法】水煎服，每日1剂，分2次服用。

【功效】凉血解毒，祛风止痒。

【主治】玫瑰糠疹属血热风盛者。

【来源】环球中医药，2015，8（06）

四物消风饮加减

【组成】生地黄15克，当归10克，赤芍药10克，荆芥10克，薄荷6克，蝉蜕10克，柴胡10克，川芎10克，黄芩10克，生甘草6克。

【用法】水煎服，每日1剂，分2次服用。

【功效】疏风清热，凉血润燥。

【主治】玫瑰糠疹属风热血燥者。

【来源】河北中医，2015，37（04）

银翘散加减

【组成】金银花30克，连翘10克，牛蒡子10克，大青叶30克，板蓝根30克，山豆根6克，焦栀子10克，干生地黄10克，牡丹皮10克，生薏苡仁30克，六一散（包煎）30克，元参10克。

【用法】水煎服，每日1剂，分2次服用。

【功效】清热解毒，凉血疏风。

【主治】玫瑰糠疹属风热犯表者。

【来源】中医药导报，2014，20（16）

凉血透疹渗湿汤

【组成】生地黄30克，槐花30克，桑白皮30克，土茯苓30克，薏苡仁30克，金银花15克，蒺藜15克，白茅根15克，紫草

15克，连翘15克，牡丹皮15克，大青叶15克，牛蒡子15克，甘草10克，蝉蜕10克。

【用法】水煎服，每日1剂，分2次服用。

【功效】祛风清热，滋阴润燥。

【主治】玫瑰糠疹属血热者。

【来源】实用中医药杂志，2020，36（05）

❧·郝晶涛自拟方·❧

【组成】鲜茅根15克，凌霄花12克，鸡冠花12克，大青叶9克，青黛6克，玫瑰花12克，丹皮12克，荆芥9克，防己9克，防风9克，黄连6克，金银花15克，紫草9克。

【用法】水煎服，每日1剂，分2次服用。

【功效】清热疏风，凉血。

【主治】玫瑰糠疹属血热风盛者。

【来源】内蒙古中医药，2014，33（31）

❧·黄玲娟自拟方一·❧

【组成】连翘12克，板蓝根15克，金银花15克，白鲜皮15克，黄芩5克，丹皮3克，苦参8克，甘草6克。

【用法】水煎服，每日1剂，分2次服用。

【功效】清热疏风，凉血。

【主治】玫瑰糠疹属血热风盛者。

【来源】内蒙古中医药，2009，28（08）

❧·黄玲娟自拟方二·❧

【组成】连翘12克，板蓝根15克，金银花15克，白鲜皮15

克，黄芩5克，丹皮3克，苦参8克，甘草6克。

【用法】水煎服，每日1剂，分2次服用。

【功效】清热疏风，凉血。

【主治】玫瑰糠疹属血热风盛者。

【来源】内蒙古中医药，2009，28（08）

⌒· 消疹汤 ·⌒

【组成】蝉蜕10克，荆芥穗10克，赤芍10克，黄芩10克，银花10克，苦参10克，白鲜皮10克，地肤子10克，野菊花10克，生地10克，紫草30克，生甘草6克。

【用法】水煎服，每日1剂，分2次服用。

【功效】清热凉血，祛风止痒。

【主治】玫瑰糠疹属血热风盛者。

【来源】浙江中西医结合杂志，2008（08）

⌒· 祛玫汤 ·⌒

【组成】生石膏30克，生地15克，丹参12克，丹皮15克，赤芍12克，紫草12克，刺蒺藜12克，荆芥9克，防风9克，甘草6克。

【用法】水煎服，每日1剂，分2次服用。

【功效】清热活血，生津润燥。

【主治】玫瑰糠疹属血热风盛者。

【来源】中国社区医师（综合版），2007（03）

⌒· 当归饮子 ·⌒

【组成】当归9克，防风9克，白蒺藜9克，制首乌9克，白芍15克，生地12克，玄参12克，白鲜皮15克，鸡血藤30克，生甘草10克。

【用法】水煎服，每日1剂，分2次服用。

【功效】养血润燥，消风止痒。

【主治】玫瑰糠疹属血虚风燥者。

【来源】《中医皮肤病临证心得》

❧ 朱氏皮炎汤 ❧

【组成】地黄30克，生石膏30克，牡丹皮6克，赤芍6克，知母6克，金银花6克，连翘6克，竹叶6克，生甘草6克。

【用法】水煎服，每日1剂，分2次服用。

【功效】清营凉血，邪热化毒。

【主治】玫瑰糠疹属热毒者。

【来源】中国麻风皮肤病杂志，2005，21（4）

❧ 凉血透疹渗湿汤 ❧

【组成】槐花30克，桑白皮30克，生地黄30克，紫草15克，牛蒡子15克，蝉蜕10克，蒺藜15克，白茅根15克，土茯苓30克，薏苡仁30克，大青叶15克，金银花15克，连翘15克，甘草10克，牡丹皮15克。

【用法】水煎服，每日1剂，分2次服用。

【功效】清热凉血，祛湿解表。

【主治】玫瑰糠疹属风热蕴肤者。

【来源】河北中医，2011，33（7）

❧ 凉血消风散 ❧

【组成】生地30克，当归9克，荆芥9克，蝉蜕6克，苦参9克，白蒺藜9克，知母9克，生石膏30克，生甘草6克。

【用法】水煎服，每日1剂，分2次服用。

【功效】祛风清热。

【主治】玫瑰糠疹属风热者。

【来源】《朱仁康临床经验集》

消风凉血汤

【组成】紫草9克，防风9克，赤芍9克，连翘12克，牡丹皮12克，生地黄12克，生石膏15克，板蓝根30克，蒲公英30克，生甘草6克。

【用法】水煎服，每日1剂，分2次服用。

【功效】清热凉血消风。

【主治】玫瑰糠疹属血热风盛者。

【来源】《实用皮肤科查房会诊手册》

祛玫解毒汤

【组成】防风10克，连翘10克，地肤子15克，白鲜皮15克，蓼大青叶10克，牡丹皮10克，地黄12克。

【用法】水煎服，每日1剂，分2次服用。

【功效】清热凉血，疏散风热，养血润燥。

【主治】玫瑰糠疹属风热蕴结者。

【来源】甘肃医药，2008，27（6）

凉血散风汤

【组成】白茅根30克，生地15克，丹皮10克，生槐花15克，赤芍15克，防风10克，白鲜皮15克，地肤子15克，甘草10克。

【用法】水煎服，每日1剂，分2次服用。

【功效】清热凉血，散风止痒。

【主治】玫瑰糠疹属风热蕴肤者。

【来源】四川中医，2010，28（4）

❧ · 活血透疹汤 · ❧

【组成】地黄28克，紫草28克，蝉蜕8克，荆芥8克，赤芍8克，黄芩8克，金银花8克，苦参8克，白鲜皮8克，地肤子8克，野菊花8克，生甘草6克。

【用法】水煎服，每日1剂，分2次服用。

【功效】凉血清热，止痒祛风。

【主治】玫瑰糠疹属风热者。

【来源】《皮肤病传承老药方》

❧ · 多皮饮 · ❧

【组成】茯苓15克，白扁豆15克，大腹皮10克，冬瓜皮15克，牡丹皮10克，地骨皮15克，桑白皮15克，白鲜皮15克，木槿皮10克，干姜皮10克，蝉蜕3克，蛇蜕5克，五加皮10克。

【用法】水煎服，每日1剂，分2次服用。

【功效】健脾利湿，祛风活血。

【主治】玫瑰糠疹属风热湿盛血瘀者。

【来源】湖南中医杂志，2001，17（5）

❧ · 凉血祛风汤 · ❧

【组成】荆芥12克，防风12克，牛蒡子12克，蝉蜕12克，牡丹皮12克，赤芍12克，苦参12克，白鲜皮12克，紫草15克，大青叶15克，蒲公英15克，当归9克，生地黄9克，生甘草9克。

【用法】水煎服，每日1剂，分2次服用。

【功效】清热凉血，养血润燥，祛风止痒。

【杂志】玫瑰糠疹属风热血热者。

【来源】陕西中医，2012，33（1）

三皮消玫汤

【组成】桑白皮15克，牡丹皮15克，地骨皮15克，黄芩15克，生地黄20克，白花蛇舌草30克，板蓝根30克，白茅根30克，甘草3克。

【用法】水煎服，每日1剂，分2次服用。

【功效】清热凉血解毒。

【主治】玫瑰糠疹属热毒蕴结者。

【来源】新中医，2011，43（1）

紫草合剂

【组成】紫草30克，板蓝根15克，金银花15克，柴胡12克，甘草12克。

【用法】水煎服，每日1剂，分2次服用。

【功效】清热凉血，疏散风热。

【主治】玫瑰糠疹属风热血热者。

【来源】《皮肤病效验秘方》

玫瑰祛风汤

【组成】当归10克，蝉蜕15克，浮萍15克，金银花30克，白茅根20克，紫草20克，红花10克，苦参10克，甘草6克。

【用法】水煎服，每日1剂，分2次服用。

【功效】清热祛风。

【主治】玫瑰糠疹属风热者。

【来源】《中国验方全书》

❧ · 赵炳南经验方 · ❧

【组成】紫丹参15~30克，白鲜皮15~30克，茵陈15~30克，威灵仙15~30克，土茯苓15~30克，槐花15~30克，苦参9~15克，赤芍9~15克，粉丹皮9~12克。

【用法】水煎服，每日1剂，分2次服用。

【功效】清热祛湿活血。

【主治】玫瑰糠疹属湿热血瘀者。

【来源】《赵炳南临床经验集》

二、外用方

❧ · 玫瑰祛风散 · ❧

【组成】地黄30克，土茯苓30克，知母10克，黄芩9克，栀子8克，紫草12克，关白附子25克，马钱子5克，荆芥穗6克，透骨草10克，蜈蚣3条，冰片15克，醋、酒适量。

【用法】上药共研细末，加醋、酒（比例3∶1），调稀擦患处，每日6次。

【功效】清热解毒，疏风祛湿，调节阴阳。

【主治】玫瑰糠疹属风湿热蕴结者。

【来源】《中国验方全书》

❧ · 外洗方 · ❧

【组成】苦参30克，蛇床子30克，土茯苓30克，花椒10克，明矾15克。

【用法】上药水煎外洗，每日1次。

【功效】除湿止痒。

【主治】玫瑰糠疹属湿热者。

【来源】《皮肤病效验秘方》

～・ 寒水石洗剂 ・～

【组成】寒水石60克，炉甘石粉60克，青黛粉20克，冰片4克，甘油40克。

【用法】蒸馏水加至400毫升，调匀外擦患处。

【功效】解毒止痒。

【主治】玫瑰糠疹属热毒蕴肤者。

【来源】《皮肤病效验秘方》

～・ 苦参汤 ・～

【组成】苦参30克，蛇床子30克，浮萍30克，白术15克，野菊花15克，石菖蒲9克，地肤子30克。

【用法】上药水煎外洗，每日1次。

【功效】解毒除湿止痒。

【主治】玫瑰糠疹属湿热毒蕴者。

【来源】《皮肤病效验秘方》

～・ 外用经验方一 ・～

【组成】苦参片30克，蛇床子30克，川椒目12克，明矾12克。

【用法】上药煎汤外洗患处。

【功效】清热解毒，燥湿杀虫。

【主治】玫瑰糠疹属湿热毒蕴者。

【来源】《实用中医外科学》

∽·外用经验方二·∽

【组成】艾叶、紫草各等份。

【用法】上药煎汤熏洗患处。

【功效】清热凉血，通络止痒。

【主治】玫瑰糠疹属血热络瘀者。

【来源】《中医外科学》

∽·外用经验方三·∽

【组成】山豆根30克。

【用法】上药研细末，麻油调敷患处。

【功效】清热凉血解毒。

【主治】玫瑰糠疹属热毒蕴结者。

【来源】《中医外科学》

∽·外用经验方四·∽

【组成】当归15克，黄蜡15克，紫草30克，麻油120克。

【用法】上药除黄蜡外入麻油浸泡，文火熬至药枯，去渣，入黄蜡化尽，放凉后外用。

【功效】清热凉血，养血活血。

【主治】玫瑰糠疹属血热瘀阻者。

【来源】《皮肤病验方与疗法集萃》

∽·外用经验方五·∽

【组成】青黛20克，黄柏20克，煅石膏粉200克。

【用法】上药共研细末，麻油调匀外擦患处。

【功效】清热燥湿解毒。

【主治】玫瑰糠疹属湿热者。

【来源】《皮肤病验方与疗法集萃》

～ 外用经验方六 ～

【组成】桃仁、红花、薄荷、荆芥、蛇床子、山栀、冰片。

【用法】上药风干、粉碎、过磨后，取药粉10克，用75%酒精消毒脐穴后，将上药敷于脐穴，胶布固定4周，每日换药1次。

【功效】祛风清热，活血止痒。

【主治】儿童玫瑰糠疹属风热血瘀者。

【来源】湖北中医杂志，2009，31（8）

～ 外用经验方七 ～

【组成】硫黄、生大黄各7.5克。

【用法】上药研极细末，加入100毫升石灰水混合即成，备用。外涂患处，每日2次。

【功效】燥湿解毒杀虫。

【主治】玫瑰糠疹湿盛蕴肤者。

【来源】四川中医，2011，19（7）

～ 外用经验方八 ～

【组成】黄连9克，黄柏9克，姜黄9克，当归15克，生地30克，麻油360克，白醋120克。

【用法】上药入麻油浸泡1天后，文火熬至药枯，去渣，再加入白醋文火徐徐收膏备用。取少许外擦患处。

【功效】清热滋阴止痒。

【主治】玫瑰糠疹属血热阴虚者。

【来源】《皮肤病验方与疗法集萃》

ᢙ᠂ 外用经验方九 ᠂ᢙ

【组成】绿豆、白菊花、白附子、白芷、食盐、冰片各适量。

【用法】上药共研细末，温水调敷患处。

【功效】祛风清热，杀虫止痒。

【主治】玫瑰糠疹属风热者。

【来源】《皮肤病验方与疗法集萃》

（刘艳丽）

第十三章 银屑病

银屑病俗称牛皮癣，是一种常见的红斑鳞屑性皮肤病。典型表现为鳞屑性红斑或斑块，局限于一处或全身广泛分布。多数患者冬季加重或复发，夏季可缓解。本病根据临床特征分为寻常型、关节病型、脓疱型和红皮病型4种类型。

中医认为本病多因情志内伤、饮食失节，复受风热毒邪，伏于营血或病久反复发作，阴血被耗，气血凝结，肌肤失养所致。常见证型为：血热型、血燥型、血瘀型、湿热型。

本病可参考中医"白疕"。

一、内服方

～·凉血活血汤·～

【组成】生槐花30克，白茅根30克，生地30克，紫草根15克，赤芍15克，丹参15克，鸡血藤30克。

【用法】水煎服，每日1剂，分2次服用。

【功效】清热凉血活血。

【主治】寻常型银屑病属血热者。

【来源】《简明中医皮肤病学》

～·清热活血止痒汤·～

【组成】生地黄25克，白鲜皮20克，苦参20克，地肤子20克，地骨皮20克，白花蛇舌草20克，丹参20克，红花10克，蛇床子10克。

【用法】水煎服，每日1剂，分2次服用。

【功效】清热凉血，活血化瘀。

【主治】寻常型银屑病属血热者。

【来源】陕西中医，2020，41（7）

∾ · 凉血解毒重镇汤 · ∾

【组成】水牛角30克，生地黄30克，白花蛇舌草30克，白茅根30克，珍珠母30克，龙骨30克，土茯苓30克，紫草15克，牡丹皮10克，连翘10克，生甘草10克。

【用法】水煎服，每日1剂，分2次服用。

【功效】凉血清热，解毒祛风，重镇安神。

【主治】寻常型银屑病属血热者。

【来源】新中医，2020，52（12）

∾ · 养血解毒汤 · ∾

【组成】鸡血藤30克，当归15克，丹参15克，天冬10克，麦冬10克，生地30克，土茯苓30克，蜂房15克。

【用法】水煎服，每日1剂，分2次服用。

【功效】养血滋阴润肤。

【主治】寻常型银屑病属血燥者。

【来源】《简明中医皮肤病学》

∾ · 赵炳南自拟方一 · ∾

【组成】炒白术15克，炒黄柏30克，炒薏苡仁9克，干生地18克，熟地13克，天麦冬各12克，当归12克，白芍12克，茯苓15克，丹参15克，白鲜皮30克，地肤子30克。

【用法】水煎服，每日1剂，分2次服用。

【功效】养血润肤，健脾利湿。

【主治】寻常型银屑病属血燥脾湿者。

【来源】《赵炳南临床经验集》

赵炳南自拟方二

【组成】藏红花3克，黄柏15克，生栀子9克，丹皮9克，生地黄15克，生槐花15克，黄芩9克，茵陈蒿9克，枣仁30克。

【用法】水煎服，每日1剂，分2次服用。

【功效】清热凉血祛湿。

【主治】寻常型银屑病属湿热者。

【来源】《赵炳南临床经验集》

赵炳南自拟方三

【组成】紫草9克，茜草9克，南红花9克，鲜生地15克，生栀仁6克，酒黄芩9克，生槐花30克，土茯苓30克，泽泻9克，茵陈蒿9克，车前子（包煎）9克，生甘草9克。

【用法】水煎服，每日1剂，分2次服用。

【功效】清热利湿，凉血活血。

【主治】红皮病型银屑病属湿热内蕴、血热炽盛者。

【来源】《赵炳南临床经验集》

赵炳南自拟方四

【组成】肉桂6克，白芥子6克，苍术9克，陈皮6克，泽泻6克，刺蒺藜9克，当归6克，厚朴6克，生地9克，熟地9克，海桐皮9克，金银花9克，连翘9克，炙甘草6克。

【用法】水煎服，每日1剂，分2次服用。

【功效】温中燥湿，养血润肤，佐以解毒。

【主治】脓疱型银屑病属寒湿内蕴兼感毒邪者。

【来源】《赵炳南临床经验集》

⚬ᴥ· 活血散瘀汤 ·ᴥ⚬

【组成】三棱15克，莪术15克，桃仁15克，红花15克，鸡血藤30克，鬼箭羽30克，白花蛇舌草15克，陈皮10克。

【用法】水煎服，每日1剂，分2次服用。

【功效】活血化瘀行气。

【主治】寻常型银屑病属血瘀者。

【来源】《简明中医皮肤病学》

⚬ᴥ· 夏氏活血汤 ·ᴥ⚬

【组成】丹参30克，桃仁10克，莪术30克，川芎10克，黄芪15克，当归15克，川牛膝15克，菝葜30克，炙甘草10克。

【用法】水煎服，每日1剂，分2次服用。

【功效】凉血活血，行气化瘀。

【主治】寻常型银屑病属血瘀者。

【来源】中华中医药杂志，2019，34（12）

⚬ᴥ· 杜锡贤自拟方一 ·ᴥ⚬

【组成】金银花15克，土茯苓15克，生地15克，丹皮15克，赤芍15克，紫草15克，连翘15克，板蓝根21克，茜草根15克，黄芩15克，栀子9克，白鲜皮30克，地肤子21克，生甘草9克。

【用法】水煎服，每日1剂，分2次服用。

【功效】清热凉血,解毒祛风。

【主治】寻常型银屑病属血热者。

【来源】《当代中医皮肤科临床家丛书·杜锡贤》

～· 杜锡贤自拟方二 ·～

【组成】土茯苓15克,金银花9克,大青叶9克,板蓝根12克,紫草9克,茜草9克,连翘9克,白鲜皮12克,蝉蜕6克,生地12克,丹皮9克,赤芍9克,炒白术9克,甘草6克。

【用法】水煎服,每日1剂,分2次服用。

【功效】清热解毒,凉血散瘀。

【主治】寻常型银屑病属瘀热互结者。

【来源】《当代中医皮肤科临床家丛书·杜锡贤》

～· 清热利湿饮 ·～

【组成】龙胆草9克,黄芩9克,栀子9克,柴胡9克,生地15克,丹皮15克,当归9克,金银花30克,土茯苓30克,泽泻9克,车前子(包煎)15克,甘草6克。

【用法】水煎服,每日1剂,分2次服用。

【功效】清热利湿,解毒止痒。

【主治】寻常型银屑病属湿热者。

【来源】《当代中医皮肤科临床家丛书·杜锡贤》

～· 解毒清营汤 ·～

【组成】生玳瑁6克,生栀子6克,川连3克,金银花30克,连翘15克,蒲公英15克,生地30克,白茅根30克,丹皮15克,石斛15克,玉竹15克,麦冬10克。

【用法】水煎服，每日1剂，分2次服用。

【功效】清营解毒，凉血护阴。

【主治】红皮病型银屑病属热入营血者。

【来源】《简明中医皮肤病学》

·᠃᠂᠂ 补肾凉血剂 ·᠂᠂᠂·

【组成】槐花30克，白茅根30克，生石膏30克，大青叶20克，生地20克，赤芍20克，丹皮20克，玄参20克，白花蛇舌草25克，半枝莲15克，土茯苓30克，菝葜30克，女贞子15克，墨旱莲15克，当归15克，鸡血藤15克，亚麻子15克，金银花15克，泽泻10克，车前子（包煎）15克。

【用法】水煎服，每日1剂，分2次服用。

【功效】清热凉血解毒，滋补肾阴。

【主治】红皮病型银屑病属热毒炽盛者。

【来源】中国医药指南，2020，18（11）

·᠃᠂᠂ 解毒凉血汤 ·᠂᠂᠂·

【组成】水牛角6克，生地15克，丹皮15克，白茅根30克，金银花30克，连翘15克，大青叶15克，生薏苡仁15克，苦参10克，滑石15克，白鲜皮30克。

【用法】水煎服，每日1剂，分2次服用。

【功效】清热凉血，解毒除湿。

【主治】脓疱型银屑病属湿热毒盛者。

【来源】《简明中医皮肤病学》

·᠃᠂᠂ 独活寄生汤加减 ·᠂᠂᠂·

【组成】秦艽10克，防风10克，桑枝30克，独活10克，威灵仙 10 克，白鲜皮 15 克，土茯苓 15 克，当归 10 克，赤芍 10 克，鸡血藤 15 克，牛膝 10 克。

【用法】水煎服，每日 1 剂，分 2 次服用。

【功效】散风祛湿，解毒通络。

【主治】关节病型银屑病属风湿毒热、痹阻经络者。

【来源】《简明中医皮肤病学》

❧ · 克银一方 · ❧

【组成】土茯苓 30 克，山豆根 10 克，忍冬藤 15 克，板蓝根 15 克，草河车 15 克，白鲜皮 15 克，威灵仙 10 克，生甘草 6 克。

【用法】水煎服，每日 1 剂，分 2 次服用。

【功效】清热解毒消斑。

【主治】银屑病属热毒者。

【来源】《朱仁康临床经验集》

❧ · 银屑二号方 · ❧

【组成】生地黄 30 克，熟地黄 30 克，鸡血藤 30 克，土茯苓 25 克，丹参 20 克，白鲜皮 20 克，紫花地丁 20 克，玄参 20 克，当归 15 克，威灵仙 15 克，刺蒺藜 15 克，赤芍 15 克，麻子仁 15 克，连翘 15 克。

【用法】水煎服，每日 1 剂，分 2 次服用。

【功效】祛风清热，养血滋阴。

【主治】银屑病属风热血燥者。

【来源】中医杂志，1989，（5）

❧ · 苦必春消银方 · ❧

【组成】苦参 10 克，草薢 15 克，椿根皮 15 克。

【用法】水煎服，每日1剂，分2次服用。

【功效】清热解毒除湿。

【主治】银屑病属湿热毒蕴者。

【来源】《皮肤病效验秘方》

·祛银方·

【组成】荆芥15克，防风15克，羌活15克，独活15克，生地黄15克，威灵仙20克，土茯苓40克，槐花30克，白茅根30克，紫草30克，乌梅30克，蜈蚣2条。

【用法】水煎服，每日1剂，分2次服用。

【功效】清热解毒，活血祛风，利湿消斑。

【主治】银屑病属热毒蕴结、血瘀湿盛者。

【来源】中国医药科技，2009，16（3）

·活血凉血汤·

【组成】生槐花30克，白茅根30克，生地30克，紫草根15克，丹皮15克，茜草根15克，丹参15克，鸡血藤30克，板蓝根30克，白鲜皮15克。

【用法】水煎服，每日1剂，分2次服用。

【功效】清热解毒，凉血活血。

【主治】银屑病属血热者。

【来源】辽宁中医药大学学报，2009，11（3）

·化瘀通络方·

【组成】桃仁15克，红花15克，当归尾15克，熟地黄15克，川芎9克，赤芍药9克，黄芪60克，丹参30克，蒲公英12克，金银花

15克，紫草15克，鸡血藤15克，乌梢蛇9克，地龙9克，蝉蜕9克。

【用法】水煎服，每日1剂，分2次服用。

【功效】养血活血，化瘀通络。

【主治】寻常型银屑病静止期属血瘀者。

【来源】中医药导报，2012，18（11）

麻黄紫梅汤

【组成】麻黄10克，桂枝12克，生地20克，赤芍12克，沙参10克，紫草15克，茜草15克，白花蛇舌草12克，乌梅30克，土茯苓30克，菝葜30克。

【用法】水煎服，每日1剂，分2次服用。

【功效】宣肺解毒，活血调营。

【主治】银屑病属风邪郁肺者。

【来源】中国美容医学，2012，21（10）

克银二方

【组成】生地30克，丹参15克，玄参15克，麻仁10克，大青叶15克，北豆根10克，白鲜皮15克，草河车15克，连翘10克。

【用法】水煎服，每日1剂，分2次服用。

【功效】滋阴养血润燥，清热解毒。

【主治】银屑病属血虚风燥者。

【来源】《重订古今名医临证金鉴·皮肤病卷》

胡建华经验方一

【组成】白茅根30克，生地30克，大青叶30克，板蓝根30克，白花蛇舌草30克，薏苡仁30克，鸡血藤30克，紫草根15克，生槐花15克，丹参10克，当归10克，赤芍10克，川芎6克，陈皮6克。

【用法】水煎服，每日1剂，分2次服用。

【功效】清热凉血活血。

【主治】银屑病属血分郁热者。

【来源】《重订古今名医临证金鉴·皮肤病卷》

胡建华经验方二

【组成】大青叶30克，板蓝根30克，薏苡仁30克，生地15~30克，鸡血藤15克，当归10克，赤芍10克，丹参10克，桃仁10克，红花（或三棱、莪术）10克，川芎6克，陈皮6克。

【用法】水煎服，每日1剂，分2次服用。

【功效】活血化瘀行气。

【主治】银屑病属气血凝结、经脉阻滞者。

【来源】《重订古今名医临证金鉴·皮肤病卷》

王氏犀角地黄汤加味

【组成】水牛角30克，地黄20克，金银花30克，麦冬15克，黄芩15克，牡丹皮15克，赤芍20克，生石膏50克，知母15克，白茅根30克，玄参15克，连翘20克，甘草10克。

【用法】水煎服，每日1剂，分2次服用。

【功效】清热凉血解毒，祛风养血，滋阴润燥。

【主治】银屑病属血热血燥者。

【来源】光明中医，2009，24（6）

银屑化瘀汤

【组成】莪术20克，三棱10克，鸡血藤40克，赤芍15克，红花10克，威灵仙15克，大蜈蚣（研末服）3条，白鲜皮20克，蝉蜕10克，生黄芪40克，生地30克，生甘草10克。

【用法】水煎服，每日1剂，分2次服用。

【功效】滋阴补气，活血化瘀。

【主治】银屑病属气血瘀阻者。

【来源】《重订古今名医临证金鉴·皮肤病卷》

凉血消风散

【组成】水牛角粉20克，生地黄20克，牡丹皮15克，僵蚕15克，龙骨20克，紫荆皮20克，合欢皮20克，甘草6克。

【用法】水煎服，每日1剂，分2次服用。

【功效】清热凉血，解毒润燥，祛风止痒。

【主治】银屑病属血热者。

【来源】成都中医药大学，2011

养血润肤饮

【组成】生地9克，熟地9克，当归9克，黄芪9克，天冬6克，麦冬6克，桃仁6克，红花6克，花粉9克，黄芩6克，升麻3克。

【用法】水煎服，每日1剂，分2次服用。

【功效】养血润肤，滋阴生津。

【主治】寻常型银屑病属血燥者。

【来源】《赵炳南临床经验集》

地黄饮子加减

【组成】生地15克，熟地9克，何首乌12克，黑玄参9克，当归9克，刺蒺藜12克，粉丹皮9克，红花3克，白僵蚕9克，生甘草6克。

【用法】水煎服，每日1剂，分2次服用。

【功效】养血润肤，消风止痒。

【主治】寻常型银屑病属血燥者。

【来源】《赵炳南临床经验集》

·土槐饮·

【组成】土茯苓30克，生槐花30克，生甘草9克。

【用法】水煎服，每日1剂，分2次服用。

【功效】除湿清热，解毒止痒。

【主治】寻常型银屑病属湿热者。

【来源】《赵炳南临床经验集》

·加减除湿胃苓汤·

【组成】苍术6克，厚朴6克，陈皮9克，滑石块12克，炒白术12克，猪苓12克，炒黄柏12克，炒枳壳9克，泽泻9克，赤茯苓12克，炙甘草9克。

【用法】水煎服，每日1剂，分2次服用。

【功效】健脾燥湿，和中利水。

【主治】寻常型银屑病属寒湿者。

【来源】《赵炳南临床经验集》

二、外用方

·秦柏洗剂·

【组成】秦皮60克，侧柏叶30克，桑叶30克，当归30克，白芍15克。

【用法】将上述药物加凉水1500~2000毫升浸泡20分钟，先用武火煮沸后转文火煎煮15~20分钟，取药液1000毫升，待水温下降至20~40℃。根据患者的皮肤耐受度及气温选择合适的水温，头部皮损区用药液洗头后再用毛巾浸湿药液后包裹患处10分钟，躯干、四肢皮损浸泡于浴盆中，每次15~30分钟，隔日1次。

【功效】清热凉血，祛风止痒。

【主治】寻常型银屑病血热型皮损。

【注意事项】女性经期禁用。

【来源】山西中医，2020，36（1）

❧·普连膏·❧

【组成】黄柏面30克，黄芩面30克，凡士林240克。

【用法】上药混匀成膏，直接涂于皮损上。或用软膏摊在纱布上，敷于患处。每日2次。

【功效】清热除湿，消肿止痛。

【主治】银屑病血热型或红皮病型皮损者。

【来源】《赵炳南临床经验集》

❧·清凉膏·❧

【组成】当归30克，紫草6克，大黄面4.5克，香油500克，黄蜡120克。

【用法】以香油浸泡当归、紫草3日后，用微火熬至焦黄，离火将油滤净去渣，再入黄蜡加火溶匀，待冷后加大黄面（每斤油膏加大黄面4.5克），搅匀成膏。直接涂于皮损上。或用软膏摊在纱布上，敷于患处。每日2次。

【功效】清热解毒，凉血止痛。

【主治】银屑病属干燥脱屑皮损者。

【来源】《赵炳南临床经验集》

∽·豆青膏·∾

【组成】白将丹3克，巴豆油4.5克，青黛面适量，羊毛脂30克，凡士林120克。

【用法】上述药物搅匀成膏。外用薄敷，每日1~2次。

【功效】软坚角化，润肤止痒。

【主治】银屑病属慢性肥厚性皮损者。

【注意事项】对汞过敏者及急性皮肤病不宜用。因含汞不宜大面积使用，全身性用药时可分区交替外用，或间日外用。

【来源】《赵炳南临床经验集》

∽·中药溻渍方·∾

【组成】透骨草30克，侧柏叶30克，马齿苋30克，黄柏30克，苦参30克，皂角30克，薄荷30克。

【用法】将上述药物煎煮后，每日浸泡清洗头皮1次，每次用量400毫升。在400毫升中药液中加入600毫升热水，温度以33~45℃为宜，拧干，毛巾润湿程度以不滴水为度，包裹于头部10分钟，取下毛巾，自然干燥。

【功效】抗炎止痒，促进药物渗透。

【主治】头皮部寻常型银屑病。

【来源】中医研究，2020，33（4）

∽·朱进忠经验方·∾

【组成】艾叶30克，苦参180克，花椒30克。

【用法】上药水煎放入浴盆中浸泡洗浴。

【功效】清热解毒活络。

【主治】银屑病。

【来源】《重订古今名医临证金鉴·皮肤病卷》

∽ · 王药雨经验方 · ∾

【组成】蛇蜕1条，蜂房1个，全蝎2条，米醋300克。

【用法】将3味药浸泡于米醋内24小时后擦患处。

【功效】活血通络。

【主治】银屑病。

【来源】《重订古今名医临证金鉴·皮肤病卷》

∽ · 黄连膏 · ∾

【组成】当归15克，地黄30克，黄连9克，黄柏9克，姜黄9克，香油360克，蜂蜡120克。

【用法】用香油将药炸枯，捞去滓，下蜂蜡熔化尽，用纱布将油滤净，倾入瓷碗内，以柳枝不时搅之，候凝为度。涂搽患处，早、晚各1次。

【功效】清火解毒。

【主治】银屑病进行期属血热者。

【来源】中国民间疗法，2008，12

∽ · 中药酊 · ∾

【组成】生杜仲30克，百部30克，紫荆皮30克，白酒240克。

【用法】用65°左右的白酒浸泡1周。用脱脂棉蘸药酊、浸涂患处，每日早、晚各1次。

【功效】祛风止痒。

【主治】银屑病属肝肾不足、血络不通者。

【来源】《皮肤病效验秘方》

❧ 中药外洗方 ❧

【组成】蛇床子150克，地肤子100克，苦参60克，红花30克，紫草50克，明矾50克，土茯苓50克，冰片3克。

【用法】上药装进药袋加水5升，浸泡30分钟后文火煮沸30分钟，取出药袋。药浴时倒入100升温水，然后加入药液，患者将颈以下浸泡于药液中，头部用毛巾浸药液外敷。水温控制在37~40℃，每次药浴30分钟，每日1次。

【功效】清热燥湿，止痒通络。

【主治】银屑病属湿热络瘀者。

【来源】四川中医，2009，27（5）

❧ 灭癣方药膏 ❧

【组成】川乌9克，草乌9克，藏红花9克，大风子9克，木鳖子9克，狼毒9克，血竭9克，雄黄9克，槟榔12克，苍术12克，黄柏12克，芜荑12克。

【用法】先将血竭、雄黄取出另研细末，后与余药研细末和匀，用凡士林调成20%软膏。每日涂擦1次。本药具有毒性，不可入口。

【功效】清热燥湿解毒。

【主治】银屑病属湿热毒蕴者。

【来源】《临诊一得录》

❧ 顽癣必效方 ❧

【组成】川槿皮120克，轻粉12克，雄黄12克，百药煎12

克，斑蝥（全用）3克，巴豆（去油）4.5克，大黄60克，海桐皮60克。

【用法】上药研极细末，用阴阳水调，抓损敷药，必待自落。

【功效】燥湿，杀虫止痒。

【主治】银屑病属湿热者。

【来源】《外科正宗》

顽癣膏

【组成】苦参、珍珠、轻粉、五倍子、黄柏、松香、百草霜、香油。

【用法】上药研细粉（珍珠另研后入豆腐煨），用香油调匀为糊状即可。

【功效】祛风燥湿，润燥止痒。

【主治】寻常型银屑病属湿热者。

【来源】《皮肤病效验秘方》

搽黄药粉

【组成】栀子30克，雄黄12克，朱砂12克，轻粉12克。

【用法】上药研末混匀备用，用黄瓜蒂、茄子皮或生姜片蘸药外用，或配成10%软膏外用。溃疡疮面勿用。

【功效】清热燥湿，杀虫止痒。

【主治】银屑病属湿热者。

【来源】《赵炳南临床经验集》

止痒洗药

【组成】蛇床子、地肤子、苦参、黄柏、鹤虱各15克，蜂房、大黄、生杏仁、枯矾、白鲜皮、大风子、朴硝、蝉蜕、丹皮各9克。

【用法】加水适量，水煎，煮沸30分钟后，取药液熏洗患处，每日1~2次。

【功效】清热燥湿，祛风杀虫止痒。

【主治】银屑病属各型皮损瘙痒明者（急性期不宜用）。

【来源】《当代中医皮肤科临床家丛书·杜锡贤》

银屑病药浴1号方

【组成】侧柏叶、蒲公英、石菖蒲、白芷、蛇床子各30克，薄荷10克，栀子、野菊花、虎杖、苦参、黄柏、大黄各60克。

【用法】加水适量，水煎，煮沸30分钟后，取药液倒入木盆中，然后加适量温开水，全身浸浴，每周2~3次，每次60~120分钟。

【功效】清热解毒，凉血止痒。

【主治】银屑病属血热者。

【来源】《当代中医皮肤科临床家丛书·杜锡贤》

银屑病药浴2号方

【组成】艾叶、侧柏叶、丹参、白鲜皮、菊花、炒刺蒺藜、徐长卿、地骨皮各30克，鸡血藤、当归、猪牙皂、透骨草各60克。

【用法】加水适量，水煎，煮沸30分钟后，取药液倒入木盆中，然后加适量温开水，全身浸浴，每周2~3次，每次60~120分钟。

【功效】凉血活血，祛风止痒。

【主治】银屑病属血瘀者。

【来源】《当代中医皮肤科临床家丛书·杜锡贤》

柏叶洗方

【组成】侧柏叶120克，苏叶120克，蒺藜秧240克。

【**用法**】上药共碾粗末，装纱布袋内，用水5000~6000毫升煮沸30分钟。用软毛巾蘸汤渴洗，或汤洗后加热水浸浴。

【**功效**】清热润肤止痒。

【**主治**】银屑病属干燥脱屑皮损者。

【**来源**】《赵炳南临床经验集》

～∾･ 黑豆馏油软膏 ･∾～

【**组成**】黑豆馏油10克，凡士林90克。

【**用法**】外涂患处，每日1~2次。

【**功效**】软坚角化，润肤止痒。

【**主治**】银屑病属慢性肥厚性皮损者。

【**来源**】《简明中医皮肤病学》

～∾･ 京红粉软膏 ･∾～

【**组成**】京红粉15克，利马锥5克，凡士林80克。

【**用法**】直接涂于皮损上。或用软膏摊在纱布上，敷于患处。每日2次。

【**功效**】杀虫止痒，软化浸润，剥脱上皮。

【**主治**】银屑病属慢性肥厚性皮损者。

【**注意事项**】对汞过敏者及急性皮肤病禁用。因含汞不宜大面积使用，全身性用药时可分区交替外用，或间日外用。

【**来源**】《简明中医皮肤病学》

～∾･ 黑红软膏 ･∾～

【**组成**】黑豆馏油5克，京红粉软膏95克。

【**用法**】外用薄敷患处，每日1~2次。

【功效】软坚杀虫，润肤脱厚皮，收敛止痒。

【主治】银屑病属慢性肥厚性皮损。

【注意事项】对汞过敏者及急性皮肤病禁用。因含汞不宜大面积使用，全身性用药时可分区交替外用，或间日外用。

【来源】《简明中医皮肤病学》

∼• 桑鱼洗药 •∼

【组成】桑白皮30克，鱼腥草30克，皂角、硼砂、川椒、红花各15克。

【用法】将上述药物放入砂锅内用2000毫升凉水浸泡2小时，武火煎开后改用文火煎煮30分钟过滤后复煎1次，两次煎液混合倒入盆内。用药液浴头并按摩，药汁在头皮保留10~15分钟后冲掉，每周2次。

【功效】清热燥湿，祛风止痒。

【主治】头皮型银屑病属风湿热盛者。

【来源】《当代中医皮肤科临床家丛书·杜锡贤》

∼• 外用经验方一 •∼

【组成】楮桃叶250克，侧柏叶250克。

【用法】上药加水5000毫升，煮沸20分钟，适温洗浴，每周2~3次。

【功效】清热，润肤，止痒。

【主治】银屑病各型皮损。

【注意事项】急性期不宜用女性经期禁用。

【来源】《简明中医皮肤病学》

❧·外用经验方二·❧

【组成】当归30克，甘草30克，姜黄90克，白芷9克，轻粉6克，冰片6克，蜂白蜡90~125克。

【用法】先将前4味药浸麻油内3天，然后炉火上熬至枯黄，离火去渣，加入轻粉、冰片（预先研末），最后加蜂百蜡融化，夏季加125克，冬季加90克。调匀搅拌至冷成膏，临用时取药膏30克加入黄柏末9克，调匀外擦，每日1~2次。

【功效】养血疏风止痒。

【主治】银屑病进行期属血虚风燥者。

【来源】《朱仁康临床经验集》

❧·外用经验方三·❧

【组成】黄柏、黄芩、防风、蒲公英、板蓝根、蛇床子、连翘、甘草各10克。

【用法】上药加水3000毫升，水沸腾后煎40分钟，煎至1000毫升后，湿敷或封包。

【功效】清热解毒。

【主治】寻常型银屑病红斑严重属热毒炽盛者。

【来源】中医外治杂志，2008，17（6）

❧·外用经验方四·❧

【组成】韭菜100克。

【用法】取适量韭菜置于患处，揉搓至水尽弃之，如此3~4次，每日2次擦之。

【功效】清热解毒。

【主治】银屑病。

【来源】《皮肤病防治验方精编》

ஃ· 外用经验方五 ·ஃ

【组成】核桃仁100克，藤黄（有毒，不可内服）6克，芝麻50克。

【用法】上药共捣成膏状，涂敷患处，每日1次。

【功效】清热解毒杀虫，润燥止痒。

【主治】银屑病属热毒蕴结者。

【来源】《皮肤病偏方验方疗法》

（孙璐璐　刘莹　沈凌）

第十四章 痤 疮

痤疮多认为是由于内分泌紊乱，雄性激素分泌亢进引发皮脂腺肥大，导致皮脂大量分泌，进而细胞角化过度堵塞了毛囊口所引起的一种细菌性皮肤附属器病变。

中医认为多由饮食不节，过食肥甘厚味，肺胃湿热，外受风邪所致。

本病可参考中医"粉刺""肺风粉刺""痤痱""酒刺"等病证。

一、内服方

❧·祛痘汤·❧

【组成】金银花15克，连翘15克，白花蛇舌草15克，贝母15克，生甘草10克。

【用法】水煎服，每日1剂，分2次服用。

【功效】清热解毒。

【主治】寻常痤疮属各证型基础方。

【来源】内蒙古中医药，2019，38（1）

❧·张震自拟方·❧

【组成】荆芥12克，防风10克，桑白皮15克，射干6克，薄荷6克，蝉蜕6克，蒲公英12克，王不留行10克，砂仁6克，香附10克，郁金10克，炒麦芽20克，粉葛20克，薏苡仁30克，白花蛇舌草30克，丹参20克，浙贝母15克。

【用法】水煎服，每日1剂，分2次服用。

【功效】清肺泻热，凉血消风。

【主治】粉刺属肺经风热者。

【来源】云南中医中药杂志，2019，40（7）

·◦◦ 向楠自拟方 ◦◦·

【组成】天花粉10克，石斛10克，桑椹10克，枸杞子10克，女贞子10克，玫瑰花10克，月季花10克，当归10克，川牛膝10克，益母草10克，紫花地丁10克，野菊花10克，丹参10克，生甘草10克。

【用法】水煎服，每日1剂，分2次服用。

【功效】滋补肝肾，清肝泻火。

【主治】粉刺属肝肾阴虚证兼肝郁化火者。

【来源】湖北中医杂志，2019，41（5）

·◦◦ 五味消毒饮加减 ◦◦·

【组成】蒲公英10克，野菊花10克，紫花地丁10克，桑叶10克，当归10克，白芍10克，生地黄10克，川芎10克，茵陈20克，虎杖20克，枇杷叶10克，枳壳10克，桃仁10克，柏子仁20克。

【用法】水煎服，每日1剂，分2次服用。

【功效】清热利湿解毒，散结消肿。

【主治】痤疮属肺胃湿热蕴结者。

【来源】甘肃中医药大学学报，2018，35（01）

·◦◦ 逍遥散加减 ◦◦·

【组成】当归10克，白芍20克，北柴胡10克，茯苓20克，白术

15克，山药15克，肉桂3克，郁金10克，制佛手10克，炙甘草5克。

【用法】水煎服，每日1剂，分2次服用。

【功效】疏肝解郁，健脾。

【主治】痤疮属肝郁脾虚者。

【来源】国际中医中药杂志，2018，40（5）

丹皮丹参方合茵陈蒿汤加减

【组成】丹皮20克，丹参30克，黄芩12克，黄柏15克，栀子10克，生地15克，二花15克，蒲公英30克，地丁15克，防风10克，益母草15克，夏枯草15克，白僵蚕10克，浙贝10克，茵陈15克，皂角刺15克，大黄10克。

【用法】水煎服，每日1剂，分2次服用。

【功效】清热解毒，健脾除湿。

【主治】痤疮属湿热蕴结者。

【来源】世界临床医学，2015，9（5）

麦门冬汤加减

【组成】干寸冬15克，野台参10克，清半夏8克，生山药18克，生白芍8克，丹参9克，甘草5克，生桃仁6克，大枣10克，吴茱萸6克，杏仁6克，茯苓15克，生薏苡仁18克。

【用法】水煎服，每日1剂，分2次服用。

【功效】养阴润肺。

【主治】痤疮属肺阴虚者。

【来源】中医研究，2016，29（10）

茵陈蒿汤合三仁汤加减

【组成】茵陈30克，栀子10克，生大黄（同煎）5克，杏仁10

克，薏苡仁15克，冬瓜子20克，桃仁10克，佩兰10克，藿香10克，山楂10克。

【用法】水煎服，每日1剂，分2次服用。

【功效】清热祛湿。

【主治】痤疮属湿热蕴结者。

【来源】中国中西医结合皮肤性病学杂志，2014，13（4）

·四逆汤加减·

【组成】当归15克，桂枝10克，赤芍15克，细辛3克，通草10克，炙甘草10克，益母草30克，丹参15克，王不留行15克，皂角刺（包煎）15克，吴茱萸6克，生姜5片，大枣（擘）3枚。

【用法】水煎服，每日1剂，分2次服用。

【功效】温阳散寒，活血通络。

【主治】痤疮属寒凝血瘀者。

【来源】中国中西医结合皮肤性病学杂志，2014，13（4）

·二至丸和丹栀逍遥散加减·

【组成】熟女贞15克，旱莲草15克，杭白芍20克，干生地18克，杭菊花15克，炒山栀10克，茺蔚子15克，冬桑叶10克，蝉蜕6克，延胡索15克，粉甘草5克。

【用法】水煎服，每日1剂，分2次服用。

【功效】养血柔肝，清热化湿。

【主治】痤疮属肝郁血虚者。

【来源】中医药临床杂志，2010，22（7）

·痤疮经验方一·

【组成】败酱草15克，浙贝母15克，连翘12克，泽兰叶12

克，牡丹皮12克，赤芍12克，白芍12克，蒲公英15克，泽泻15克，红花12克，桃仁10克，生大黄（后下）6克，路路通12克，枇杷叶12克，白僵蚕10克，全瓜蒌15克，炙甘草6克。

【用法】水煎服，每日1剂，分2次服用。

【功效】清热解毒，凉血活血。

【主治】痤疮属血热者。

【来源】世界中医药，2009，4（1）

～◈· 痤疮经验方二 ·◈～

【组成】藿香10克，炒薏苡仁30克，白豆蔻10克，佩兰15克，苍术10克，炒扁豆15克，茯苓20克，砂仁10克，连翘15克，赤芍15克，木香10克，苏叶10克，代代花10克，焦三仙各30克，莱菔子15克，鸡内金15克，炙甘草10克。

【用法】水煎服，每日1剂，分2次服用。

【功效】健脾化湿，清热活血。

【主治】痤疮属湿热困脾证者。

【来源】实用中医内科杂志，2007，21（6）

～◈· 痤疮经验方三 ·◈～

【组成】枇杷叶10克，桑白皮10克，黄芩12克，栀子10克，野菊花10克，黄连6克，赤芍10克，白茅根30克，生槐花15克，苦参10克。

【用法】水煎服，每日1剂，分2次服用。

【功效】清肺胃湿热，佐以解毒。

【主治】痤疮属肺胃热盛者。

【来源】《简明中医皮肤病学》

❧· 查旭山自拟方 ·❧

【组成】黄芩15克，黄柏15克，浙贝母20克，皂角刺15克，天花粉15克，连翘15克，生地黄10克，夏枯草10克，玄参10克，知母6克，枳实10克，大黄（后下）5克。

【用法】水煎服，每日1剂，分2次服用。

【功效】清热解毒，散结消痤。

【主治】痤疮属热毒壅盛者。

【来源】四川中医，2020，38（05）

❧· 清痘汤加减 ·❧

【组成】茯苓10克，桔梗10克，生地黄10克，珍珠母20克，牡丹皮20克，蒲公英10克，白蒺藜10克，忍冬藤10克，连翘10克，皂角刺10克，牡丹皮10克，薏苡仁20克，紫草10克，玄参6克，制大黄6克，甘草3克。

【用法】水煎服，每日1剂，分2次服用。

【功效】清肺胃热，消痤。

【主治】青春期痤疮属肺胃蕴热者。

【来源】湖南中医杂志，2019，35（11）

❧· 黄平自拟方 ·❧

【组成】党参15克，炒白术12克，茯苓12克，生甘草6克，陈皮6克，半夏12克，生米仁10克，茵陈12克，草果仁9克，佩兰15克，扁豆12克，藿香10克，大豆卷15克，荆芥10克，防风9克，连翘12克，白花蛇舌草15克，土茯苓15克，仙鹤草15克，川芎9克。

【用法】水煎服，每日1剂，分2次服用。

【功效】健脾化湿，表里分消。

【主治】痤疮属脾虚湿盛（湿重于热）者。

【来源】浙江中西医结合杂志，2019，29（04）

～ᅟ· 龙胆泻肝汤加减 ·ᅟ～

【组成】龙胆9克，栀子9克，黄芩9克，柴胡9克，麸炒白术30克，茯苓30克，薏苡仁30克，苦参15克，白鲜皮20克，车前草20克，滑石粉20克，土茯苓20克，赤芍20克，苦参15克，白鲜皮15克，桑白皮15克，炙枇杷叶15克，醋莪术15克，皂角刺15克，夏枯草9克，桃仁15克，红花15克。

【用法】水煎服，每日1剂，分2次服用。

【功效】清泻肝胆湿热。

【主治】痤疮属肝胆湿热证者。

【来源】光明中医，2016，31（07）

～ᅟ· 银翘散加减 ·ᅟ～

【组成】金银花20克，银翘20克，竹叶10克，桔梗10克，芦根20克，荆芥20克，白鲜皮20克，蒺藜15克，赤小豆20克，麻黄10克，生地20克，生甘草5克。

【用法】水煎服，每日1剂，分2次服用。

【功效】疏风清热。

【主治】痤疮属肺经风热者。

【来源】实用中医内科学杂志，2015，29（6）

～ᅟ· 麻黄连翘赤小豆汤 ·ᅟ～

【组成】麻黄5克，杏仁5克，连翘20克，桑白皮15克，赤小豆25克，栀子10克，黄连8克，生姜5克，大枣10克，生甘草5克。

【用法】水煎服，每日1剂，分2次服用。

【功效】表里双解，湿热分消，濡润肌肤。

【主治】痤疮属湿热蕴结者。

【来源】湖南中医杂志，2016，32（09）

·ฺ· 刘景源自拟方 ·ฺ·

【组成】荆芥10克，防风10克，白芷10克，淡豆豉10克，柴胡15克，威灵仙15克，夏枯草15克，金银花15克，连翘10克，清半夏9克，浙贝母15克，白芥子10克，川芎15克，牡丹皮15克，赤芍15克，刘寄奴15克。

【用法】水煎服，每日1剂，分2次服用。

【功效】散风透热，化痰行瘀。

【主治】痤疮属风热上攻、痰瘀阻滞者。

【来源】现代中医临床，2016，23（02）

二、外用方

·ฺ· 消痤汤外洗 ·ฺ·

【组成】知母12克，黄柏12克，女贞子20克，墨旱莲20克，地黄1克，鱼腥草30克，连翘15克，丹参15克，生山楂15克，甘草6克。

【用法】加水2000毫升，煮沸后温度适宜熏蒸、外洗患处。每日1次。

【功效】滋阴泻火，清肺凉血解毒。

【主治】痤疮属阴虚者。

【来源】《皮肤病效验秘方》(第2版)

·· 红莲祛痘搽剂 ··

【组成】天山雪莲50克,红藤50克,蒲公英30克,黄柏20克,黄芩20克,金银花30克,浙贝母30克,皂角刺30克,白芷20克,寒水石50克,灵磁石50克,连翘30克,鱼腥草30克,桑白皮30克,生白芍30克,三七50克,丁香30克,冰片10克等。

【用法】将上述诸药用醋泡72小时,文火煎煮,煮开后继续文火煎10分钟,过滤除渣,取汁液,冷却,备用。每日2次涂于患处。

【功效】清热解毒,活血散结,养肌润肤。

【主治】痤疮属湿热热毒者。

【来源】光明中医,2020,35(09)

·· 三黄汤 ··

【组成】苦参30克,黄芩20克,黄柏20克,生大黄20克。

【用法】煎汤外洗,每日3次。

【功效】清热解毒。

【主治】寻常痤疮属湿热者。

【来源】《中医皮肤病经验集成》

·· 清解汤 ··

【组成】苦参30克,金银花30克,秦艽15克,荆芥15克,防风15克,蛇床子15克,甘草15克。

【用法】煎汤外洗,早、晚各1次。

【功效】疏风清热,解毒。

【主治】寻常痤疮属肺经风热者。

【来源】《中医皮肤病经验集成》

·消痤洗剂·

【组成】贯众20克，川楝10克，苦参30克，防风20克，姜黄20克，生地10克，地榆15克，大黄20克，土茯苓30克。

【用法】水煎外洗，每日2次，每日1剂。

【功效】清热解毒，杀虫止痒，活血化瘀。

【主治】痤疮属瘀热互结者。

【来源】光明中医，2005，20（1）

·清痤养颜面膜·

【组成】杏仁20克，桑白皮20克，白芷20克，僵蚕20克，野菊花10克，穿心莲20克，十大功劳木20克，冬瓜仁10克，乳香10克，丹参10克，大黄6克，冰片2克，薄荷10克。

【用法】诸药研成细末，过120目筛，射线消毒灭菌。温水洁面后，用温开水将适量药末调成糊状，待温度适宜后均匀涂敷于面部30分钟，温水洗净药末即可，每周使用3次。

【功效】清肺散风，清热解毒，凉血祛湿。

【主治】痤疮属肺经风热、湿热蕴结、痰湿凝滞者。

【来源】广西中医药，2014，37（4）

·面膜经验方·

【组成】桃仁10克，红花10克，丝瓜络10克，白芷10克，炒白术10克，茯苓10克，丹参10克。

【用法】以上细粉过筛。皮肤油性者用蛋清，干性者用蜂蜜，中性者用矿泉水，将面膜调成糊状，涂敷于面部，露出眉、眼、鼻孔、口唇，20分钟左右用温水洗净，3天1次。

【功效】活血通络。

【主治】痤疮（痤疮后色素沉着及瘢痕）。

【来源】中医外治杂志，2009，18（1）

～·痤疮经验方一·～

【组成】马齿苋20克，黄柏20克，大青叶20克，苍耳子30克，王不留行30克，苦参15克，明矾9克，硫黄6克。

【用法】水煎，放凉后外洗或湿敷，每次30分钟，每日2~3次。

【功效】清热疏风止痒。

【主治】痤疮属湿热者。

【来源】中医中药，2012，31（35）

～·痤疮经验方二·～

【组成】黄芩10克，马齿苋15克，白鲜皮10克，虎杖10克，丹参10克，白芷10克。

【用法】水煎后取浸透的湿纱布，至不滴水为度，平敷于患处，冷湿敷10分钟。隔日1次。

【功效】清热解毒，活血散结。

【主治】痤疮属热毒蕴结者。

【来源】江苏中医药，2006，27（12）

痤疮经验方三

【组成】苦参60克，黄柏30克，地肤子30克，蒲公英30克，大黄30克。

【用法】水煎外洗痤疮部位，每日2~3次。

【功效】清热燥湿，泻火解毒。

【主治】痤疮属湿热者。

【来源】医学信息，2010，23（6）

❧·痤疮经验方四·❧

【组成】金银花30克，玫瑰花15克，野菊花15克，凌霄花15克，月季花15克。

【用法】水煎400毫升，用水蒸气先熏蒸面部，水温到30℃左右用干净毛巾蘸取药液敷面，反复洗患处，每次20~30分钟，日1次。

【功效】疏风清热，凉血解毒。

【主治】痤疮属肺经风热者。

【来源】临床研究与经验，2017，18（4）

❧·痤疮经验方五·❧

【组成】大黄20克，硫黄20克，黄芩15克，赤芍15克，防风15克。

【用法】水煎外洗，待药温适宜时，用纱布或毛巾浸透药液后，擦洗患处，每次15~20分钟，每日2~3次。

【功效】清热利湿，解毒消肿。

【主治】痤疮属脾胃湿热者。

【来源】中医民间疗法，2009，17（3）

❧·痤疮经验方六·❧

【组成】银花12克，黄芩9克，大黄9克，牛蒡子9克，连翘12克，苍耳草9克。

【用法】水煎取汁置于桑拿美容盛器内，通电加热，形成蒸汽后将脸罩在美容器架上进行熏洗，每次15~20分钟，每日1次。

【功效】清热泻火，祛风止痒。

【主治】痤疮属肺胃蕴热者。

【来源】中华医学美学美容杂志，2001，7（4）

❧· 痤疮经验方七 ·❧

【组成】蛇床子15克，地肤子15克，白蒺藜15克，白矾6克。

【用法】水煎，取汁200毫升，分别于早、晚外洗患痤疮部位。

【功效】祛风止痒。

【主治】痤疮属风热者。

【来源】浙江中医杂志，2005，40（5）

❧· 痤疮经验方八 ·❧

【组成】牡丹皮10克，菊花9克，生甘草9克。

【用法】水煎40分钟，取浓汁。洁面后将药水涂抹于患处，反复搽脸3遍，每日1次。

【功效】清热解毒。

【主治】寻常痤疮。

【来源】《皮肤病妙法良方》

❧· 大黄荆红汤 ·❧

【组成】生大黄100克，荆芥100克，红花60克。

【用法】水煎，第一煎加水1000毫升取500毫升，第二煎600毫升取300毫升，将两次药汁均匀装瓶备用。每晚洁面后，取药液35~38℃为宜，纱布湿敷面部5~10分钟，每日1次。

【功效】疏风清热化瘀。

【主治】痤疮属湿热者。

【来源】中国中西医结合性病学杂志，2007，6（1）

❖ · 玉面承气汤 · ❖

【组成】大黄20克，甘草10克，芒硝30克，荆芥穗10克，薄荷6克，蝉蜕5克，艾叶10克，地肤子15克。另加白矾（后下）6克，碘盐（后下）6克。

【用法】水煎外洗，温度适宜纱布蘸药汁敷面，每日3次。

【功效】疏风清热通络。

【主治】痤疮属肺经风热、脾胃湿热者。

【来源】中医杂志，2007，48（7）

❖ · 三黄五味消毒洗剂 · ❖

【组成】黄连5克，黄芩10克，大黄10克，金银花15克，紫背天葵5克，地榆15克，苦参30克，白芷10克，野菊花15克，蒲公英30克，紫花地丁30克，荆芥10克，防风10克，薄荷（后下）10克，路路通15克，徐长卿10克，白鲜皮15克，生地黄30克，紫草10克。

【用法】每袋150毫升，冷藏备用。每次取30毫升药液以压缩面膜纸浸泡完全后湿敷患处，每次20分钟，每日2次。

【功效】清热解毒燥湿，祛风止痒。

【主治】痤疮属胃肠湿热者。

【来源】广西中医药，2019，42（4）

❖ · 自拟粉刺膏1号 · ❖

【组成】大黄30克，黄芩10克，黄柏10克，姜黄10克，硫黄

10克，白芷6克，天花粉6克。

【用法】配制前将各药饮片分别烘干，研制成粉末，加入硫黄配制为粉剂，再加入小米汤油（不含熟小米的汤，无菌，黏糊，可作为调和剂）。成品为褐黄色糊状膏剂，装瓶密封备用。用温水清洗面部后敷于面部，每日1次，每次敷药0.5~1小时（因肤质而定）。

【功效】清热解毒，止痒。

【主治】痤疮属胃肠湿热者。

【来源】中医外治杂志，2017，26（2）

·❦· 四季汤 ·❦·

【组成】黄芩15克，马齿苋15克，何首乌15克，柿蒂15克。

【用法】水煎外用，晚上洁面后，用纱布或毛巾浸湿药液待温度适宜时湿敷20分钟，每日1次。

【功效】清热燥湿。

【主治】痤疮属湿热者。

【来源】北京中医药，2015，34（06）

（刘艳丽）

第十五章　脂溢性皮炎

脂溢性皮炎是发生在皮脂腺丰富部位的一种慢性丘疹鳞屑性炎症性皮肤病。临床上以红斑、油腻鳞屑为特征。

本病可参考中医"面游风""白屑风""眉风癣""钮扣风"等病证。

一、内服方

⤜·　三皮汤　·⤛

【组成】桑白皮15克，地骨皮15克，牡丹皮10克，生地黄15克，黄芩10克，白花蛇舌草20克，夏枯草15克，焦山楂10克，丹参15克，刺蒺藜15克，桔梗10克。

【用法】水煎服，每日1剂，分2次服用。

【功效】清宣肺热，凉血解毒化瘀。

【主治】脂溢性皮炎属肺胃热盛者。

【来源】四川中医，2018，36（08）

⤜·　大柴胡汤　·⤛

【组成】柴胡15克，黄芩12克，白芍15克，半夏9克，枳实15克，大黄（后下）6克，白术30克，大枣（擘）4枚，生姜3片。

【用法】水煎服，每日1剂，分2次服用。

【功效】和解少阳，内泻热结。

【主治】脂溢性皮炎属肝郁气滞、脾胃湿热者。

【来源】江西中医药大学学报，2019，31（01）

～·· 除湿胃苓汤加减 ··～

【组成】白花蛇舌草10克，苍术10克，蒲公英10克，栀子10克，厚朴10克，桂枝6克，防风10克，陈皮10克，山楂8克，滑石30克，浙贝10克，茯苓15克，白鲜皮10克，白术15克，猪苓10克，甘草6克。

【用法】水煎服，每日1剂，分2次服用。

【功效】健脾燥湿，清热止痒。

【主治】脂溢性皮炎属脾虚湿热者。

【来源】临床医药文献电子杂志，2018，5（33）

～·· 清肺散加减 ··～

【组成】连翘20克，川芎10克，白芷15克，黄芩10克，黄连5克，山栀子15克，苦参15克，荆芥10克，桑白皮20克，甘草10克。

【用法】水煎服，每日1剂，分2次服用。

【功效】祛风清热止痒。

【主治】脂溢性皮炎属风热者。

【来源】黑龙江中医药，2017，46（04）

～·· 枇杷清肺饮加减 ··～

【组成】法半夏15克，竹茹10克，枳实10克，茯苓20克，陈皮10克，白术15克，黄芩10克，栀子10克，茵陈15克，白芷10克，山楂12克，鸡内金15克，牡蛎40克，生姜8克，甘草6克，车前子（包煎）10克。

【用法】水煎服，每日1剂，分2次服用。

【功效】分消走泄，祛三焦湿热。

【主治】脂溢性皮炎属湿热阻滞三焦者。

【来源】广西中医药大学学报，2017，20（04）

·景洪贵自拟方·

【组成】苍术30克，黄柏15克，薏苡仁30克，土茯苓30克，蒲公英30克，丹参30克，牡丹皮15克，红花3克，茵陈30克，桔梗15克，枳实30克，郁李仁30克，神曲30克，甘草3克。

【用法】水煎服，每2日1剂，每日3次。

【功效】清热解毒除湿，活血凉血化瘀。

【主治】脂溢性皮炎属湿热血瘀者。

【来源】中医药导报，2017，23（02）

·清热除湿汤·

【组成】厚朴10克，生薏仁30克，白术10克，知母10克，茯苓20克，黄芩10克，大黄10克，丹皮10克，车前子（包煎）10克，白鲜皮10克，泽泻10克。

【用法】水煎服，每日1剂，分2次服用。

【功效】清热除湿。

【主治】脂溢性皮炎属湿热内盛者。

【来源】四川中医，2015，33（06）

·祛风换肌丸加减·

【组成】制何首乌30克，川牛膝15克，苍术15克，苦参30克，石菖蒲10克，黄芩15克，车前子（包煎)15克，牡丹皮10克，地榆20克，赤芍30克，菊花15克，川芎6克。

【用法】水煎服，每日1剂，分2次服用。

【功效】养血清热，祛风止痒。

【主治】脂溢性皮炎属风热者。

【来源】吉林中医药，2008（08）

·～· 王玉玺自拟方 ·～·

【组成】金银花30克，连翘15克，紫花地丁20克，浙贝母20克，白芷15克，防风10克，皂角刺20克，甲珠10克，牡丹皮15克，赤芍15克，黄芩15克，车前草30克，黄连10克，甘草10克，泽泻15克，茯苓60g。

【用法】水煎服，每日1剂，分2次服用。

【功效】清热解毒，凉血燥湿。

【主治】脂溢性皮炎属湿热者。

【来源】吉林中医药，2008（08）

·～· 黄连薏苡仁汤 ·～·

【组成】黄连10克，生薏苡仁30克，黄芩12克，半枝莲15克，苦参9克，地肤子10克，生石膏15克，知母12克，金银花15克，连翘10克，牛蒡子15克，益母草20克，生甘草9克。

【用法】水煎服，每日1剂，分2次服用。

【功效】清利湿热，疏风活血。

【主治】脂溢性皮炎属湿热内盛者。

【来源】山东中医杂志，2005，24（11）

·～· 宋文英自拟方 ·～·

【组成】防风10克，荆芥10克，生地25克，蝉蜕8克，白蒺藜15

克，牡丹皮15克，赤芍15克，白鲜皮15克，当归10克，何首乌10克。

【用法】水煎服，每日1剂，分2次服用。

【功效】清热凉血，祛风止痒。

【主治】脂溢性皮炎属风热者。

【来源】山东中医杂志，2005，24（11）.

·· 玉屏风散合二至丸加减 ··

【组成】黄芪30克，白术12克，防风15克，女贞子15克，旱莲草15克，黄精20克，山楂15克，生地15克。

【用法】水煎服，每日1剂，分2次服用。

【功效】益气固表，健脾养阴。

【主治】脂溢性皮炎属肺脾气虚者。

【来源】云南中医中药杂志，2009，30（03）

·· 钟以泽自拟方 ··

【组成】黄芪30克，黄精20克，太子参20克，女贞子15克，山楂15克，制首乌20克，枸杞15克，菟丝子15克，桑椹子20克，川芎12克，石菖蒲6克。

【用法】水煎服，每日1剂，分2次服用。

【功效】养血润燥。

【主治】脂溢性皮炎属血虚风燥者。

【来源】云南中医中药杂志，2009，30（03）

·· 萆薢渗湿汤加减 ··

【组成】萆薢10克，苡仁30克，黄柏10克，茯苓10克，丹皮10克，泽泻10克，通草3克，苦参6克，车前子（包煎）10克，徐长卿10克，白鲜皮10克，生甘草6克。

【用法】水煎服，每日1剂，分2次服用。

【功效】清利湿热。

【主治】脂溢性皮炎属脾胃湿热者。

【来源】中国医药指南，2009，7（05）

ᦾ · 利湿清热汤加减一 · ᦾ

【组成】土茯苓8克，金银花8克，生地5克，薏苡仁6克，茵陈蒿5克，白鲜皮5克，泽泻5克，草薢5克，侧柏叶5克，牡丹皮5克，竹叶5克，甘草1克。

【用法】水煎服，每日1剂，分2次服用。

【功效】清利湿热。

【主治】脂溢性皮炎属湿热内蕴者。

【来源】吉林中医药，2006，26（9）

ᦾ · 利湿清热汤加减二 · ᦾ

【组成】龙胆草10克，丹皮10克，栀子10克，桑白皮10克，地骨皮10克，生槐花10克，黄芩12克，茵陈12克，苦参12克，生地15克，白鲜皮15克，生石膏15克，滑石15克，车前草15克。

【用法】水煎服，每日1剂，分2次服用。

【功效】清利湿热，凉血解毒。

【主治】脂溢性皮炎属湿热内蕴，兼感毒邪者。

【来源】新疆中医药，2008，26（4）

ᦾ · 清热除湿汤 · ᦾ

【组成】龙胆草10克，黄芩10克，白茅根30克，生地15克，大青叶15克，车前草30克，生石膏30克，六一散（布包）30克。

【用法】水煎服，每日1剂，分2次服用。

【功效】清利湿热，凉血解毒。

【主治】脂溢性皮炎属湿热证（热重于湿）者。

【来源】亚太传统医药，2014，10（10）

·除湿止痒汤·

【组成】赤苓皮15克，生白术10克，黄芩10克，栀子6克，泽泻6克，茵陈6克，枳壳6克，生地12克，竹叶6克，灯心3克，生甘草10克。

【用法】水煎服，每日1剂，分2次服用。

【功效】健脾利湿，清热。

【主治】脂溢性皮炎属湿热证（湿重于热）者。

【来源】亚太传统医药，2014，10（10）

·健脾胃清湿热方·

【组成】茯苓10克，白术12克，薏苡仁12克，泽泻10克，车前子9克，知母12克，石膏30克，黄连9克，苦参9克，苍术12克，松香6克，甘草9克。

【用法】水煎服，每日1剂，分2次服用。

【功效】健脾利湿，清热。

【主治】脂溢性皮炎属脾胃湿热者。

【来源】中国中医药科技，2020，27（01）

·半夏泻心汤·

【组成】姜半夏12克，党参10克，干姜6克，大枣10克，炙甘草6克，黄芩10克，黄连3克，薏苡仁20克，凌霄花10克。

【用法】水煎服，每日1剂，分2次服用。

【功效】清上温下，寒热平调。

【主治】脂溢性皮炎属上热下寒者。

【来源】世界最新医学信息文摘，2019，19（66）

二、外用方

～ · 头皮1号洗剂 · ～

【组成】苦参60克，白鲜皮30克，大风子仁15克，百部30克。

【用法】加水3000毫升，煮沸至药液约2000毫升，加入明矾30克烊化，待药液温度不烫手时湿洗揉搓头部，然后以毛巾包裹30分钟，每天1次。

【功效】祛风除湿，清热杀虫止痒。

【主治】脂溢性皮炎属头部湿热者。

【来源】中国当代医药，2018，25（16）

～ · 止溢洗剂 · ～

【组成】透骨草30克，苦参30克，侧柏叶30克，白矾15克，紫草30克，马齿苋30克，黄精30克，儿茶30克。

【用法】水煎外洗。浸洗并按摩头皮，每次10~15分钟，然后用温水冲洗。隔日1次。

【功效】清热除湿，祛风止痒。

【主治】脂溢性皮炎属湿热者。

【来源】河北中医，2012，34（10）

～ · 外敷自拟方 · ～

【组成】五倍子10克，乌梅40克，王不留行60克，明矾30

克，苦参100克，苍耳子40克，透骨草30克，川椒30克，黄柏30克，侧柏叶30克，紫花地丁30克，白鲜皮30克，生甘草20克。

【用法】水煎外洗。待药液凉至20℃左右，先用药液把头发沾湿，后用毛巾蘸药液，拧至半干，外敷头部。一会儿毛巾即被体温蒸热，取下再蘸、再敷，每次敷20分钟，每日2次。

【功效】清热燥湿，解毒止痒。

【主治】脂溢性皮炎属湿热者。

【来源】中国实用医药，2010，5（01）

❀·桑倍洗剂·❀

【组成】桑白皮30克，五倍子30克，蔓荆子30克，山豆根30克。

【用法】用水煎煮后放温，待患者洗净头后用药汁浸泡头皮10分钟，每周2次。

【功效】清热燥湿止痒。

【主治】脂溢性皮炎属湿热内蕴者。

【来源】内蒙古中医药，2014，33（35）

❀·桑芩洗方·❀

【组成】桑叶200克，黄芩50克，藿香50克。

【用法】煎煮2次，每次煎煮20分钟，取2次药液后加入150毫升食用白醋，外洗头发和头皮20分钟。

【功效】疏散风热，祛湿止痒。

【主治】脂溢性皮炎属风热者。

【来源】中国民族民间医药，2014，23（03）

·　疥洗剂　·

【组成】十大功劳叶60克，石榴皮30克，黄柏30克，地肤子30克，苦参30克，白鲜皮30克，花椒30克，蛇床子30克，百部30克，雄黄30克，硫黄30克，明矾30克。

【用法】水煎外洗。待水温冷至40℃左右时浸洗头部，隔日1次，每次15~20分钟。

【功效】清热燥湿，祛风杀虫。

【主治】脂溢性皮炎属湿热者。

【来源】现代中医药，2011，31（04）

·　张雪自拟方　·

【组成】黄芩30克，苦参30克，黄柏30克，侧柏叶30克，透骨草30克，百部30克，皂角30克，川椒20克。

【用法】每日1剂。待水温降到可以承受的范围，洗浴并进行按摩，需要注意面部及眼睛要远离药液，冲洗10分钟。

【功效】清热燥湿止痒。

【主治】脂溢性皮炎属湿热者。

【来源】中国继续医学教育，2018，10（33）

·　外洗自拟方一　·

【组成】黄精30克，紫草30克，枯矾5克，马齿苋30克，忍冬藤30克，地锦草30克，白鲜皮15克，大黄10克。

【用法】水煎外洗。浸洗并按摩头皮，每次10~15分钟，然后用温水冲洗。隔日1次。

【功效】清热除湿止痒。

【主治】脂溢性皮炎属湿热者。

【来源】中国民间疗法，2019，27（20）

· 外洗自拟方二 ·

【组成】天花粉30克，白茅根30克，板蓝根30克，茜草9克，紫草6克，薏苡仁30克，荆芥12克，防风6克，甘草6克。

【用法】水煎外洗。浸洗并按摩头皮，每次10~15分钟，然后用温水冲洗。隔日1次。

【功效】祛风清热，养血润燥。

【主治】脂溢性皮炎属风热血燥者。

【来源】山西中医学院学报，2018，19（01）

· 外洗自拟方三 ·

【组成】苦参20克，黄柏20克，白鲜皮20克，地肤子20克，紫草20克，地榆20克，马齿苋20克，野菊花20克。

【用法】水煎外洗。每日外敷1次，每次20~30分钟。

【功效】清热燥湿止痒。

【主治】脂溢性皮炎属湿热者。

【来源】中医外治杂志，2018，27（01）

（刘艳丽）

第十六章　脂溢性脱发

脂溢性脱发以往称"早秃""雄性激素源性脱发"，其病因与遗传、雄性激素、皮脂溢出相关，症状为头皮部油脂分泌过多，头发有油腻感，以前额及头顶部逐渐进行性脱发为特征，头皮油腻而红亮，结黄色油性痂。多见于从事脑力劳动的男性，常在20~30岁开始出现脱发。本病病程进展缓慢，女性患者脱发程度较轻，大多数为顶部毛发稀疏，毛发变细变软。

本病可参考中医"柱发癣""虫蛀脱发"等病证。

一、内服方

祛风换肌丸化裁

【组成】细生地12克，小胡麻12克，净蝉蜕3克，荆芥穗9克，赤芍9克，天花粉15克，制首乌15克，肥玉竹12克，冬桑叶9克，粉草薢15克，元参9克，山楂6克。

【用法】每日1剂，分2次服。

【功效】清热润燥，祛风化湿。

【主治】脂溢性脱发属湿热内蕴者。

【来源】《皮肤病五十年临证笔录》

祛湿健发汤化裁

【组成】茯苓12克，草薢15克，猪苓15克，泽泻10克，炒白术15克，川芎10克，赤石脂12，白鲜皮15克，桑椹10克，生地12

克，熟地15克，首乌藤10克，车前子12克，黄精9克，龟甲9克。

【用法】每日1剂，分2次服。

【功效】滋阴固肾，健脾祛湿。

【主治】脂溢性脱发属肾虚脾湿者。

【来源】《皮肤病五十年临证笔录》

～· 活血生发散 ·～

【组成】当归6克，川芎6克，生桃仁9克，红花9克，生枳壳4.5克，生大黄3克，生赭石9克。

【用法】上药研极细末，每服6~9克，每日2次，开水送服，体质壮实者每日服3次。

【功效】祛瘀生发。

【主治】脂溢性脱发属血热血瘀者。

【来源】《名医师承讲记——临床家是怎么炼成的》

～· 生发一号丸 ·～

【组成】生地黄90克，熟地黄90克，白芍60克，女贞子30克，菟丝子30克，羌活30克，木瓜30克。

【用法】上药研极细末，炼蜜为丸，每丸重9克，每日早、晚各服1丸，开水送服。

【功效】补肾养血生发。

【主治】脂溢性脱发属肾虚血弱者。

【来源】《皮肤病效验秘方》

～· 防脱生发汤 ·～

【组成】侧柏叶10~25克，制何首乌15~20克，生地黄15~20

克，鸡血藤15~20克，当归10~15克，赤芍10~15克，红花10~15克，桑叶6~15克。加减：血热为主者，加天花粉15克，生地榆10克，炒槐花10克，玄参10克，炒栀子10克，黄芩10克；湿热为主者，加黄柏10克，败酱草20克，土茯苓15克，大黄3克；痒甚者，加白鲜皮20克，地肤子15克；血虚者，加熟地黄15克，黑芝麻10克，阿胶10克，白芍10克；肝肾不足者，加补骨脂15克，女贞子15克，桑寄生15克，山茱萸10克，续断10克，菟丝子10克；脾虚湿盛者加山药15克，茯苓15克，炒白术15克，车前子15克，党参10克，炒苍术10克，柴胡10克，炒荆芥穗6克。

【用法】每日1剂，分2次服。

【功效】清热凉血活血，滋补肝肾，养血生发。

【主治】脂溢性脱发属血热、肝肾不足者。

【来源】安徽中医学院学报，2006，25（6）

✦ 楂曲首乌方 ✦

【组成】山楂20克，神曲10克，首乌30克，丹参20克，川芎10克，侧柏叶30克，牡蛎20克，苍术10克，厚朴10克，陈皮15克，麦芽30克，山萸15克，柴胡10克，郁金20克，黄精10克，黄芩20克，甘草10克。

【用法】每日1剂，分2次服。

【功效】健脾燥湿，凉血活血，行气通络。

【主治】脂溢性脱发属脾虚湿盛、气血瘀阻者。

【来源】现代中西医结合杂志，2011，20（27）

✦ 祛湿健发汤 ✦

【组成】炒白术15克，猪苓15克，草薢15克，首乌藤15克，白鲜皮15克，车前子（包煎）9克，川芎9克，泽泻9克，桑椹9克，赤石脂12克，生地12克，熟地12克。

【用法】每日1剂，分2次服。

【功效】健脾祛湿，滋阴固肾，乌须健发。

【主治】脂溢性脱发属脾虚湿盛、肾阴不固者。

【来源】《赵炳南临床经验集》

·益发Ⅰ号方·

【组成】茵陈15克，赤石脂15克，白鲜皮15克，蒲公英20克，山楂20克，积雪草20克，地黄9克，萆薢12克，白术9克，甘草6克。

【用法】每日1剂，分2次服。

【功效】清热利湿。

【主治】脂溢性脱发属湿热者。

【来源】《皮肤病效验秘方》

·神应Ⅰ号生发汤·

【组成】紫河车（研末吞服）15克，女贞子15克，墨旱莲15克，石菖蒲15克，红花15克，桑椹子30克，仙茅10克，淫羊藿10克，炒白术10克，侧柏叶10克，何首乌藤20克，大血藤20克，木瓜20克，生黄芪30克。

【用法】每日1剂，分2次服。

【功效】补肾活血。

【主治】脂溢性脱发属肾精不足、气血瘀阻者。

【来源】《皮肤病效验秘方》

·神应Ⅱ号生发汤·

【组成】紫河车（研末吞服）15克，女贞子15克，墨旱莲15

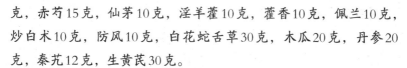

克，赤芍15克，仙茅10克，淫羊藿10克，藿香10克，佩兰10克，炒白术10克，防风10克，白花蛇舌草30克，木瓜20克，丹参20克，秦艽12克，生黄芪30克。

【用法】每日1剂，分2次服。

【功效】活血祛瘀，养血生发。

【主治】脂溢性脱发属血虚血瘀者。

【来源】《皮肤病效验秘方》

三仁汤

【组成】杏仁10克，白蔻仁20克，薏苡仁30克，厚朴12克，滑石（包，先煎）20克，通草10克，竹叶10克，半夏15克，石菖蒲15克，郁金15克，土茯苓15克，生甘草10克。

【用法】每日1剂，分2次服。

【功效】清热利湿生发。

【主治】脂溢性脱发属湿热者。

【来源】吉林中医药，2011，31（7）

养血生发丸

【组成】生地黄60克，熟地黄60克，当归60克，旱莲草60克，丹参60克，桑椹子40克，制首乌80克，川芎50克，女贞子30克，山茱萸30克，五味子50克，黄芪60克，羌活30克，木瓜30克，菟丝子30克，红花30克，黑芝麻30克，酸枣仁30克，侧柏叶30克，防风30克，陈皮20克。

【用法】每日1剂，分2次服。

【功效】滋补肝肾，理气活血，化瘀，养血安神。

【主治】脂溢性脱发属肝肾不足、气血瘀阻者。

【来源】河南中医杂志，2006，26（6）

❧·生发汤·❧

【组成】熟地20克，枸杞子20克，黄芪20克，党参20克，茯苓15克，白术20克，丹参20克，益母草20克，白花蛇舌草10克，生山楂20克，生甘草6克。加减：头发油腻伴头皮发痒者，加白鲜皮、虎杖、金钱草；头晕眼花者，加杞菊地黄丸；伴胃纳不香者，加香砂六君子丸；便干、便秘者，加清解片（大黄、黄柏、黄芩、苍术）；伴有腰酸、月经异常等冲任不调者，加二鲜汤（仙茅、淫羊藿、当归、巴戟天、黄柏、知母）。

【用法】每日1剂，分2次服。

【功效】补脾肾益气血，活血生发。

【主治】脂溢性脱发属脾肾不足、血瘀发落者。

【来源】辽宁中医杂志，1994，21（7）

❧·二至四物汤·❧

【组成】女贞子12克，旱莲草12克，当归15克，川芎12克，白芍15克，生地12克，首乌15克，黑芝麻15克，升麻10克，葛根15克。加减：属湿热内蕴者，加苡仁30克，泽泻10克；属血虚风燥者，加赤芍12克，丹皮12克；兼肝气郁滞者，加柴胡9克，香附10克，佛手10克；兼心悸、头晕、失眠者，加生龙牡各30克，磁石30克；兼腰腿痛膝酸软者，加枸杞子12克，菟丝子12克，补骨脂12克；兼气滞血瘀者，加桃仁12克，红花12克。

【用法】每日1剂，分2次服。

【功效】补肝肾，益精血，养血生发。

【主治】脂溢性脱发属肝肾阴虚、气血不足者。

【来源】光明中医，2006，21（2）

养血通络生发汤

【组成】当归15克，黄芪30克，鸡血藤15克，川芎15克，酸枣仁20克，枸杞子20克，藁本10克，甘草20克，夜交藤15克，女贞子15克，山茱萸15克，桑椹20克，山药15克，熟地黄15克。

【用法】每日1剂，分2次服。

【功效】补益肝肾，补虚扶正，舒筋活络，滋阴养血生发。

【主治】脂溢性脱发属肝肾不足者。

【来源】《皮肤病效验秘方》

五子衍宗丸合七宝美髯丹加减

【组成】车前子10克，女贞子10克，覆盆子10克，菟丝子10克，枸杞子10克，桑椹子10克，茯苓10克，牛膝10克，当归10克，天麻10克，补骨脂6克，五味子6克，制何首乌15克。

【用法】每日1剂，分2次服。

【功效】滋养肝肾，养血益精乌发。

【主治】脂溢性脱发属肝肾不足者。

【来源】中医药学导报，2009，15（10）

一味茯苓饮

【组成】茯苓500~1000克。

【用法】将茯苓研细末，每服6克，白开水冲服，每日2次。

【功效】清热利湿。

【主治】脂溢性脱发属湿热者。

【来源】《名中医治病绝招》

❧ 滋肾养血生发汤 ❧

【组成】 黄芪15克，菟丝子20克，鸡血藤20克，川芎20克，酸枣仁20克，夜交藤20克，女贞子15克，当归15克，丹参20克，何首乌15克，茯苓30克，白芍10克，山萸肉20克，枸杞20克，墨旱莲15克，杜仲15克，黄精15克，桑椹20克，山药15克，蒲公英20克，熟地黄15克，甘草20克。

【用法】 每日1剂，分2次服。

【功效】 补肾生发，滋阴补血，安神除烦，清热利湿。

【主治】 脂溢性脱发属肾阴不足者。

【来源】 时珍国医国药，2012，23（10）

❧ 滋发汤 ❧

【组成】 羌活15克，白蒺藜15克，生地15克，白鲜皮15克，地肤子15克，野菊花15克，黑芝麻15克，何首乌15克，丹皮12克，赤芍12克，白芍12克。加减：便秘者，加柏子仁15克；失眠者，加酸枣仁25克；头晕者，加枸杞子12克；头损部痒甚者，加松针30克。

【用法】 每日1剂，分2次服。

【功效】 祛风清热，滋阴凉血。

【主治】 脂溢性脱发属血热风燥者。

【来源】 陕西中医，1987，8（2）

❧ 经验方一 ❧

【组成】 生地黄12克，菊花12克，当归12克，荆芥6克，防风9克，白蒺藜12克，蝉蜕6克，白鲜皮12克，苦参6克，甘草6克。

【用法】 每日1剂，分2次服。

【功效】凉血清热，祛风润燥。

【主治】脂溢性脱发属虚热风燥者。

【来源】吉林中医药，2008，9

· 经验方二 ·

【组成】茯苓15克，泽泻15克，侧柏叶10克，黄柏10克，苍术10克，白鲜皮10克，白蒺藜10克，生山楂30克。

【用法】每日1剂，分2次服。

【功效】平衡油脂，疏肝行气，益气生发。

【主治】脂溢性脱发属肝郁气虚气滞者。

【来源】《皮肤病妙法良方》

· 经验方三 ·

【组成】何首乌15克，黑芝麻15克，野菊花15克，地肤子15克，白鲜皮15克，生地黄15克，牡丹皮12克，赤芍12克。

【用法】每日1剂，分2次服。

【功效】清热凉血，养阴润燥。

【主治】脂溢性脱发属血热阴虚生燥者。

【来源】《皮肤病妙法良方》

· 经验方四 ·

【组成】荆芥15克，防风10克，蝉蜕10克，生地黄10克，苦参10克，何首乌10克，金银花10克，连翘10克，蒲公英10克，甘草5克。

【用法】每日1剂，分2次服。

【功效】祛风清热，解毒止痒。

【主治】脂溢性脱发属风热毒蕴者。

【来源】《皮肤病妙法良方》

✦ 经验方五 ✦

【组成】绵茵陈15克，生蒲黄15克，金钱草10克，车前草10克，白鲜皮10克，生地黄12克，牡丹皮12克，赤芍12克，蒺藜12克，钩藤12克，粉葛12克，牛膝12克，菊花9克，甘草5克。

【用法】每日1剂，分2次服。

【功效】清热解毒利湿，养血凉血活血。

【主治】脂溢性脱发属热毒血热者。

【来源】《皮肤病妙法良方》

✦ 经验方六 ✦

【组成】黑芝麻30克，当归30克，芍药30克，胡粉15克。

【用法】上药共研细末，用蜂蜜调和成丸子如粟米大，用黑豆汤送服10丸，每日服用1次。另外，把药放进黑豆汤内搅匀即可用来洗头，每周2次。

【功效】养血滋阴润燥。

【主治】脂溢性脱发属血虚者。

【来源】《皮肤病妙法良方》

✦ 经验方七 ✦

【组成】当归（去尾）30克，干地黄30克，生地黄30克，肉苁蓉（酒先炙）30克，芍药30克，胡粉15克。

【用法】上药共研末，炼蜜做丸，如黍米大，每次10粒，用黑豆汤送下，每日服用1次。另磨化涂抹头上，每日1次。

【功效】滋肾阴养精血。

【主治】脂溢性脱发属阴血虚者。

【来源】《皮肤病妙法良方》

❧ · 经验方八 · ❧

【组成】首乌藤20克，葛根12克，生地10克，蝉蜕10克，辛夷花10克，当归10克，淫羊藿10克，紫草10克，菟丝子10克。

【用法】上药制成糖浆500毫升，每日3次，每次50毫升，口服。

【功效】滋补肝肾，养血凉血。

【主治】脂溢性脱发属肝肾不足者。

【来源】湖北中医杂志，1985（3）

二、外用方

❧ · 雄激素脱发酊Ⅰ号 · ❧

【组成】鲜侧柏叶10克，闹洋花10克，骨碎补10克。

【用法】上药用75%酒精200毫升浸泡，外涂患处。

【功效】祛风清热燥湿，补肾。

【主治】脂溢性脱发属风湿热盛者。

【来源】《皮肤病五十年临证笔录》

❧ · 雄激素脱发酊Ⅱ号 · ❧

【组成】枯矾5克，百部30克，山楂15克。

【用法】上药用白酒200毫升浸泡，外涂患处。

【功效】燥湿消脂，解毒杀虫。

【主治】脂溢性脱发属湿热者。

【来源】《皮肤病五十年临证笔录》

❦ · 雄激素脱发酊Ⅲ号 · ❧

【组成】硫黄10克，枯矾15克，皂角5克，10%大黄水500毫升。

【用法】上药混合，浸泡，外涂患处。

【功效】燥湿杀虫，祛风清热。

【主治】脂溢性脱发属风湿热蕴结者。

【来源】《皮肤病五十年临证笔录》

❦ · 外洗Ⅰ号 · ❧

【组成】桑叶、麻叶、路路通、侧柏叶、透骨皮、何首乌各30克。

【用法】上药水煎外洗患处。

【功效】滋润通络，去屑止痒。

【功效】脂溢性脱发属经络不通者。

【来源】《皮肤病效验秘方》

❦ · 外洗Ⅱ号 · ❧

【组成】土茯苓30克，金银花30克，王不留行30克，透骨草30克，猪牙皂20克，厚朴15克。

【用法】上药水煎外洗患处。

【功效】利湿清热。

【主治】脂溢性脱发属湿热者。

【来源】《皮肤病效验秘方》

❦ · 冬虫夏草酒 · ❧

【组成】冬虫夏草100克，白酒400毫升。

【用法】将上药置容器中，加入白酒，密封，浸泡7日备用。

用软刷蘸此酒擦患处，每日早、晚各1次，每次3分钟。

【功效】补肾填精，滋阴生发。

【主治】脂溢性脱发属肾精不足者。

【来源】《赵炳南临床经验集》

四黄洗剂

【组成】黄芩9克，大黄9克，黄柏9克，黄连须9克，龙胆6克，白矾12克。

【用法】上药入砂锅，加水2000毫升，煎煮15分钟，弃渣取药液，备用。待温洗头发，每次15分钟，隔日1次。

【功效】养阴泻火，去脂护发。

【主治】脂溢性脱发属阴虚火旺者。

【来源】《皮肤病效验秘方》

当归油

【组成】当归1000克。

【用法】取当归饮片，研碎后用有机溶媒提取分离，所得精油在紫外光谱波长273毫米处有最大吸收。按吸收度计算以95%酒精配制成每毫升含相当于0.25克生药的当归精油溶液供使用。药剂均外用，局部涂擦，每日2次。

【功效】养血活血生发。

【主治】脂溢性脱发属血虚者。

【来源】中医药研究，1995，（1）

透骨草外洗

【组成】透骨草60克（鲜者加倍）。

【用法】加水2000~2500毫升，煎煮20分钟后，取药液待温度适宜时外洗头发，每日1次。

【功效】除湿活血生发。

【主治】脂溢性脱发属湿热瘀者。

【来源】中医外治杂志，2000，（4）

· 首乌椰树枝洗剂 ·

【组成】何首乌30克，椰树枝50克，地黄30克，黑芝麻梗50克。

【用法】上药同入砂锅，加水2000毫升，煎煮20分钟，弃渣取药液，备用。趁热先熏，温时洗患处，每日早、中、晚各1次，每次15分钟。

【功效】养血滋阴，祛风生发。

【主治】脂溢性脱发属风热血燥阴伤者。

【来源】《皮肤病效验秘方》

· 四白生发搽剂 ·

【组成】白鲜皮200克，女贞子200克，侧柏叶200克，生山楂200克，猪苓200克，蔓荆子200克，益母草200克，芥子250克，白及150克，白芷150克，透骨草100克，辛夷100克。

【用法】上药粗粉碎，加入75%酒精2000毫升中，浸泡2周后过滤药液，分装备用。外涂患处，并揉搓头皮2分钟。每日2次。

【功效】去屑止痒，脱脂生发。

【主治】脂溢性脱发属湿盛络瘀者。

【来源】四川中医，1999，2

脂秃洗发剂

【组成】蛇床子10克，苦参10克，白鲜皮10克，荆芥10克，硼砂10克，硫黄10克，薄荷30克，花椒30克，明矾30克，防风30克，蝉蜕30克，皂角刺30克。

【用法】上药加水煎成500毫升，再加温水1000毫升，洗头。

【功效】去屑止痒，脱脂生发。

【主治】脂溢性脱发属风热湿盛者。

【来源】《皮肤病效验秘方》

消风生发酊

【组成】鲜侧柏叶350克，丹参100克，桂枝100克，干姜160克，葱白160克，生半夏80克，蛇床子40克，明矾10克。

【用法】上药加入75%酒精2500毫升中浸泡3周后，过滤，静置，取中上层药液外涂，每日2次。

【功效】凉血通络，化痰燥湿止痒。

【主治】脂溢性脱发属痰湿热阻络者。

【来源】陕西中医，2011，32（10）

宋氏生发酊剂

【组成】女贞子10克，黄芪10克，丹参10克，冬青10克。

【用法】用软毛刷或药棉蘸药擦患处，以药液涂遍患处为度，涂药时轻轻按摩患处，至局部有轻微热感为止，每日3次。

【功效】疏风活血，补益肝肾，生发乌发。

【主治】风热血瘀，肝肾不足者。

【来源】中国全科医学，2005，22

❧ ·外用经验方一· ❧

【组成】芝麻梗、清明柳（清明节左右采的柳树嫩枝）各80克。

【用法】上药煎水洗发并按摩头皮。

【功效】滋润通络。

【主治】脂溢性脱发属脉络不通者。

【来源】《皮肤病验方与疗法集萃》

❧ ·外用经验方二· ❧

【组成】桑叶、麻叶各300克。

【用法】上药粉碎后按30%的比例加75%酒精，浸泡1周后，过滤药液，分装备用。外搽患处并按摩3分钟左右，每日2次。

【功效】滋润通络。

【主治】脂溢性脱发属脉络不通者。

【来源】《皮肤病验方与疗法集萃》

❧ ·外用经验方三· ❧

【组成】侧柏叶100克，黄芪30克，熟地30克，红花30克，何首乌60克，当归50克，丹参50克，白芷10克，白鲜皮15克，路路通15克，天麻20克，桑叶20克。

【用法】上药加5%~15%的酒精1000~3000毫升，浸泡15~20天后使用。用药液外敷头部，保留1小时后用清水洗净，2日1次。

【功效】滋阴养血，通络生发。

【主治】脂溢性脱发属气阴虚、血络不通者。

【来源】山西中医，2007，23（5）

❧·　外用经验方四　·❧

【**组成**】桑叶30克，芝麻叶30克，路路通30克，侧柏叶30克，厚朴30克，生何首乌30克。

【**用法**】上药煎水外洗。

【**功效**】养血通络。

【**主治**】脂溢性脱发属血络不通者。

【**来源**】《皮肤病验方与疗法集萃》

❧·　外用经验方五　·❧

【**组成**】生半夏、生姜各300克，香油1000克。

【**用法**】将生半夏研成末，以香油浸渍半个月。用时，先以生姜片涂擦患处，后用药油涂之，每日1次。

【**功效**】化痰通络。

【**主治**】脂溢性脱发属痰湿阻络者。

【**来源**】《皮肤病妙法良方》

❧·　外用经验方六　·❧

【**组成**】蜀椒500克，生半夏250克，骨碎补250克。

【**用法**】上药研成粗末，以白酒适量浸渍7日后，外用涂擦患处，每日3次。

【**功效**】化痰散瘀，燥湿杀虫。

【**主治**】脂溢性脱发属痰热郁结者。

【**来源**】《皮肤病妙法良方》

❧·　外用经验方七　·❧

【**组成**】木贼、牛蒡子、重楼各30克。

【**用法**】上药加水3000毫升，煎30分钟，取汁洗头，每周2次。

【**功效**】疏风清热解毒。

【**主治**】脂溢性脱发属风热蕴结者。

【**来源**】《皮肤病妙法良方》

（刘莹　沈凌）

第十七章　酒渣鼻

　　酒渣鼻是以鼻尖、鼻翼或于颜面中部为主出现红斑、丘疹、脓疱、鼻赘，伴有毛细血管扩张为临床特点的皮肤损害。

　　中医认为，本病多因饮食不节，肺胃积热或情志不舒，肝郁化热等所致。可参考中医"酒糟鼻""赤鼻""红鼻子""玫瑰痤疮"等病证。

一、内服方

～·　凉血四物汤　·～

　　【组成】生地25克，赤茯苓20克，赤芍15克，当归15克，黄芩15克，红花10克，川芎10克，陈皮10克。

　　【用法】水煎服，每日1剂，分2次服用。

　　【功效】清热解郁，凉血活血。

　　【主治】酒渣鼻属肝郁血热者。

　　【来源】山西中医，2009，25（12）

～·　清肺消斑饮　·～

　　【组成】黄芩15克，桑白皮15克，石膏30克，生地15克，丹皮20克，赤芍30克，夏枯草30克，白花蛇舌草30克，山楂30克，百部20克，白芷10克，酒大黄3克，甘草3克。

　　【用法】水煎服，每日1剂，分2次服用。

　　【功效】清泻肺胃，凉血散结。

【主治】酒渣鼻属肺胃热盛者。

【来源】辽宁中医学院学报，2006（03）

·逍遥散加减·

【组成】柴胡10克，白芍10克，当归10克，茯苓10克，白术10克，甘草6克，旱莲草10克，女贞子10克，郁金10克，益母草20克，生姜3片。

【用法】水煎服，每日1剂，分2次服用。

【功效】疏肝清热，凉血散结。

【主治】酒渣鼻属肝郁血热者。

【来源】甘肃中医药大学学报，2019，36（05）

·枇杷清肺饮·

【组成】枇杷叶15克，党参12克，生甘草6克，桑白皮12克，黄连6克，黄芩9克，栀子12克，丹皮12克，赤芍12克，生地15克。

【用法】水煎服，每日1剂，分2次服用。

【功效】清泻肺胃热，凉血解毒。

【主治】酒渣鼻属肺胃热盛者。

【来源】江西中医药大学学报，2017，29（02）

·泻白散加减·

【组成】桑白皮15克，地骨皮20克，鱼腥草20克，生地20克，连翘20克，土茯苓15克，丹皮10克，黄芩12克，甘草6克。

【用法】水煎服，每日1剂，分2次服用。

【功效】清泻肺胃热，凉血解毒。

【主治】酒渣鼻属肺胃热盛者。

【来源】实用中医药杂志，2012，28（12）

五味消毒饮加减

【组成】蒲公英20克，鱼腥草20克，升麻12克，紫花地丁15克，连翘15克，生地20克，金银花15克，玄参20克，大黄（后下）9克。

【用法】水煎服，每日1剂，分2次服用。

【功效】清热解毒，凉血散结。

【主治】酒渣鼻属热毒蕴肤者。

【来源】实用中医药杂志，2012，28（12）

桃红四物汤加减

【组成】桃仁15克，红花6克，生地20克，丹参20克，赤芍15克，当归尾10克，玄参15克，鱼腥草15克，旱莲草15克，白花蛇舌草20克，桔梗10克，甘草6克。

【用法】水煎服，每日1剂，分2次服用。

【功效】行气活血，散瘀。

【主治】酒渣鼻属气滞血瘀者。

【来源】实用中医药杂志，2012，28（12）

胡永盛自拟方

【组成】葛花15克，枳椇子20克，土茯苓20克，砂仁15克，白蔻仁15克，连翘20克，黄芩15克，生地黄25克，陈皮15克，广木香10克，甘草10克。

【用法】水煎服，每日1剂，分2次服用。

【功效】清利湿热，凉血解毒。

【主治】酒渣鼻属肝胆湿热者。

【来源】上海中医药杂志，2010，44（7）

~· 消渣汤 ·~

【组成】白花蛇舌草30克，丹参30克，金银花30克，生地20克，当归20克，元参15克，赤芍15克，黄芩10克，山栀10克，虎杖10克，川芎9克。

【用法】水煎服，每日1剂，分2次服用。

【功效】清热凉血，活血化瘀。

【主治】酒渣鼻属气滞血瘀者。

【来源】山西中医，2010，26（11）

~· 清胃散加减 ·~

【组成】黄连5克，升麻5克，生地黄10克，当归10克，牡丹皮10克，桑白皮10克，黄芩10克，生甘草10克。

【用法】水煎服，每日1剂，分2次服用。

【功效】清肺胃热，凉血。

【主治】酒渣鼻属肺胃热盛者。

【来源】中医药导报，2012，18（03）

~· 祛痰化瘀散结汤 ·~

【组成】陈皮15克，制半夏10克，当归10克，川芎10克，三棱10克，莪术10克，白花蛇舌草15克，山慈菇10克，夏枯草15克，蒲公英10克，白术10克，枳壳15克，炙甘草10克。

【用法】水煎服，每日1剂，分2次服用。

【功效】祛痰化瘀，解毒散结。

【主治】酒渣鼻属痰瘀毒互结者。

【来源】中国民族民间医药，2012，21（03）

平胃散合颠倒散加减

【组成】熟大黄10克，黄连10克，金银花15克，黄芩10克，厚朴10克，苍术10克，茯苓15克，陈皮12克，甘草6克，地黄10克，赤芍10克，石菖蒲10克，远志10克，滑石10克，皂角10克，党参15克。

【用法】水煎服，每日1剂，分2次服用。

【功效】清泄肺胃积热，佐以化浊通瘀。

【主治】酒渣鼻属肺胃蕴热者。

【来源】中华中医药杂志，2019，34（04）

闵仲生自拟方

【组成】青蒿12克，知母10克，生石膏（先煎）15g，淡竹叶10克，薏苡仁30克，茯苓15克，苍术10克，厚朴6克，冬瓜皮20克，车前草15克，生地黄10克，黄芩10克，苦参10克，白僵蚕10克，蝉蜕6克，生甘草6克。

【用法】水煎服，每日1剂，分2次服用。

【功效】清泄肺胃积热。

【主治】酒渣鼻属肺胃蕴热者。

【来源】中国美容医学，2017，26（07）

潜阳封髓丹加味

【组成】砂仁20克，附片6克，黄柏15克，龟甲15克，甘草12克，生龙骨15克，生牡蛎15克，浮萍12克，白茅根15克，茯苓皮12克，红花6克，凌霄花12克，鸡冠花12克。

【用法】水煎服，每日1剂，分2次服用。

【功效】纳气归肾，引火归原。

【主治】酒渣鼻属虚阳上浮者。

【来源】中华中医药杂志，2018，33（02）

·凉血五花汤合清热除湿汤·

【组成】龙胆草6克，白茅根15克，生地黄10克，大青叶15克，车前草15克，黄芩10克，六一散（包煎）15克，鸡冠花10克，凌霄花10克，玫瑰花10克，野菊花10克，赤芍15克，石菖蒲10克。

【用法】水煎服，每日1剂，分2次服用。

【功效】凉血活血，清热除湿。

【主治】酒渣鼻属脾胃湿热者。

【来源】北京中医药，2019，38（12）

·凉血五花汤合桂枝茯苓丸·

【组成】鸡冠花10克，红花10克，凌霄花10克，菊花10克，玫瑰花10克，桂枝4克，茯苓15克，牡丹皮10克，桃仁10克，赤芍15克，生白术30克，石菖蒲10克，玄参10克，丹参10克。

【用法】水煎服，每日1剂，分2次服用。

【功效】凉血活血，理气化瘀。

【主治】酒渣鼻属气滞血瘀者。

【来源】北京中医药，2019，38（12）

·杨志波自拟方·

【组成】枇杷叶10克，桑白皮10克，栀仁10克，白花蛇舌草15克，赤芍10克，生地15克，泽泻10克，银花15克，黄芩10克，夏枯草15克，陈皮6克，丹参10克，甘草6克。

【用法】水煎服，每日1剂，分2次服用。

【功效】疏风清热，解毒宣肺。

【主治】酒渣鼻属肺经风热者。

【来源】湖南中医杂志，2017，33（04）

皮先明自拟方

【组成】金银花15克，蒲公英15克，紫花地丁15克，天葵子15克，桑白皮15克，地骨皮15克，丹参15克，葛根20克，连翘10克，焦栀子15克，薏苡仁15克，枇杷叶15克，大青叶15克，山楂10克，香附10克，虎杖15克，月季花15克，野菊花15克，夏枯草15克，白芷15克，甘草15克。

【用法】水煎服，每日1剂，分2次服用。

【功效】清泻肺胃热，凉血解毒。

【主治】酒渣鼻属肺胃湿热蕴结者。

【来源】湖南中医杂志，2017，33（06）

贾颖自拟方

【组成】柴胡12克，白芍15克，枳实9克，天花粉30克，板蓝根30克，白茅根30克，茜草9克，紫草12克，生甘草6克。

【用法】水煎服，每日1剂，分2次服用。

【功效】疏肝解郁，清热凉血。

【主治】酒渣鼻属肝郁血热者。

【来源】山西中医学院学报，2019，20（01）

经验方

【组成】黄连6克，桑白皮15克，地骨皮12克，生石膏15克，知母15克，升麻6克，丹皮12克，栀子12克，枇杷叶15克，赤芍15克，银花12克，射干12克，桔梗12克，生甘草6克。

【用法】水煎服，每日1剂，分2次服用。

【功效】清泻肺胃热，凉血解毒。

【主治】酒渣鼻属肺胃蕴热者。

【来源】现代中医药，2016，36（06）

二、外用方

～ · 颠倒散 · ～

【组成】大黄9克，滑石9克，皂角9克。

【用法】用凉开水调成糊状，每日涂敷患处1次，每次20分钟。

【功效】活血化瘀，凉血润肤。

【主治】酒渣鼻属肝郁血热者。

【来源】山西中医，2009，25（12）

～ · 三黄洗剂 · ～

【组成】黄芩20克，黄连20克，黄柏20克，白鲜皮20克，野菊花20克，千里光20克。

【用法】每日1剂。水煎2次，取汁100毫升，用药汁浸湿压缩面膜纸后湿敷于颜面部，早、晚各1次，每次30分钟。

【功效】活血化瘀，凉血润肤。

【主治】酒渣鼻属肝郁血热者。

【来源】甘肃中医药大学学报，2019，36（05）

～ · 外洗经验方 · ～

【组成】百部30克，苦参20克，苍术15克，山楂20克。

【用法】煎水浓缩冷却，用棉球蘸取涂搽患处，每日数次。

【功效】祛湿杀虫，润肤。

【主治】酒渣鼻。

【来源】辽宁中医学院学报，2006（03）

ᕦ· 清肺解毒汤 ·ᕤ

【组成】桑白皮20克，炙枇杷叶10克，黄连10克，黄芩10克，大黄10克，白花蛇舌草10克，白鲜皮10克，连翘10克，白芷10克，红花10克，甘草10克。

【用法】水煎湿敷患处及浴足，每日2次，每次30分钟。

【功效】清热泻火，凉血解毒。

【主治】酒渣鼻属肺胃热盛者。

【来源】现代中西医结合杂志，2013，22（06）

ᕦ· 化痰解毒汤 ·ᕤ

【组成】桑白皮20克，炙枇杷叶10克，黄连10克，黄芩10克，大黄10克，白花蛇舌草10克，白鲜皮10克，连翘10克，白芷10克，红花10克，甘草10克。

【用法】水煎湿敷患处及浴足，每日2次，每次30分钟。

【功效】利湿化痰，解毒消疹。

【主治】酒渣鼻属痰湿毒蕴肤者。

【来源】现代中西医结合杂志，2013，22（06）

ᕦ· 疏肝解毒散结汤 ·ᕤ

【组成】柴胡10克，香附10克，佛手10克，枳实10克，木香10克，白术10克，茯苓10克，蒲公英10克，大青叶10克，重楼

10克，金银花10克，白鲜皮10克，陈皮10克，制半夏10克，当归10克，何首乌10克，甘草10g。

【用法】水煎湿敷患处及浴足，每日2次，每次30分钟。

【功效】疏肝理气，解毒散结。

【主治】酒渣鼻属肝郁气滞、风毒蕴肤者。

【来源】现代中西医结合杂志，2013，22（06）

᠂ 化瘀散 ᠂

【组成】刘寄奴30克，骨碎补30克，桃仁30克，红花30克，当归30克，白芷30克，白芥子30克，杏仁30克，猫爪草30克，夏枯草30克，细辛10克。

【用法】粉为细末，过筛。用红霉素软膏为基质，拌化瘀散涂于患处，每日2次。

【功效】祛痰化瘀，解毒散结。

【主治】酒渣鼻属痰瘀毒互结者。

【来源】中国民族民间医药，2012，21（03）

᠂ 清宁散加减 ᠂

【组成】桑白皮15克，枇杷叶15克，葶苈子20克，茯苓15克，车前子（包煎）15克，生石膏20克，鱼腥草15克，黄芩20克，制大黄10克，川朴15克，枳实12克，玄参15克，麦冬15克。

【用法】每日1剂，水煎200毫升，湿敷患处。

【功效】清肺泻热，祛痰化湿。

【主治】酒渣鼻属肺热者。

【来源】山西中医，2001（01）

～· 清热散瘀面膜 ·～

【组成】黄芩、虎杖、野菊花、夏枯草、丹参、连翘各等份。

【用法】共研成粉末，过100目筛备用。取适量面膜粉用开水调和成糊状，待稍凉后均匀涂敷于面部1~2毫米厚，外敷塑料保鲜膜以保湿，约30分钟后去除面膜，洗净面部即可。隔日敷膜1次。

【功效】清热解毒，活血化瘀。

【主治】酒渣鼻属肺胃积热者。

【来源】中国实验方剂学杂志，2011，17（18）

～· 面膜经验方 ·～

【组成】生石膏30克，炒黄芩12克，生地黄20克，柏子仁12克，赤芍6克，鱼腥草6克，大青叶6克。

【用法】共研成粉末。与蒸馏水一起拌为米糊状，平敷于颜面部形成面膜，外敷时间20~30分钟，每周2次。

【功效】清降肺胃湿火，凉血祛斑解毒。

【主治】酒渣鼻属肺胃积热者。

【来源】湖南中医药大学学报，2017，37（12）

（刘艳丽）

第十八章 斑 秃

斑秃又名圆形脱发，系突然发生于头部的无炎症的局限性脱发。本病可发生于任何年龄，一般无自觉症状，常无意中发现，头发呈斑片状脱落。脱发区呈圆形、椭圆形或不规则形。若整个头发全部脱落称为全秃，全身毛发均脱落者称为普秃。

中医认为本病多因肝肾亏虚，阴血不足，风邪乘虚而入，风盛血燥，发失所养所致。常见证型为：肝肾不足型、肝郁气滞型。

本病可参考中医"油风"。

一、内服方

～· 神应养真丹加减 ·～

【组成】熟地10克，枸杞子15克，桑椹15克，菟丝子15克，旱莲草10克，首乌藤15克，当归10克，生黄芪30克，白芍15克，明天麻6克，羌活6克，川芎6克。

【用法】水煎服，每日1剂，分2次服用。

【功效】滋补肝肾，养血祛风。

【主治】斑秃属肝肾阴虚、风盛血燥者。

【来源】《简明中医皮肤病学》

～· 赵炳南自拟方 ·～

【组成】生地15克，熟地15克，鸡血藤15克，首乌藤15克，生黄芪30克，川芎9克，白芍15克，明天麻6克，冬虫夏草6克，旱莲草9克，桑椹15克，木瓜6克。

【**用法**】水煎服，每日1剂，分2次服用。

【**功效**】滋补肝肾，养血生发。

【**主治**】斑秃属肝肾不足、血虚脱发者。

【**来源**】《赵炳南临床经验集》

⌒‧ 补发饮 ‧⌒

【**组成**】熟地21克，制何首乌21克，山萸肉15克，茯苓15克，泽泻9克，当归9克，川芎9克，丹参21克，菟丝子15克，女贞子15克，旱莲草9克，枸杞子9克，侧柏叶9克。

【**用法**】水煎服，每日1剂，分2次服用。

【**功效**】补益肝肾，养血生发。

【**主治**】斑秃属肝肾阴虚者。

【**来源**】《当代中医皮肤科临床家丛书·杜锡贤》

⌒‧ 松针滋肾生发汤 ‧⌒

【**组成**】松叶10克，蒲公英15克，熟地黄10克，牡丹皮10克，茯神15克，盐山萸肉10克，白芍10克，芡实10克，沙苑子10克，牡蛎（先煎）20克，生甘草10克，菟丝子10克，薄树芝10克，昆布10克，北沙参10克。

【**用法**】水煎服，每日1剂，分2次服用。

【**功效**】滋补肝肾，填精生发。

【**主治**】斑秃属肝肾阴虚、风湿热盛者。

【**来源**】中医杂志，2020，61（1）

⌒‧ 杜锡贤自拟方 ‧⌒

【**组成**】免煎颗粒柴胡1袋，当归1袋，白芍1袋，茯苓1袋，何首乌1袋，熟地1袋，蝉蜕1袋，川芎1袋，旱莲草1袋，侧柏叶1袋，夜交藤1袋。

【用法】水冲服，每天2次。

【功效】疏肝解郁，调和气血。

【主治】斑秃属肝郁气滞、气血失和者。

【来源】《当代中医皮肤科临床家丛书·杜锡贤》

❦ · 神应养真丹化裁 · ❦

【组成】菟丝子12克，淫羊藿12克，全当归9克，大熟地12克，制首乌9克，女贞子12克，旱莲草18克，炙甘草3克，陈皮6克，升麻6克，淫羊藿3克。

【用法】水煎服，每日1剂，分2次服用。

【功效】养血祛风，安神潜镇。

【主治】斑秃属血虚风盛者。

【来源】《皮肤病五十年临证笔录》

❦ · 逍遥散化裁 · ❦

【组成】柴胡20克，当归20克，何首乌20克，女贞子20克，熟地20克，川芎15克，红花15克，防风15克，白芷15克，柏子仁6克，夜交藤6克，甘草6克。

【用法】水煎服，每日1剂，分2次服用。

【功效】滋补营血，活血化瘀。

【主治】斑秃属气滞血瘀者。

【来源】《皮肤病五十年临证笔录》

❦ · 七宝美髯丹化裁 · ❦

【组成】生地15克，熟地15克，侧柏叶15克，当归20克，黑芝麻20克，何首乌10克，山药10克，山萸肉10克，茯苓10克，枸杞子6克，菟丝子6克，代赭石（吞服）3克，黄芪9克，党参9克。

【用法】水煎服，每日1剂，分2次服用。

【功效】滋补肝肾，填精生发。

【主治】斑秃属肝肾不足者。

【来源】《皮肤病五十年临证笔录》

四物汤合六味地黄汤

【组成】生地黄15克，女贞子15克，桑椹15克，牡丹皮10克，赤芍10克，白芍10克，山茱萸10克，玄参12克，菟丝子12克，当归15克，白蒺藜15克，珍珠母30克。

【用法】水煎服，每日1剂，分2次服用。

【功效】凉血息风，养阴护发。

【主治】斑秃属血热生风者。

【来源】《实用皮肤科查房会诊》

逍遥散合桃红四物汤加减

【组成】柴胡12克，素馨花9克，丹参15克，赤芍12克，川芎6克，当归12克，桃仁9克，红花9克，青皮6克，鸡血藤30克，酸枣仁30克，甘草6克。

【用法】水煎服，每日1剂，分2次服用。

【功效】疏肝解郁，活血化瘀。

【主治】斑秃属肝郁血瘀者。

【来源】《实用皮肤科查房会诊》

人参养荣汤加减

【组成】党参15克，黄芪15克，白术12克，茯苓12克，制首乌15克，黄精15克，熟地黄15克，当归12克，大枣12枚，白芍12克，五味子9克，甘草3克。

【用法】水煎服，每日1剂，分2次服用。

【功效】健脾益气，养血生发。

【主治】斑秃属气血两虚者。

【来源】《实用皮肤科查房会诊》

·补肾生发汤·

【组成】枸杞子15克，菟丝子15克，黑桑椹15克，白芍15克，旱莲草10克，熟地10克，当归10克，天麻10克，女贞子20克，首乌藤20克，黄芪30克，川芎6克。

【用法】水煎服，每日1剂，分2次服用。

【功效】滋阴补肾，养血生发。

【主治】斑秃属肾阴不足、血虚者。

【来源】《全国名老中医验方选集》

·养血归芎饮·

【组成】当归15克，女贞子15克，川芎10克，木瓜10克，菟丝子10克，补骨脂10克，升麻10克。

【用法】水煎服，每日1剂，分2次服用。

【功效】养阴生血，滋补肝肾。

【主治】斑秃属肝肾阴虚不足者。

【来源】中国中西医结合皮肤性病学杂志，2002，1（1）

·生发饮·

【组成】生地黄20克，熟地黄20克，当归20克，墨旱莲20

克，侧柏叶15克，黑芝麻30克，制何首乌25克。

【用法】水煎服，每日1剂，分2次服用。

【功效】养血补肾。

【主治】斑秃属肾阴血不足者。

【来源】《皮肤病效验秘方》

～·　苣胜子方　·～

【组成】苣胜子9克，黑芝麻9克，桑椹9克，酒当归9克，甘草9克，菟丝子12克，炒白术15克，木瓜6克。

【用法】水煎服，每日1剂，分2次服用。

【功效】养阴补血，乌须生发。

【主治】斑秃属阴血虚弱者。

【来源】《小偏方小食物治大病》

～·　芝麻二至丸　·～

【组成】黑芝麻30克，女贞子10克，墨旱莲10克，侧柏叶10克，杞果10克，熟地黄15克，生地黄15克，黄精20克。

【用法】水煎服，每日1剂，分2次服用。

【功效】滋补肝肾。

【主治】斑秃属肝肾不足者。

【来源】《小偏方小食物治大病》

～·　加减美髯丹　·～

【组成】何首乌30克，当归30克，杭白芍12克，鱼鳔胶（烊化）9克，补骨脂9克，淡竹叶9克，菟丝子10克，枸杞子10克，怀牛膝10克，代赭石6克，连翘心4.5克，炙甘草6克。

【用法】水煎服，每日1剂，分3次服用。

【功效】补养肝血，益肾。

【主治】斑秃属肝肾不足者。

【来源】《图解秘方大全》

❧ · 鬼针苎麻汁 · ❧

【组成】鲜鬼针草200克，苎麻根150克，生姜50克，白糖30克。

【用法】顿服，每日1剂。

【功效】解毒，凉血，生发。

【主治】斑秃属血分热毒者。

【来源】《图解秘方大全》

❧ · 加味养血生发汤 · ❧

【组成】生地黄15克，熟地黄15克，鸡血藤15克，何首乌15克，白芍15克，桑椹15克，生黄芪30克，天麻6克，冬虫夏草6克，木瓜6克，旱莲草9克，川芎9克。

【用法】水煎服，每日1剂，分2次服用。

【功效】滋补肝肾，养血生发。

【主治】斑秃属肝肾阴虚不足者。

【来源】《图解秘方大全》

❧ · 桂枝加龙骨牡蛎汤加味 · ❧

【组成】桂枝10克，白芍10克，龙骨30克，牡蛎30克，何首乌20克，黑芝麻10克，桑椹15克，当归10克，补骨脂10克，骨碎补20克，甘草10克。

【用法】水煎服，每日1剂，分2次服用。

【功效】调阴阳，和营卫，固涩。

【主治】斑秃属阴阳两虚者。

【来源】《杏林碎金录30年皮外科秘典真传》

·滋肾养血祛秃汤·

【组成】熟地黄30克，当归10克，白芍15克，川芎6克，鸡血藤15克，首乌藤30克，菟丝子30克，枸杞子30克，桑椹15克，墨旱莲10克，黄芪30克，天麻6克，藁本6克。

【用法】水煎服，每日1剂，分2次服用。

【功效】补益肝肾，祛风凉血。

【主治】斑秃属肝肾亏虚、风盛血燥者。

【来源】《杏林碎金录30年皮外科秘典真传》

二、外用方

·补骨脂酊·

【组成】补骨脂180克，75%酒精360毫升。

【用法】将补骨脂碾碎置酒精内，浸泡7昼夜，过滤去渣备用。用棉球蘸药涂于患处，并摩擦5~15分钟。每日1~2次。

【功效】调和气血，活血通络。

【主治】斑秃。

【注意事项】酒精过敏者禁用，用药后避免暴晒。

【来源】《赵炳南临床经验集》

·侧柏酊·

【组成】侧柏叶12克，骨碎补6克，桑白皮6克，蛇床子6克，五倍子6克，花椒12克，附子6克，干姜6克，肉桂6克，白芷6克，菊花6克。将药加入酒精中浸泡2周。

【用法】用棉球蘸药涂于患处，每日2~3次。

【功效】祛风润燥，温经活血，补肾生发。

【主治】斑秃。

【注意事项】酒精过敏者禁用，用药后避免暴晒。

【来源】《当代中医皮肤科临床家丛书·杜锡贤》

·斑秃酊Ⅰ号·

【组成】红花6克，干姜9克，当归10克，赤芍10克，生地10克，侧柏叶10克，75%酒精300毫升。

【用法】将药浸泡在酒精中，涂擦患处。

【功效】补血凉血，活血生发。

【主治】斑秃属血虚血瘀者。

【来源】《皮肤病五十年临证笔录》

·紫云膏·

【组成】当归60克，紫草根60克，黄蜡360克，猪油30克，芝麻油1000毫升。

【用法】上药煎枯去渣备用，外搽皮肤。

【功效】养血活血，凉血润燥。

【主治】斑秃属血热血燥者。

【来源】《皮肤病五十年临证笔录》

·生发酊·

【组成】肉桂10克，木鳖子10克，桃仁10克，红花10克，麻黄10克，百部10克，斑蝥1克，75%酒精200毫升。

【用法】上药浸泡1周，备用。每日外搽2次。

【功效】活血生发。

【主治】斑秃属气血瘀阻者。

【来源】《皮肤病效验秘方》

养血生发搽剂

【组成】何首乌200克，补骨脂100克，骨碎补100克，红花30克，川芎30克，蛇床子100克，白鲜皮100克，侧柏叶200克，75%酒精2000毫升，生姜数片。

【用法】上药粗粉碎，加入75%酒精浸泡15天后过滤外搽。用生姜蘸药液涂擦患处2~3分钟，每日2~3次。

【功效】补益肝肾，养血活血，祛风生发。

【主治】斑秃属肝肾不足、血瘀生风者。

【来源】江苏中医药，2005，26（12）

三黄粉

【组成】雄黄6克，硫黄6克，雌黄1.5克，白附子15克，密陀僧6克，白及9克，麝香1克，冰片1克，朱砂6克。

【用法】用茄蒂或茄皮蘸药外用。每日1~2次。

【功效】和营血，生毛发，消斑痣。

【主治】斑秃。

【注意事项】肉芽溃疡疮面及汞过敏者禁用，此药慎勿入口。

【来源】《赵炳南临床经验集》

外用经验方一

【组成】生姜6克，生半夏（研末）15克。

【用法】先将生姜搽患部1分钟，稍停，再搽1~2分钟，然后用生半夏细末调香油涂搽之。

【功效】活络化痰生发。

【主治】斑秃属痰瘀阻滞者。

【来源】《皮肤病必效单方2000首》

外用经验方二

【组成】斑蝥10克，百部酒100毫升。

【用法】上药浸泡后外搽患部。

【功效】解毒杀虫通络。

【主治】斑秃。

【来源】《皮肤病必效单方2000首》

外用经验方三

【组成】毛姜30克，闹羊花（有毒，严禁入口）5克，白酒60克。

【用法】取前2味浸泡于酒中5天，将药酒外搽患处，每日1~2次。

【功效】祛风除湿通络。

【主治】斑秃属风湿蕴结者。

【来源】《皮肤病必效单方2000首》

外用经验方四

【组成】何首乌、当归、柏子仁各等份。

【用法】将上药烘干后研细粉，过80~100目筛，加蜜制成丸，每丸重9克。每日3次，每次1丸。

【功效】养血滋阴。

【**主治**】斑秃属阴血虚者。

【**来源**】《皮肤病必效单方2000首》

·～ 外用经验方五 ～·

【**组成**】侧柏叶20克，川芎15克，红花5克，丹参15克，当归15克，生何首乌20克，干姜10克，75%酒精300~500毫升。

【**用法**】上药切碎置于玻璃瓶中，用酒精浸泡10天备用。取药液外搽患处。每日2~3次。

【**功效**】养血活血，通络生发。

【**主治**】斑秃属血虚血瘀者。

【**来源**】中医外治杂志，2007，16（6）

（孙璐璐　刘莹　沈凌）

第十九章　黄褐斑

　　黄褐斑是一种面部出现对称性黄褐色，淡黑色斑或斑点的无自觉症状的色素异常性皮肤病。

　　中医认为本病多因情志不舒，气血运行不畅，气滞血瘀，或冲任失调等导致面失所养而致。可参考中医"黧黑斑""面尘"等病证。

一、内服方

❧·毛宇湘自拟方·❧

　　【组成】柴胡10克，赤芍15克，茯苓15克，炒白术12克，佩兰10克，当归12克，炒枳壳12克，僵蚕12克，蝉蜕10克，百合10克，阿胶10克，黄芪20克，沙参10克，川芎10克，栀子12克。

　　【用法】水煎服，每日1剂，分2次服用。

　　【功效】疏肝健脾，宣发郁火，调经行血。

　　【主治】黄褐斑属肝郁脾虚者。

　　【来源】河北中医，2014，36（7）

❧·四君子汤加减·❧

　　【组成】党参15克，白术30克，甘草10克，桔梗10克，地骨皮30克，小茴香15克，肉苁蓉30克，紫菀15克，桑白皮15克，枇杷叶15克，枳壳30克。

　　【用法】水煎服，每日1剂，分2次服用。

　　【功效】健脾化湿，养血荣面。

【主治】黄褐斑属脾虚湿盛者。

【来源】中医研究，2012，25（1）

～· 桂枝加附子汤加减 ·～

【组成】桂枝10克，白芍10克，炙甘草10克，生姜3片，大枣（擘）6枚，黑附片（先煎）5克，麦芽15克，白芷10克，枇杷叶10克，紫菀10克，桑白皮10克。

【用法】水煎服，每日1剂，分2次服用。

【功效】调和营卫，调补气血。

【主治】黄褐斑属营卫不和者。

【来源】中医研究，2012，25（1）

～· 当归芍药散 ·～

【组成】川芎9克，当归9克，茯苓12克，白术12克，泽泻15克，芍药30克。

【用法】水煎服，每日1剂，分2次服用。

【功效】养血疏肝，健脾利湿，活血调经。

【主治】黄褐斑属肝郁血虚、脾虚者。

【来源】医学理论与实践，2017，30（20）

～· 化斑汤 ·～

【组成】白芷15克，当归15克，红花15克，白芍15克，山药15克，生地15克，旱莲草15克，山茱萸15克，牡丹皮15克，丹参15克，茯苓10克，赤芍10克，泽泻10克，白僵蚕10克，甘草10克。

【用法】水煎服，每日1剂，分2次服用。

【功效】补肝肾，行气活血消斑。

【主治】黄褐斑属肝肾不足、气滞血瘀者。

【来源】光明中医，2009，24（11）

～·延附四物汤·～

【组成】柴胡10克，当归12克，川芎10克，赤芍15克，生地黄15克，红花12克，莪术6克，泽兰10克，陈皮15克，白茯苓15克，白术15克，酒大黄12克，焦山楂12克，生黄芪30克，丹参15克，薄荷（后下）6克。

【用法】水煎服，每日1剂，分2次服用。

【功效】疏肝健脾，养血活血。

【主治】黄褐斑属肝郁脾虚、气滞血瘀者。

【来源】内蒙古中医药，2018，7（7）

～·调冲消斑汤·～

【组成】柴胡10克，香附10克，白芷15克，红花3克，玫瑰花20克，菊花20克，当归10克，丹参20克，牡丹皮10克，桃仁10克，女贞子20克，墨旱莲20克，茯苓20克，黄芪30克，益母草20克，姜黄10克，甘草6克。

【用法】水煎服，每日1剂，分2次服用。

【功效】疏肝调冲，养血消斑。

【主治】黄褐斑属肝郁气滞者。

【来源】中医学报，2016，31（09）

～·自拟祛斑汤一·～

【组成】黑附片（先煎）12克，肉桂9克，熟地黄24克，山药

12克，山萸肉12克，茯苓9克，泽泻9克，牡丹皮9g。

【用法】水煎服，每日1剂，分2次服用。

【功效】温补肾阳，消斑。

【主治】黄褐斑属肾阳虚者。

【来源】光明中医，2020，35（08）

自拟祛斑汤二

【组成】女贞子15克，墨旱莲10克，党参15克，麦冬10克，五味子6克，淡豆豉10克，生栀子（杵）6克，丹参12克，制香附10克，白芍10克，合欢皮15克，炒酸枣仁15克，夜交藤15克。

【用法】水煎服，每日1剂，分2次服用。

【功效】滋阴补肾，清热安神。

【主治】黄褐斑属肝肾阴虚者。

【来源】福建中医药，2019，50（02）

自拟祛斑汤三

【组成】当归12克，柴胡12克，白芍12克，枳壳12克，川芎9克，丹皮9克，泽泻9克，甘草6克，山萸肉15克，熟地15克，女贞子15克。

【用法】水煎服，每日1剂，分2次服用。

【功效】疏肝补肾，活血消斑。

【主治】黄褐斑属肝郁肾虚者。

【来源】世界最新医学信息文摘，2016，16（99）

自拟祛斑汤四

【组成】柴胡10克，白芍10克，茯苓15克，细辛3克，麻黄5

克，桂枝10克，制附子（先煎）30克，当归15克，山药30克，菟丝子30克，鹿茸10克，泽泻20克。

【用法】水煎服，每日1剂，分2次服用。

【功效】行气解郁，温补肾阳。

【主治】黄褐斑属气郁肾虚者。

【来源】世界最新医学信息文摘，2017，17（26）

四君子汤合逍遥散加减

【组成】党参15克，茯苓15克，生白术20克，柴胡9克，当归15克，白芍12克，干姜6克，菟丝子10克，女贞子15克，郁金10克，大枣10克，炙甘草9克。

【用法】水煎服，每日1剂，分2次服用。

【功效】疏肝健脾，养血消斑。

【主治】黄褐斑属肝郁脾虚者。

【来源】光明中医，2019，34（10）

王玉玺自拟方

【组成】荆芥6克，防风6克，蝉蜕15克，黄芩15克，僵蚕15克，连翘15克，薄荷（后下）10克，桃仁10克，生地黄15克，当归15克，牡丹皮10克，赤芍15克，益母草15克，白鲜皮10克，怀山药30克，甘草10克。

【用法】水煎服，每日1剂。早、晚饭后半小时服。

【功效】祛风解表，滋阴清热。

【主治】黄褐斑属风热袭表者。

【来源】环球中医药，2017，10（11）

疏肝化瘀汤

【组成】当归10克，茯苓10克，白芍10克，白术10克，柴胡10克，桃仁12克，红花10克，生地10克，川芎5克，赤芍6克，冬瓜子10克，紫草10克，白芷10克，玫瑰花15克，菟丝子20克，丹参10克，藁本10克，仙茅10克，香附10克，丝瓜络10克。

【用法】水煎服，每日1剂，分2次服用。

【功效】疏肝理气，活血化瘀。

【主治】黄褐斑属肝郁血瘀者。

【来源】实用中医内科杂志，2018，32（02）

祛斑养颜汤

【组成】当归15克，白芍20克，川芎10克，茯苓15克，白术15克，香附10克，女贞子20克，旱莲草20克。

【用法】水煎服，每日1剂，分2次服用。

【功效】疏肝健脾，滋补肾阴。

【主治】黄褐斑属肝郁脾虚，肾阴不足者。

【来源】长春中医药大学学报，2018，34（03）

李家庚自拟方

【组成】银花20克，连翘15克，炒枳壳15克，制香附15克，柴胡10克，炒白术12克，云苓15克，伏神15克，炙远志10克，石菖蒲8克，丹参20克，赤芍20克，白芍20克，薏米20克，威灵仙15克，苏叶10克，杏仁6克，元胡索12克，白芷15克，炒山楂15克，生甘草8克。

【用法】水煎服，每日1剂，分2次服用。

【功效】理气活血，健脾祛湿，祛风消斑。

【主治】黄褐斑属气滞血瘀、外感风邪者。

【来源】湖北中医杂志，2015，37（01）

❧ 美人膏 ❧

【组成】黄精300克，枸杞300克，薏苡仁500克，茯苓200克，山药200克，决明子200克，桑叶150克，菊花150克，杏仁200克，桃仁200克，火麻仁200克，酸枣仁300克，橘皮200克，木瓜200克，金银花500克，蒲公英300克，白芷150克，肉桂30克，干姜30克，蜂蜜500克。

【用法】上药浸泡10小时，煎煮3次，得药汁50升左右，静置8小时后，进行浓缩，浓缩至2升左右，炼蜜混入，待翻"云斗"或"挂旗"后收膏，凉透后装瓶即可。服用方法为早晚空腹服，每次20毫升，开水冲服。

【功效】养气血，补肝肾，解毒祛斑。

【主治】黄褐斑属气虚血瘀、气滞血瘀者。

【来源】中医药临床杂志，2019，31（05）

❧ 归脾丸合通窍活血汤 ❧

【组成】太子参20克，白术20克，酸枣仁20克，白芍15克，川芎10克，桃仁15克，红枣10克，益母草12克，红花10克，白芷15克，升麻15克，僵蚕12克，芦荟6克，白附子（先煎）10克，当归10克，乳香6克，没药6克。

【用法】水煎服，每日1剂，分2次服用。

【功效】补益心脾，化瘀解毒，祛痰通络。

【主治】黄褐斑属心脾两虚、气郁血瘀者。

【来源】湖北中医药大学学报，2015，17（05）

桃红四物汤合逍遥散加减

【组成】当归15克，熟地黄15克，川芎10克，赤芍15克，红花15克，桃仁15克，柴胡12克，茯苓20克，薄荷（后下）6g，炙甘草6克，煨生姜6克，莪术30克，炒枳壳30克，丹参15克，三棱15克，香附15克。

【用法】水煎服，每日1剂，分2次服用。

【功效】疏肝健脾，活血养血。

【主治】黄褐斑属气滞血瘀者。

【来源】广西中医药大学学报，2015，18（03）

参苓白术散加减

【组成】党参10克，白茯苓12克，白术12克，山药30克，白扁豆12克，桔梗10克，薏苡仁30克，砂仁10克，莲子肉12克，白芷8克，白僵蚕12克，炙甘草10克。

【用法】水煎服，每日1剂，分2次服用。

【功效】益气健脾，养血消斑。

【主治】黄褐斑属脾虚者。

【来源】国医论坛，2015，30（02）

二、外用方

面膜经验方一

【组成】白芷、白僵蚕、白附子、白茯苓、冬瓜仁、白芍药、丹参、红花、当归各等份。

【用法】取珍珠母适量，烘干粉碎成细末过120目筛备用。每次40克加适量鸡蛋黄和少量蜂蜜调匀成糊状，均匀涂于面部，30分钟后取下，每周1次。

【功效】活血化瘀，润肤消斑。

【主治】黄褐斑属气滞血瘀者。

【来源】光明中医，2009，24（11）

·◆· 面膜经验方二 ·◆·

【组成】白桑蚕10克，白及10克，白茯苓10克，白附子10克，白莲子10克，白丁香30克，羌活15克，红花10克。

【用法】上药烘干研面，每次40克，温水调成糊，每周2次，每次30分钟。

【功效】活血化瘀，美白。

【主治】黄褐斑属肝郁血滞、肾虚者。

【来源】中国医疗美容，2017，7（8）

·◆· 面膜经验方三 ·◆·

【组成】桃仁5克，当归10克，木瓜10克，杏仁10克。

【用法】将中药磨成粉混合均匀，加入开水调成糊状，敷于面部，30分钟后取下。2天1次，一周3次。

【功效】活血养血，美白消斑。

【主治】黄褐斑属阴虚、气郁、血瘀者。

【来源】中国医疗美容，2014，4（5）

·◆· 珍珠美白散 ·◆·

【组成】珍珠6克，白及6克，白芷6克，白附子6克，白蔹5克，白僵蚕6克，白丁香5克。

【用法】上药研成细末，过120目筛，放入干净容器待用。睡前洁面后，取上述药物细末25克，加入10毫升的水充分搅拌调制成糊状，为避免药物干得过快，且便于清洗，可让患者在面部敷上一张面膜纸。每次20分钟，隔日1次。

【功效】活血祛瘀，美白消斑。

【主治】黄褐斑属气滞血瘀者。

【来源】时珍国医国药，2018，29（04）

❧·玉容皂·❧

【组成】浙贝母15克，白附子15克，白僵蚕9克，白芷15克，白及15克，茯苓15克，菊花9克，防风9克，滑石30克。

【用法】上述药研成细末，过80~100目筛，取20克的药物极细粉和20毫升蜂蜜，用20毫升温水调成糊状，患者洁面后敷于面部，20~30分钟后清除干净，每周3~5次。

【功效】通经活络，美白消斑。

【主治】黄褐斑属风邪袭表、气滞血瘀者。

【来源】现代中医药，2018，38（03）

❧·自制七白散·❧

【组成】白芷30克，白蔹30克，白术30克，白附子9克，白茯苓9克，白及15克，细辛9克。

【用法】上药研成粉末（过800目筛）密封备用。方法：患者常规清洁面部，然后将七白散30克用蜂蜜或白醋（干性皮肤者用蜂蜜，油性皮肤者用白醋）调成糊状，涂于面部成膜，厚度约0.5厘米，并加盖保鲜膜（事先将双眼、鼻及唇部挖孔）约30分钟后清洗。每日1次。

【功效】通经活络，美白消斑。

【主治】黄褐斑各种证型。

【来源】中国民间疗法，2012，20（02）

❧ · 紫白散 · ❧

【组成】当归100克，红花100克，三七200克，白附子100克，白茯苓200克，僵蚕100克，紫草100克，白芷200克，白及100克。

【用法】上药共研细末，过80目筛，置于阴凉干燥的容器内备用。取紫白散面膜粉10克，用蜂蜜加水适量调匀成糊状敷于面部色斑处，30~40分钟后用温水洗净，每日1次。

【功效】活血通络，美白消斑。

【主治】黄褐斑属气滞血瘀者。

【来源】中国中西医结合皮肤性病学杂志，2012，11（06）

❧ · 归白散 · ❧

【组成】当归10克，紫草10克，茯苓10克，僵蚕10克，白附子10克，白及20克，蒺藜10克，皂角刺10克，三七3克，薏苡仁10克。

【用法】上药研成粉末（过800目筛），密封备用。取归白散10克用温开水（水温在37℃左右）调成糊状，并加盖石膏模约30分钟，待石膏模散热、凝固、冷却，除去硬模洗净。

【功效】祛风化湿，活血消斑。

【主治】黄褐斑属气滞血瘀者。

【来源】河北中医，2010，32（12）

❧ · 自拟面膜方 · ❧

【组成】白芷，白术，白及，白僵蚕，白扁豆，白牵牛，白附子，白茯苓，白杏仁。

【**用法**】上述中药按1∶1比例研细末，过200目筛，可于清洁面部后取适量药粉加牛奶调至糊状敷面，20~25分钟后洗净。每周3次。

【**功效**】通经络，美白润肤。

【**主治**】黄褐斑。

【**来源**】基层医学论坛，2019，23（01）

（刘艳丽）

第二十章　白癜风

　　白癜风是一种原发性的局限性和泛发性色素脱失症。临床上以皮肤颜色减退、变白，皮损境界清楚，无自觉症状为特征。

　　中医认为本病多因七情内伤，肝气郁结，气机不畅，复感风邪，搏于肌肤，致气血失和，皮肤失养而致。常见证型为：气血失和型、气血瘀阻型、寒滞经络型、肝肾不足型、肝郁气滞型、脾胃不和型。本病可参考中医"白癜""白驳风"等病证。

一、内服方

～ · 白驳丸加减 · ～

【组成】当归10克，鸡血藤15克，防风10克，白蒺藜30克，补骨脂10克，赤芍10克，红花10克，陈皮，黄芪15克，川芎10克，黑豆皮15克，首乌藤15克。

【用法】水煎服，每日1剂，分2次服用。

【功效】养血疏风，调和气血。

【主治】白癜风属风邪袭腠、气血失和者。

【来源】《简明中医皮肤病学》

～ · 白癜饮 · ～

【组成】熟地15克，制首乌15克，沙苑子15克，补骨脂10克，旱莲草10克，枸杞子10克，白蒺藜15克，浮萍10克，苍耳子10克，当归10克，川芎10克，白芷10克，豨莶草15克，甘草6克。

【用法】水煎服，每日1剂，分2次服用。

【功效】补益肝肾，祛风活血。

【主治】白癜风属肝肾不足者。

【来源】《当代中医皮肤科临床家丛书·杜锡贤》

ᘮ · 消白汤 · ᘰ

【组成】黄芪20克，党参15克，川芎9克，赤芍10克，当归20克，元胡6克，菟丝子10克，补骨脂15克，八月札12克，刺蒺藜6克，何首乌30克，丹参10克，生地黄10克，熟地黄10克，白术12克，红花6克，白芷5克，防风9克，女贞子20克，郁金10克。

【用法】水煎服，每日1剂，分2次服用。

【功效】补肝肾益精血

【主治】白癜风属肝肾不足者。

【来源】中医临床研究，2020，12（13）

ᘮ · 补肾活血方 · ᘰ

【组成】桑寄生30克，熟地黄10克，女贞子10克，沙苑子12克，红花10克，赤芍10克，白芷10克，白蒺藜12克，独活10克。

【用法】水煎服，每日1剂，分2次服用。

【功效】补益肝肾，祛风活血。

【主治】白癜风属肝肾不足者。

【来源】中华中医药杂志，2017，32（11）

ᘮ · 玄机汤 · ᘰ

【组成】紫草25克，草河车50克，丹参50克，川芎15克，浮萍50克，刘寄奴25克，琥珀10克，地龙10克，牡丹皮25克，土鳖虫10克，威灵仙25克。

【用法】水煎服，每日1剂，分2次服用。

【功效】理血活血，通络祛风。

【主治】白癜风属气血瘀阻者。

【来源】中医杂志，1981

·消斑汤·

【组成】当归10克，川芎10克，何首乌15克，菟丝子15克，补骨脂10克，羌活10克，独活10克，防风15克，白芷10克，女贞子15克，旱莲草15克，黄芪15克，甘草10克。

【用法】水煎服，每日1剂，分2次服用。

【功效】益肝肾，补脾胃，祛风湿，通经络。

【主治】白癜风属肝肾阴虚、气滞血瘀者。

【来源】中医杂志，2006，47（3）

·欧柏生自拟方一·

【组成】当归12克，桂枝12克，白芍12克，细辛（后下）3克，白芷5克，通草6克，制附子（先煎1个小时)15克，补骨脂8克，干姜8克，大枣8枚，桃仁12克，红花5克，熟地黄30克，川芎8克，炙甘草6克。

【用法】水煎服，每日1剂，分2次服用。

【功效】温经通络，活血化瘀。

【主治】白癜风属寒滞经络者。

【来源】中医杂志，2012，53（16）

·欧柏生自拟方二·

【组成】党参5克，防风4克，黄芪6克，白术5克，茯苓5克，山药8克，薏苡仁10克，砂仁2克，桔梗5克，莲子3克，白扁豆6克，大枣3克，甘草3克，制附子（先煎）3克，干姜3克，补骨脂3克，白芷3克。

【用法】水煎服，每日1剂，分2次服用。

【功效】温中健脾，益气除湿。

【主治】儿童白癜风属脾胃虚弱、气血不和者。

【来源】中医杂志，2012，53（16）

❧·欧柏生自拟方三·❧

【组成】柴胡6克，枳实12克，白芍20克，郁金10克，制附子（先煎1个小时）15克，干姜8克，桃仁10克，红花6克，川芎6克，补骨脂10克，白芷6克，女贞子10克，墨旱莲10克，煅龙骨30克，煅牡蛎30克，生姜8克，大枣10克，甘草6克。

【用法】水煎服，每日1剂，分2次服用。

【功效】疏肝解郁，调和气血。

【主治】青壮年白癜风属肝郁气滞者。

【来源】中医杂志，2012，53（16）

❧·浮萍丸·❧

【组成】紫背浮萍（洗净）1斤。

【用法】上药研为细末，炼蜜为丸如梧桐子大。温水送服，每天2次，每日6~9克。

【功效】散风祛湿，清热解毒，调和气血。

【主治】白癜风属气血失和者。

【来源】《赵炳南临床经验集》

❧ · 蓼花膏 · ❧

【组成】鲜白蓼花纯花（洗净）5千克。

【用法】选鲜白蓼花纯花5千克，加净水40升，煎煮3小时后，过滤取汁，再煎煮浓缩至1500克成膏；加入等量蜂蜜，贮存备用。温水送服，每天2次，每次3克。

【功效】祛风活血，退白斑。

【主治】白癜风属气血失和者。

【来源】《赵炳南临床经验集》

二、外用方

❧ · 补骨脂酊 · ❧

【组成】补骨脂180克，75%酒精360毫升。

【用法】将补骨脂碾碎置酒精内，浸泡7昼夜，过滤去渣备用。用棉球蘸药涂于患处，每日2次。

【功效】调和气血，活血通络。

【主治】白癜风。

【注意事项】酒精过敏者禁用，用药后避免暴晒。

【来源】《赵炳南临床经验集》

❧ · 消白酊 · ❧

【组成】补骨脂200克，白芷100克，丹参150克，乌梅100克。

【用法】将上药共研粗末，加入1升75%酒精溶液中密闭浸泡，每日振荡1次，10天后取浸出液及榨出液，用消毒纱布过滤后备用。用棉球蘸药涂于患处，每日3次，涂药前摩擦患处3分钟。

【功效】温通经络，活血祛瘀。

【主治】白癜风。

【注意事项】酒精过敏者禁用，用药后避免暴晒。

【来源】新疆医科大学学报，2013，36（8）

～ · 祛白酊 · ～

【组成】人参3克，黄芪3克，制首乌4克，女贞子3克，熟地黄2克，白鲜皮3克，千年健3克。

【用法】用酒精渗漉提取，制成20%浓度酊剂，用棉球蘸药涂于患处，每日2次。

【功效】益气固表，补益肝肾，祛风通络。

【主治】白癜风。

【注意事项】酒精过敏者禁用，用药后避免暴晒。

【来源】中国中西医结合杂志，1998，18（3）

～ · 三黄粉 · ～

【组成】雄黄6克，硫黄6克，雌黄1.5克，白附子15克，密陀僧6克，白及9克，麝香1克，冰片1克，朱砂6克。

【用法】用茄蒂或茄皮蘸药外用。每日1~2次。

【功效】和营血，生毛发，消斑痣。

【主治】白癜风。

【注意事项】肉芽溃疡疮面及汞过敏者禁用，此药慎勿入口。

【来源】《赵炳南临床经验集》

～ · 密陀僧散 · ～

【组成】雄黄6克，硫黄6克，密陀僧3克，蛇床子6克，轻粉1.5克，石硫黄3克。

【用法】蜜水调擦，每日2次。

【**功效**】散风，杀虫。

【**主治**】白癜风。

【**注意事项**】对肉芽溃疡疮面及汞过敏者禁用，此药慎勿入口。

【**来源**】《赵炳南临床经验集》

（孙璐璐）

第二十一章　结节性红斑

结节性红斑是发生于下肢伸侧的结节红斑性、皮肤血管炎性皮肤病。其病因复杂，发病机制尚不十分清楚。其临床特点是散在性皮下结节，鲜红至紫红色，大小不等，疼痛或压痛，好发于小腿伸侧，青年女性多见，春秋季节好发，病程局限，易复发。

本病可参考中医的"瓜藤缠""湿毒流注""梅核火丹""室火丹"等病证。

一、内服药

·　活血汤化裁　·

【组成】黄柏25克，苍术25克，木瓜25克，丹参25克，蒲公英25克，防己15克，赤芍15克，当归15克，牛膝15克，陈皮15克，独活15克，透骨草15克，伸筋草15克，红花6克，甘草1克。

【用法】水煎服，每日1剂，分2次服用。

【功效】清热利湿，活血通路。

【主治】结节性红斑属湿热瘀滞者。

【来源】《皮肤病五十年临证笔录》

·　益脾除寒汤化裁　·

【组成】木瓜25克，薏苡仁25克，苍术25克，独活25克，秦艽15克，当归15克，茯苓15克，桃仁15克，白术15克，丹参15克，防己15克，陈皮15克，透骨草15克，五加皮15克，川芎15

克，桂枝9克。

【用法】水煎服，每日1剂，分2次服用。

【功效】健脾燥湿，疏风散寒。

【主治】结节性红斑属寒湿风盛者。

【来源】《皮肤病五十年临证笔录》

化瘀祛滞汤化裁

【组成】桑寄生25克，丹参25克，木瓜25克，黄芪25克，山药25克，防风15克，荆芥15克，牛膝15克，防己15克，厚朴15克，独活15克，当归15克，王不留行15克，狗脊15克，制附子（先煎）15克，炮姜15克，制川乌15克。

【用法】水煎服，每日1剂，分2次服用。

【功效】温化寒湿，活血化瘀。

【主治】结节性红斑属血瘀凝滞者。

【来源】《皮肤病五十年临证笔录》

通络方加减

【组成】当归10克，赤芍10克，桃仁10克，红花6克，泽兰10克，茜草10克，制香附10克，王不留行10克，牛膝15克，生地黄20克，牡丹皮12克，紫草12克，甘草5克。加减：有瘀滞者，加炒三棱10克，地龙10克；痛甚者，加乳香10克，没药10克。

【用法】水煎服，每日1剂，分2次服用。

【功效】清热凉血，化瘀通络。

【主治】结节性红斑属血热瘀滞者。

【来源】《实用皮肤科查房会诊》

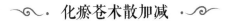

化瘀苍术散加减

【组成】苍术10克，黄柏10克，薏苡仁15克，生地黄20克，牡丹皮10克，赤芍10克，王不留行10克，当归尾10克，木瓜12克，伸筋草15克，防己10克，甘草6克。加减：结节肿大者，加夏枯草10克，生牡蛎15克；关节痛甚者，加秦艽10克，威灵仙12克。

【用法】水煎服，每日1剂，分2次服用。

【功效】清热利湿，化瘀通路。

【主治】结节性红斑属湿热下注者。

【来源】《实用皮肤科查房会诊》

当归四逆汤加减一

【组成】当归15克，桂枝10克，赤芍15克，炒白术20克，茯苓20克，秦艽10克，木瓜10克，独活10克，丹参10克，鸡血藤20克，炙甘草6克，大枣10克。加减：短气无力者，加黄芪30克，党参20克；畏寒肢冷者，加炮附子6克，干姜6克。

【用法】水煎服，每日1剂，分2次服用。

【功效】温经散寒，除湿通络。

【主治】结节性红斑属寒湿凝结者。

【来源】《实用皮肤科查房会诊》

当归四逆汤加减二

【组成】当归10克，桂枝15克，细辛3克，芍药15克，甘草3克，鸡血藤30克，牛膝15克，大枣15克。加减：寒甚者加吴茱萸15克，干姜15克；湿甚者加白术20克，茯苓15克；瘀滞甚者加丹参20克，川芎10克。

【用法】水煎服，每日1剂，分2次服用。

【功效】温经散寒，除湿痛络。

【主治】结节性红斑属寒湿阻络者。

【来源】《风湿免疫病诊断与治疗要点》

四妙勇安汤加味

【组成】金银藤30克，玄参30克，当归30克，红藤20克，鸡血藤30克，桃仁10克，红花10克，白芷10克，桔梗15克，甘草3克。

【用法】水煎服，每日1剂，分2次服用。

【功效】清热解毒，活血化瘀。

【主治】结节性红斑属热毒血瘀者。

【来源】四川中医，2007，25（11）

清热通络汤加减

【组成】金银花30克，鸡血藤30克，连翘15克，威灵仙10克，忍冬藤20克，络石藤20克，萆薢10克，黄芪15克，地龙10克，苍术20克，黄柏15克。加减：发热、汗出者，加柴胡10克，知母15克，石膏20克；咽痛者，加牛蒡子10克，薄荷5克；湿盛者，加薏苡仁20克，滑石10克。

【用法】水煎服，每日1剂，分2次服。

【功效】疏风散热，除湿通络。

【主治】结节性红斑属风热夹湿者。

【来源】《风湿免疫病诊断与治疗要点》

茵陈赤小豆汤合三妙丸加减

【组成】茵陈15克，赤小豆15克，连翘15克，忍冬藤20克，

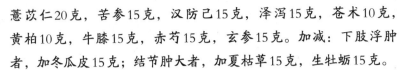

薏苡仁20克，苦参15克，汉防己15克，泽泻15克，苍术10克，黄柏10克，牛膝15克，赤芍15克，玄参15克。加减：下肢浮肿者，加冬瓜皮15克；结节肿大者，加夏枯草15克，生牡蛎15克。

【用法】水煎服，每日1剂，分2次服用。

【功效】清热利湿，活血通络。

【主治】结节性红斑属湿热下注者。

【来源】《风湿免疫病诊断与治疗要点》

通络方加减

【组成】牡丹皮15克，赤芍15克，王不留行10克，泽兰10克，当归10克，红花10克，桃仁10克，川牛膝15克，白花蛇舌草30克，土茯苓30克，忍冬藤30克，生甘草5克。加减：血热甚者，加生地黄15克，紫草15克，玄参20克；瘀滞甚者，加三棱10克，莪术10克，地龙15克；痛甚者加乳香10克，没药10克。

【用法】水煎服，每日1剂，分2次服用。

【功效】清热凉血，化瘀通络。

【主治】结节性红斑属血热内蕴者。

【来源】《风湿免疫病诊断与治疗要点》

桃红四物汤加味

【组成】桃仁10克，红花12克，生地黄15克，当归10克，川芎10克，赤芍10克，鬼箭羽15克，丹参20克，鸡血藤30克。加减：病初有湿热者，加金银花20克，薏苡仁15克，黄柏12克；结节大者，加夏枯草15克，生牡蛎30克；痒者加苦参15克，白鲜皮15克；痛甚者，加延胡索12克。

【用法】水煎服，每日1剂，分2次服用。

【功效】活血化瘀，软坚散结。

【主治】结节性红斑属气滞血瘀者。

【来源】《风湿免疫病诊断与治疗要点》

∾· 四妙散、五苓散合凉血五根汤加减 ·∾

【组成】苍术10克，生薏苡仁30克，黄柏10克，金银花20克，络石藤15克，生当归15克，乳香10克，茯苓10克，泽泻10克，生甘草6克，桂枝10克，白茅根30克，紫草根10克，茜草根10克，川牛膝10克。

【用法】水煎服，每日1剂，分2次服用。

【功效】清利湿热，活血通络，利水消肿。

【主治】结节性红斑属湿热下注、气滞血瘀、经络阻隔者。

【来源】《当代中医皮肤科临床家丛书·段逸群》

∾· 桂芍知母汤加减 ·∾

【组成】桂枝15克，白芍24克，知母10克，秦艽18克，银花20克，忍冬藤20克，紫花地丁20克，制乳香10克，制没药10克，蒲公英20克，生甘草10克。

【用法】水煎服，每日1剂，分2次服用。

【功效】清热凉血，消肿定痛。

【主治】结节性红斑属湿热瘀阻者。

【来源】《精准辨证分期治癌·李斯文学术思想及临床经验撷萃》

∾· 经验方一 ·∾

【组成】紫草10克，茜草10克，白茅根15克，黄柏10克，鸡血藤15克，金银藤30克，赤芍10克，浙贝10克，红花6克，牛膝10克，甘草6克。

【用法】水煎服，每日1剂，分2次服用。

【功效】清热解毒，凉血活血。

【主治】结节性红斑属血热毒盛者。

【来源】河北中医，2010（1）

经验方二

【组成】黄芩9克，黄柏9克，生石膏30克，丹参9克，苡仁18克，乳香9克，鸡血藤9克，桃仁9克，红花9克，没药9克，牛膝9克。

【用法】水煎服，每日1剂，分2次服用。

【功效】清热燥湿，活血通络。

【主治】结节性红斑属湿热下注、经络瘀滞者。

【来源】《重订古今名医临证金鉴·皮肤病卷》

经验方三

【组成】昆明山海棠20克。

【用法】水煎服，每日1剂，分2次服用。

【功效】祛风除湿，活血舒筋。

【主治】结节性红斑属风湿血瘀者。

【来源】《新编皮肤病防治必读》

经验方四

【组成】木瓜12克，鸡血藤30克。

【用法】水煎服，每日1剂，分2次服用。

【功效】化湿活血通络。

【主治】结节性红斑属瘀血阻络者。

【来源】《新编皮肤病防治必读》

经验方五

【组成】金银花15克，秦艽9克，鲜生地15克，当归尾9克，赤芍9克，草红花9克，桃仁9克，黄柏6克，菊花9克，川牛膝9克，桑枝9克。

【用法】水煎服，每日1剂，分2次服用。

【功效】清热疏风，活血通络利湿。

【主治】结节性红斑属湿热下注，经络阻隔，气血凝滞者。

【来源】《皮肤病大国医经典医案诠解（病症篇）》

经验方六

【组成】黄芪30克，太子参15克，桂枝12克，忍冬藤30克，土茯苓30克，黄柏12克，生白芍15克，川牛膝12克，红糖15克，大青叶30克，茜草15克，紫草9克，生薏苡仁30克，丹皮15克，丹参30克，莪术15克，当归12克，珍珠母（先煎）30克，生牡蛎（先煎）30克，代赭石（先煎）30克，生甘草6克。

【用法】水煎服，每日1剂，分2次服用。

【功效】补气活血，通络祛瘀。

【主治】结节性红斑属气虚血瘀、瘀滞经络者。

【来源】《当代中医皮肤科临床家丛书·李斌》

经验方七

【组成】黄芪30克，黄精15克，党参15克，珠儿参15克，丹皮15克，丹参15克，玄参15克，红糖15克，汉防己15克，大青叶15克，桑叶30克，鸡血藤15克，土茯苓15克，落得打15克，龙葵15克，土牛膝30克。

【用法】水煎服，每日1剂，分2次服用。

【功效】清热利湿，活血通络。

【主治】结节性红斑属湿热瘀阻者。

【来源】《当代中医皮肤科临床家丛书·李斌》

经验方八

【组成】黄芩12克，生地黄15克，牡丹皮10克，大青叶10克，薏苡仁15克，珍珠母（先煎）30克，灵磁石（先煎）30克，生牡蛎（先煎）30克，黄芩30克，太子参15克，桂枝12克，忍冬藤30克，川牛膝12克，黄柏12克，红糖30克，土茯苓30克，丹参30克，甘草6克。

【用法】水煎服，每日1剂，分2次服用。

【功效】清热凉血除湿，活血化瘀止痛。

【主治】结节性红斑属湿热瘀阻者。

【来源】《当代中医皮肤科临床家丛书·李斌》

经验方九

【组成】白花蛇舌草20克，半枝莲20克，连翘20克，牡丹皮20克，生地榆20克，熟大黄10克，青黛（包煎）10克，山慈菇15克，桃仁10克，红花10克，莪术15克，荜澄茄12克，白芥子10克。

【用法】水煎服，每日1剂，分2次服用。

【功效】清热解毒，清营凉血，软坚活血。

【主治】结节性红斑属毒热血瘀者。

【来源】《清热解毒法治疗风湿病》

·经验方十·

【组成】紫草根15克，茜草根15克，白茅根15克，板蓝根15克，忍冬藤15克，鸡血藤15克，连翘15克，黄柏10克，防己10克，夏枯草15克，丹参15克，赤芍15克，红花15克，木瓜10克，甘草6克。

【用法】水煎服，每日1剂，分2次服用。

【功效】清热除湿，凉血活血，软坚散结。

【主治】结节性红斑属湿热下注者。

【来源】《贺菊乔老中医临床经验荟萃》

·经验方十一·

【组成】苍术10克，白术10克，茯苓10克，扁豆10克，薏苡仁20克，桂枝6克，秦艽15克，独活10克，木瓜10克，当归10克，赤芍15克，鸡血藤15克，老鹳草10克，甘草6克。

【用法】水煎服，每日1剂，分2次服用。

【功效】健脾燥湿，温经散寒，活血散结。

【主治】结节性红斑属寒湿凝滞者。

【来源】《贺菊乔老中医临床经验荟萃》

二、外用方

·祛毒粉·

【组成】马齿苋30克，薄荷3克，草红花3克，大黄3克，地丁30克，雄黄3克，败酱草30克，赤芍24克，生石膏24克，绿豆粉45克，白及6克，血竭6克，冰片3克。

【用法】上药研极细粉，每6克药粉加冰片3克，温水调敷患处，每日1次。

【功效】清热解毒，消肿散结。

【主治】结节性红斑属热毒蕴结者。

【来源】《赵炳南临床经验集》

· 金黄膏 ·

（中成药）

【组成】天花粉，黄柏，大黄，姜黄，苍术，陈皮，厚朴，白芷，南星，甘草等。

【用法】外涂患处，每日1次。

【功效】清热解毒，消肿止痛。

【主治】结节性红斑属热毒炽盛（急性期结节红肿疼痛明显）者。

【来源】《中医临床诊疗指南释义·皮肤病分册》

· 冲和膏一 ·

（中成药）

【组成】紫芥皮，乳香，甘草，白芷，没药等。

【用法】外涂患处，每日1次。

【功效】清热除湿，活血化瘀。

【主治】结节性红斑属湿热血瘀（缓解期结节红肿不明显，疼痛较轻）者。

【来源】《中医临床诊疗指南释义·皮肤病分册》

❧·冲和膏二·❧

（中成药）

【组成】赤芍，白芷，防风，独活，龙脑，石菖蒲。

【用法】外涂患处，日1~2次。

【功效】消肿散结。

【主治】结节性红斑属风热蕴肤（似溃未溃，介于半阴半阳）者。

【来源】《中成药临床应用指南·皮肤病分册》

❧·紫色消肿膏·❧

（中成药）

【组成】紫草，升麻，赤芍，当归，防风，贯众，红花，儿茶，血竭等。

【用法】外涂患处，日1次。

【功效】活血化瘀，软坚消肿止痛。

【主治】结节性红斑属血瘀（结节较大，疼痛较著）者。

【来源】《中医临床诊疗指南释义·皮肤病分册》

❧·四黄膏·❧

（中成药）

【组成】黄连，黄芩，土大黄，黄柏，芙蓉叶，泽兰。

【用法】用纱布块涂药一层，贴肿块上，用胶布固定。

【功效】清热解毒，消肿止痛。

【主治】结节性红斑属热毒炽盛（肿块红热疼痛）者。

【来源】《中成药临床应用指南·皮肤病分册》中国中医药出版社

·۞· 玉露膏 ·۞·

【**组成**】黄丹250克，水粉200克。

【**用法**】外涂患处，每日1~2次。

【**功效**】生肌敛口止痛。

【**主治**】结节性红斑属热毒浸肤者。

【**来源**】《中成药临床应用指南·皮肤病分册》

·۞· 复方骆驼蓬子软膏 ·۞·
（中成药）

【**组成**】骆驼蓬子，天仙子，秋水仙。

【**用法**】适量，外涂患处，每日2次。

【**功效**】消肿止痒，散气止痛。

【**主治**】结节性红斑属寒湿者。

【**来源**】《中成药临床应用指南·皮肤病分册》

·۞· 紫草茸油 ·۞·

【**组成**】紫草茸500克，芝麻油2500克。

【**用法**】将药置铜锅内，油浸一昼夜，文火熬至焦枯，离火过滤去渣，取油贮磁皿内备用，涂敷患处，日1~2次。

【**功效**】活血散瘀软坚。

【**主治**】结节性红斑属血瘀者。

【**来源**】《中华传世医方》

·۞· 清凉膏 ·۞·

【**组成**】大黄30克，当归20克，紫草5克。

【**用法**】上药研极细末，加麻油500克、黄蜡30克混合均匀，外涂患处，每日2次。

【功效】清热解毒，活血散结。

【主治】结节性红斑属热毒血瘀者。

【来源】《当代中医皮肤科临床家丛书·鲁贤昌》

❧·外用经验方一·❧

【组成】新鲜马齿苋适量。

【用法】捣碎后外敷患处，每日换药2次。

【功效】清热解毒。

【主治】结节性红斑属热毒炽盛者。

【来源】《皮肤病妙法良方》

❧·外用经验方二·❧

【组成】蒲公英30克，丹参30克，紫草30克，荆芥20克，牡丹皮20克，当归20克。

【用法】上药水煎外洗，日1次。

【功效】清热解毒，凉血活血。

【主治】结节性红斑属血热毒瘀者。

【来源】《皮肤病妙法良方》

❧·外用经验方三·❧

【组成】蒺藜子30克，白鲜皮15克，槐花15克，威灵仙10克，皂角刺10克，苦参10克，蛇床子3克，蝉蜕3克，全蝎3克。

【用法】上药久煎，泡洗患处，每日1剂。

【功效】清热解毒，散结止痒。

【主治】结节性红斑属热毒凝结者。

【来源】《皮肤病妙法良方》

·～ 外用经验方四 ·～

【组成】全蝎5克，乌梢蛇5克，昆布10克，海藻10克，蒺藜子10克，威灵仙10克，黄柏10克，蜈蚣6条。

【用法】上药久煎，泡洗患处，隔2日泡洗1次。

【功效】祛风止痒，活血散结化瘀。

【主治】结节性红斑属热毒瘀结者。

【来源】《皮肤病妙法良方》

·～ 外用经验方五 ·～

【组成】威灵仙30克，苦参30克，生地榆60克，红藤60克。

【用法】上药煎药汁湿敷外洗患处，每日2次。

【功效】清热解毒通络。

【主治】结节性红斑属热毒瘀阻经络者。

【来源】《风湿免疫病诊断与治疗要点》

·～ 外用经验方六 ·～

【组成】嫩桑枝250克，鲜槐枝500克（或蒺藜蔓500克）。

【用法】上药煎汤外洗，加热再洗，每日3次。洗后用纱布裹患处以避风。

【功效】疏利关节，祛风止痛。

【主治】结节性红斑属风邪入络者。

【来源】《重订古今名医临证金鉴·痹证卷（下）》

（刘莹 沈凌）

第二十二章　红斑狼疮

红斑狼疮是一种可累及皮肤和全身多脏器的自身免疫性结缔组织病。临床常见类型为盘状红斑狼疮和系统性红斑狼疮。特点：盘状红斑狼疮好发于面颊部，主要表现为皮肤损害，多为慢性局限性；系统性红斑狼疮除有皮肤损害外，常同时累及全身多系统、多脏器，病变呈慢性经过，预后较差。多见于15~40岁女性。

本病可参考中医"红蝴蝶疮""马缨丹""鸟啄疮""鸦陷疮""鬼脸疮""茱萸丹""阴虚发斑疮""阳毒发斑"等病证。

一、内服方

～・犀角地黄汤化裁・～

【组成】水牛角（先煎）30克，生地黄30克，鱼腥草30克，赤芍12克，牡丹皮12克，紫草15克，葛草根15克，青蒿15克。

【用法】每日1剂，分2次服。

【功效】清热解毒，凉血除毒。

【主治】盘状红斑狼疮属血热邪毒（急性皮肤型）者。

【来源】《皮肤病五十年临证笔录》

～・变通逍遥散化裁・～

【组成】当归15克，赤芍10克，白芍10克，丹参10克，柴胡6克，茯苓12克，郁金9克，陈皮12克，川楝子6克，生甘草1克。

【用法】水煎服，每日1剂，分2次服用。

【功效】疏肝理脾，活血化瘀。

【主治】盘状红斑狼疮属肝脾不和（亚急性皮肤型）者。

【来源】《皮肤病五十年临证笔录》

∽·知柏地黄汤化裁·∾

【组成】知母10克，黄柏10克，山萸肉10克，山药10克，牡丹皮10克，茯苓10克，泽泻10克，地骨皮10克，青蒿12克，熟地20克，生甘草3克。

【用法】水煎服，每日1剂，分2次服用。

【功效】滋阴益肾，清降虚火。

【主治】盘状红斑狼疮属肾阴不足（慢性皮肤型）者。

【来源】《皮肤病五十年临证笔录》

∽·犀角地黄汤合清营汤加减·∾

【组成】水牛角（先煎）30克，大生地15克，粉丹皮10克，京玄参10克，金银花15克，川黄连3克，紫草根15克，凌霄花10克，漏芦10克，甘中黄6克，乌梢蛇10克，苦参10克，地肤子10克。

【用法】水煎服，每日1剂，分2次服用。

【功效】清营解毒。

【主治】盘状红斑狼疮属营分热毒深者。

【来源】《重订古今名医临证金鉴·皮肤病卷》

∽·羚羊角散合花斑汤化裁·∾

【组成】生玳瑁9克，羚羊角粉（冲服）0.1~1克，秦艽12克，黄连6克，漏芦15克，乌梢蛇15克，白茅根30克，石斛30克，天花粉9克，生石膏60克，金银花炭15克，生地30克，牡丹皮9克，生甘草1克。

【用法】水煎服，每日1剂，分2次服用。

【功效】清热解毒，凉血通络。

【主治】系统性红斑狼疮属热毒炽盛（皮肤型）者。

【来源】《皮肤病五十年临证笔录》

·᭢ ᮡ· 通经解毒汤 ·᭢ ᮡ·

【组成】黄精16克，黄芪28克，鸡血藤28克，秦艽28克，乌梢蛇6克，丹参28克，莲子心11克，玉竹7克，白人参6克，白芍16克，当归16克，女贞子28克，熟地黄28克，川连6克。

【用法】水煎服，每日1剂，分2次服用。

【功效】补血养血，解毒凉血。

【主治】系统性红斑狼疮属气血虚弱、热毒蕴结者。

【来源】《皮肤病传承老药方》

·᭢ ᮡ· 安神养阴汤 ·᭢ ᮡ·

【组成】石莲子7克，紫石英7克，莲子心7克，建莲子7克，合欢花7克，白人参7克，生黄芪16克，党参28克，南沙参16克，北沙参16克，乌梢蛇6克，秦艽7克，川黄连6克。

【用法】水煎服，每日1剂，分2次服用。

【功效】养阴益气，解毒安神。

【主治】系统性红斑狼疮属气阴两虚者。

【来源】《皮肤病传承老药方》

二仙汤合右归丸化裁

【组成】仙茅9克，淫羊藿9克，菟丝子9克，补骨脂15克，川断9克，山药15克，黄柏9克，萸肉9克，知母9克，熟地9克，泽泻9克。

【用法】水煎服，每日1剂，分2次服用。

【功效】益肾补气，滋阴壮阳。

【主治】系统性红斑狼疮属阴阳两虚（肾病型）者。

【来源】《皮肤病五十年临证笔录》

天王补心丹合身痛逐瘀汤化裁

【组成】紫石英30克，石莲子9克，白人参9克，北沙参30克，当归9克，生黄芪30克，秦艽15克，乌梢蛇9克，黄连6克，远志9克，丹参15克，合欢花9克。

【用法】水煎服，每日1剂，分2次服用。

【功效】养心安神，活血败毒。

【主治】系统性红斑狼疮属毒邪攻心（心病型）者。

【来源】《皮肤病五十年临证笔录》

凉血护阴汤

【组成】白茅根28克，生玳瑁8克（先煎），生地炭8克，金银花炭8克，天花粉8克，石斛8克，玄参16克，牡丹皮16克，板蓝根28克，鱼腥草16克，重楼16克，白花蛇舌草28克。

【用法】水煎服，每日1剂，分2次服用。

【功效】解毒清热，护阴凉血。

【主治】红斑狼疮属气阴两伤、血脉瘀阻者。

【来源】《皮肤病传承老药方》

❧ · 沙参益气汤 · ❧

【组成】石斛15克，南沙参16克，北沙参16克，天花粉16克，白茅根28克，旱莲草16克，地骨皮16克，黄芪16克，太子参26克，黄精8克，丹参16克，鸡血藤28克，秦艽28克，乌梢蛇8克，重楼16克，白花蛇舌草28克。

【用法】水煎服，每日1剂，分2次服用。

【功效】益气养阴，通络凉血活血。

【主治】红斑狼疮属气阴两虚，血热络瘀者。

【来源】《皮肤病传承老药方》

❧ · 活血滋补汤 · ❧

【组成】太子参16克，黄芪16克，白术8克，茵陈16克，柴胡8克，枳壳8克，厚朴8克，香附8克，女贞子28克，菟丝子16克，丹参16克，鸡血藤16克，秦艽28克，益母草8克，重楼16克，白花蛇舌草28克。

【用法】水煎服，每日1剂，分2次服用。

【功效】滋肝补肾，疏肝健脾，通络活血。

【主治】红斑狼疮属肝肾阴虚、脾虚血瘀者。

【来源】《皮肤病传承老药方》

❧ · 解毒通络汤 · ❧

【组成】红花16克，丹参16克，莪术8克，薏苡仁28克，夏枯草16克，生地黄28克，牡丹皮16克，赤芍8克，鸡冠花8克，野菊花8克，青蒿28克，茵陈28克，秦艽16克，乌梢蛇6克，蚤休16克，白花蛇舌草28克。

【用法】水煎服，每日1剂，分2次服用。

【功效】化瘀活血，解毒通络，软坚散结。

【主治】盘状红斑狼疮属气血瘀滞、外感毒邪者。

【来源】《皮肤病传承老药方》

～· 秦艽汤加减方 ·～

【组成】秦艽30克，丹参30克，黄芪30克，鸡血藤30克，熟地30克，女贞子30克，归身15克，白芍15克，黄精15克，莲子心12克，白干参6克，乌梢蛇6克，黄连6克，沙参10克，玉竹10克。

【用法】水煎服，每日1剂，分2次服用。

【功效】补气活血，清热祛湿，滋阴补肾。

【主治】红斑狼疮属气血阴精不足、湿热蕴结者。

【来源】《现代保健——中医药防病治病》

～· 活血化瘀汤 ·～

【组成】柴胡10克，白芍10克，丹参10克，白术10克，茯苓10克，紫草10克，红花6克，丹皮6克，甘草6克。可加桃仁10克，香附10克。

【用法】水煎服，每日1剂，分2次服用。

【功效】活血化瘀，凉血疏肝。

【主治】红斑狼疮属肝郁血热瘀阻者。

【来源】《现代保健——中医药防病治病》

～· 健脾利水汤 ·～

【组成】黄芪15克，茯苓15克，怀山药12克，白术10克，菟丝子10克，淫羊藿10克，川断10克，巴戟天10克，胡芦巴10克，牛膝10克，鹿角胶10克，车前子6克。

【用法】水煎服，每日1剂，分2次服用。

【功效】健脾利水，温肾助阳。

【主治】红斑狼疮属脾肾阳虚者。

【来源】《现代保健——中医药防病治病》

⚘ · 加味逍遥散 · ⚘

【组成】丹参12克，归身10克，白芍10克，白术10克，赤芍10克，茯苓10克，郁金10克，金铃子10克，柴胡6克，陈皮6克。加减：体实者，加三棱10克，莪术10克；面部生红斑者，加茜草10克，紫草10克，红花6克；月经不调者，加月季花10克，玫瑰花10克。

【用法】水煎服，每日1剂，分2次服用。

【功效】疏肝理气，健脾凉血活血。

【主治】红斑狼疮属肝郁气滞、血热瘀阻者。

【来源】《现代保健——中医药防病治病》中原农民出版社

⚘ · 狼疮清解通络汤 · ⚘

【组成】鬼箭羽15克，蜈蚣（去头足）2条，乌梢蛇10克，络石藤20克，丝瓜络15克，白花蛇舌草20克，忍冬藤20克，水牛角30克，菝葜15克，生晒参10克，丝瓜络15克，生地黄12克，玄参15克，甘草6克。

【用法】水煎服，每日1剂，分2次服用。

【功效】化瘀通络，清热解毒，益气养阴。

【主治】红斑狼疮属气阴虚弱、毒热瘀血者。

【来源】《李培旭肾病临证验方验案》

～·犀角地黄汤加味·～

【组成】水牛角片（先煎）12克，生地黄15克，赤芍药12克，牡丹皮10克，秦艽10克，青蒿20克，漏芦12克，白薇15克，地龙10克，菝葜20克，葎草20克，人中黄6克，紫草10克。

【用法】水煎服，每日1剂，分2次服用。

【功效】祛风解毒，凉血通痹。

【主治】红斑狼疮属风毒痹阻、营血热盛、肝肾亏虚者。

【来源】《大国医经典医案诠解（病症篇）·风湿免疫病》

～·祛风清热解毒汤·～

【组成】牛蒡子10克，蝉蜕10克，金银花10克，连翘10克，刺蒺藜10克，白鲜皮10克，蒲公英10克，生地黄10克，丹参10克，炙甘草5克。

【用法】水煎服，每日1剂，分2次服用。并局部湿敷。

【功效】祛风清热解毒。

【主治】盘状红斑狼疮属风热毒聚者。

【来源】《很灵很灵的中药方——面部皮肤病一扫光》

～·滋阴清热汤·～

【组成】熟地黄10克，生地黄10克，玄参10克，麦冬10克，牡丹皮10克，地骨皮20克，女贞子20克，黄柏10克，知母10克，蒲公英10克，大青叶10克，炙甘草5克。

【用法】水煎服，每日1剂，分2次服用。并局部湿敷。

【功效】滋阴补肾，清热凉血。

【主治】盘状红斑狼疮属阴虚火旺者。

【来源】《很灵很灵的中药方——面部皮肤病一扫光》

ᴥ · 疏肝化瘀汤 · ᴥ

【组成】柴胡5克，郁金10克，香附10克，桃仁10克，红花10克，当归10克，川芎10克，黄芪20克，生地黄10克，熟地黄10克，蒲公英10克，连翘10克，炙甘草5克。

【用法】水煎服，每日1剂，分2次服用。并局部湿敷。

【功效】疏肝理气，活血化瘀。

【主治】盘状红斑狼疮属气滞血瘀者。

【来源】《很灵很灵的中药方——面部皮肤病一扫光》

ᴥ · 五味消毒饮加减 · ᴥ

【组成】金银花15克，连翘15克，蒲公英20克，紫花地丁20克。玄参15克，生地黄15克，丹参15克，三七粉（另包）6克，酸枣仁15克，茯神15克，白芍30克，甘草6克，炒麦芽15克，炒谷芽15克，焦山楂15克，神曲15克，炒鸡内金15克，怀牛膝15克，薏苡仁30克，山药20克。

【用法】水煎服，每日1剂，分3次服用。

【功效】养阴清热，行气活血。

【主治】系统性红斑狼疮属阴虚火旺者。

【来源】《中医泰斗风湿免疫疾病医案妙方》

ᴥ · 独活寄生汤合四君子汤加减 · ᴥ

【组成】羌活10克，独活10克，桑寄生25克，片姜黄12克，鸡血藤15克，楮实子15克，伸筋草12克，鹿衔草15克，党参12克，炒白术15克，茯苓15克，怀山药12克，炒薏苡仁15克，丹参25克，川芎10克，炙黄精12克，陈皮6克。

【用法】水煎服，每日1剂，分2次服用。

【功效】祛风胜湿，调养肝脾。

【主治】系统性红斑狼疮属肝脾不足、风湿阻络者。

【来源】《国家中青年名中医——兰承祥》

独活寄生汤合二妙丸加减

【组成】党参20克，黄芪30克，茯苓15克，熟地黄20克，桑寄生30克，白芍15克，牛膝20克，独活15克，杜仲12克，当归20克，川芎15克，青风藤20克，雷公藤（先煎）15克，苍术15克，黄柏12克，炙甘草3克。

【用法】水煎服，每日1剂，分2次服用。

【功效】补益脾肾气阴，化瘀通络，燥湿清热。

【主治】系统性红斑狼疮属脾肾气阴两虚、湿热瘀血痹阻经络者。

【来源】《全国名老中医韦绪性辨治疑难病精要》

二仙汤合黄芪桂枝五物汤化裁

【组成】仙茅12克，淫羊藿15克，当归25克，盐黄柏9克，黄芪30克，桂枝12克，白芍20克，鹿角胶（烊化）12克，炒白芥子12克，炒白术15克，雷公藤（先煎）15克，牛膝25克，地龙12克，炙甘草9克。

【用法】水煎服，每日1剂，分2次服用。

【功效】肝脾阴阳两补，化痰通络。

【主治】系统性红斑狼疮属脾肾两虚、痰瘀互结、寒重于热者。

【来源】《全国名老中医韦绪性辨治疑难病精要》

经验方一

【组成】旱莲草15克，女贞子12克，生地黄10克，玄参10

克，天冬10克，麦冬10克，玉竹10克，地骨皮10克，银柴胡10克，枸杞子10克，菟丝子10克，青蒿15克，牡丹皮20克，龙骨30克。加减：大便硬结者，加大黄8克，肉苁蓉8克，芒硝8克；斑疹色红赤者，加水牛角粉10克，牡丹皮10克。

【用法】水煎服，每日1剂，分2次服用。

【功效】滋阴清热。

【主治】盘状红斑狼疮属阴虚者。

【来源】《实用皮肤科查房会诊》

ᨑ·经验方二·ᨑ

【组成】桃仁10克，红花10克，当归12克，赤芍15克，白芍15克，生地黄12克，熟地黄12克，丹参15克，青蒿15克，郁金12克，鸡血藤30克，益母草15克。

【用法】水煎服，每日1剂，分2次服用。

【功效】活血散瘀。

【主治】盘状红斑狼疮属血瘀者。

【来源】《实用皮肤科查房会诊》

ᨑ·经验方三·ᨑ

【组成】黄芪15克，当归5克，女贞子15克，菟丝子12克，白花蛇舌草20克，山药15克，升麻5克，鳖甲20克，白鲜皮10克，秦艽15克，青蒿10克，羚羊角粉（冲）3克。

【用法】水煎服，每日1剂，分2次服用。

【功效】扶正达邪，解毒通络。

【主治】系统性红斑狼疮属阴阳毒邪，内陷如及脏，肝肾受累者。

【来源】《重订古今名医临证金鉴·皮肤病卷》

❧· 经验方四 ·❧

【组成】生地黄12克，熟地黄12克，玄参15克，麦冬15克，党参9克，白术9克，山药12克，黄芪12克，女贞子12克，地骨皮12克，桑寄生12克，北沙参12克。

【用法】水煎服，每日1剂，分2次服用。

【功效】益气养阴，安神养心。

【主治】系统性红斑狼疮属气阴两虚者。

【来源】《实用皮肤科查房会诊》

❧· 经验方五 ·❧

【组成】独活6克，桑寄生15克，续断9克，牛膝9克，生石膏60克，知母9克，虎杖9克，忍冬藤15克，川萆薢9克，丹参30克，防风9克，当归15克。加减：关节红肿明显者，加络石藤10克；关节痛者，加秦艽15克，防己15克，羌活15克。

【用法】水煎服，每日1剂，分2次服用。

【功效】清热和营，祛风通络。

【主治】系统性红斑狼疮属风湿热痹者。

【来源】《实用皮肤科查房会诊》

❧· 经验方六 ·❧

【组成】生地20克，蒲公英20克，紫花地丁20克，赤芍15克，丹皮15克，怀牛膝15克，苦参15克，花粉15克，当归15克，连翘15克，黄芩15克，甘草10克。

【用法】水煎服，每日1剂，分2次服用。

【功效】清火凉血解毒。

【主治】红斑狼疮属心火内炽、血热成瘀者。

【来源】《皮肤病的治疗与调养》

· 经验方七 ·

【组成】柴胡6克，厚朴花6克，陈皮6克，当归10克，茯苓10克，炒白芍10克，玫瑰花10克，白术10克，川楝子10克，干地黄12克，薄荷3克。

【用法】水煎服，每日1剂，分2次服用。

【功效】疏肝健脾。

【主治】红斑狼疮属肝脾不和者。

【来源】《皮肤病的治疗与调养》

· 经验方八 ·

【组成】生地30克，玄参30克，薏苡仁30克，虎杖30克，羊蹄根30克，忍冬藤30克，苦参30克，黄芩30克，车前子3克，葶苈子40克，桑白皮40克，猪苓15克，茯苓15克，泽泻15克，知母9克，麦冬12克。

【用法】水煎服，每日1剂，分2次服用。

【功效】清热解毒，凉血除湿。

【主治】红斑狼疮属湿热毒蕴者。

【来源】《皮肤病的治疗与调养》

· 经验方九 ·

【组成】忍冬藤100克，马鞭草30克，佛耳草30克，丹参30克，大力王30克，地丁草30克，海金沙20克，绞股蓝20克，一枝香20克，藤梨10克，野荞麦10克。

【用法】水煎服，每日1剂，分2次服用。

【功效】清热凉血，活血散瘀。

【主治】红斑狼疮属湿热瘀结者。

【来源】《皮肤病的治疗与调养》

·经验方十·

【组成】生地30克，玄参30克，薏苡仁30克，虎杖30克，羊蹄根30克，忍冬藤30克，苦参30克，黄芩30克，车前子30克，葶苈子40克，桑白皮40克，猪苓15克，茯苓15克，泽泻15克，知母9克，麦冬12克。

【用法】水煎服，每日1剂，分4次服用。

【功效】清热解毒，利湿凉血。

【主治】红斑狼疮引起的心肌损害属热毒湿盛者。

【来源】《皮肤病如何用药与食物疗法》

·经验方十一·

【组成】生地20克，蒲公英20克，紫花地丁20克，赤芍15克，丹皮15克，怀牛膝15克，苦参15克，花粉15克，当归15克，连翘15克，黄芩15克，甘草10克。

【用法】水煎服，每日1剂，分2次服用。

【功效】清火凉血解毒。

【主治】红斑狼疮属心火内炽、血热成瘀者。

【来源】《皮肤病如何用药与食物疗法》

·经验方十二·

【组成】柴胡6克，厚朴花6克，陈皮6克，当归10克，茯苓10克，炒白芍10克，玫瑰花10克，白术10克，川楝子10克，干地黄12克，薄荷3克。

【用法】水煎服，每日1剂，分2次服用。

【功效】疏肝理气，健脾养血。

【主治】红斑狼疮属肝脾不和者。

【来源】《皮肤病如何用药与食物疗法》

∽·经验方十三·∽

【组成】忍冬藤100克，马鞭草30克，佛耳草30克，丹参30克，大力王30克，地丁草30克，海金沙20克，绞股蓝20克，一枝香20克，藤梨10克，野荞麦10克。

【用法】水煎服，每日1剂，分2次服用。

【功效】清热利湿，凉血化瘀。

【主治】红斑狼疮属湿热瘀结者。

【来源】《皮肤病如何用药与食物疗法》

∽·经验方十四·∽

【组成】大生地60克，野台参30克，北沙参30克，元参30克，生黄芪15克，丹皮9克，赤芍9克，当归6克，广郁金6克，桃仁3克，血竭3克，红花1.5克。

【用法】水煎服，每日1剂，分2次服用。

【功效】补气养血，凉血活血。

【主治】红斑狼疮属气阴两虚者。

【来源】《皮肤病如何用药与食物疗法》

∽·经验方十五·∽

【组成】黄芪15克，茯苓9克，山药9克，炒白术9克，菟丝子9克，鹿角胶9克，怀牛膝9克，川断9克，淫羊藿9克，巴戟天9克，胡芦巴9克，车前子6克。

【用法】水煎服，每日1剂，分2次服用。

【功效】健脾利水，补气温阳，益肾填精。

【主治】红斑狼疮属脾肾阳虚者。

【来源】《皮肤病如何用药与食物疗法》

∽·经验方十六·∽

【组成】仙人掌或仙人球（去刺）、白毛稔子木根各适量（生30克，干15克）。

【用法】上药与猪瘦肉煲汤服。

【功效】祛风除湿，清热活血解毒，健脾。

【主治】红斑狼疮。

【来源】《现代保健——中医药防病治病》

∽·经验方十七·∽

【组成】土茯苓50克，金银花20克。

【用法】水煎服，每日1剂，分2次服用。

【功效】清热解毒利湿。

【主治】红斑狼疮属湿热毒蕴者。

【来源】《现代保健——中医药防病治病》

∽·经验方十八·∽

【组成】红藤24克，蒲公英24克，大青叶9克，佩兰9克，地骨皮9克，肥知母9克，银柴胡9克，地肤子15克，白鲜皮15克，玄参9克，生地24~30克，板蓝根24克，蜈蚣2条，白花蛇（或乌梢蛇）9克，紫草60克。

【用法】水煎服，每日1剂，分2次服用。

【功效】清热除湿，祛邪解毒。

【主治】红斑狼疮属湿热蕴结者。

【来源】《红斑狼疮的中医治疗》

·经验方十九·

【组成】地鳖虫9克，生蒲黄9克，全蝎9克，桃仁9克，土红花9克，黑骨脂12克，炒五灵脂12克，琥珀末（冲服或布包煎）6克，蜈蚣2条，白花蛇（或乌梢蛇）9克，紫草60克。

【用法】水煎服，每日1剂，分2次服用。

【功效】通络活血化瘀，祛邪解毒。

【主治】红斑狼疮属血瘀者。

【来源】《红斑狼疮的中医治疗》

·经验方二十·

【组成】党参24~30克，鸡血藤18克，生黄芪24~60克，桑寄生15克，菟丝子15克，蜈蚣2条，白花蛇（或乌梢蛇）9克，紫草60克。

【用法】水煎服，每日1剂，分2次服用。

【功效】补益气血，祛邪解毒。

【主治】红斑狼疮属气血不足者。

【来源】《红斑狼疮的中医治疗》

·经验方二十一·

【组成】清水豆卷12克，青蒿梗9克，炒牡丹皮9克，炒赤芍15克，连翘心9克，鲜竹叶卷心30针，净金银花12克，西瓜翠衣15克，水炙远志3克，广郁金9克，天竺黄5克，碧玉散（包煎）

12克，鲜芦根1枝，鲜荷叶1角，生蒲黄（包煎）9克，钩藤（后下）9克，鲜生地黄30克。

【用法】水煎服，每日1剂，分2次服用。

【功效】泻热达邪，凉营清心。

【主治】系统性红斑狼疮属邪热鸱张、热入营血、心营受烁、心神失养者。

【来源】《中医泰斗风湿免疫疾病医案妙方》

经验方二十二

【组成】山药20克，白术10克，赤芍10克，白芍10克，巴戟天10克，淫羊藿10克，柴胡10克，黄芩10克，青皮6克，陈皮6克，刺蒺藜15克，牡丹皮10克，紫草10克，黄柏10克，地肤子10克，苦参10克，生牡蛎50克，砂仁（后下）6克，肉桂4克，甘草5克，黄连4克，木香4克。

【用法】水煎服，每日1剂，分2次服用。

【功效】调脾肾，清肝热。

【主治】系统性红斑狼疮属脾肾阳虚、营血阻络者。

【来源】《中医泰斗风湿免疫疾病医案妙方》

经验方二十三

【组成】桂枝10克，白芍15克，石膏15克，知母10克，甘草10克，秦皮10克，鸡血藤15克，海风藤15克，防风10克，薏苡仁15克，茯苓15克，雷公藤10克。

【用法】水煎服，每日1剂，分2次服用。

【功效】清热祛湿活血。

【主治】系统性红斑狼疮属湿热瘀阻者。

【来源】《张永杰临床经验集》

·经验方二十四·

【组成】当归20克，忍冬藤20克，白芍20克，川芎10克，茜草30克，生黄芪30克，太子参20克，鳖甲20克，黄精30克，山药30克，栀子20克，女贞子20克，甘草10克，金银花30克，重楼10克。

【用法】水煎服，每日1剂，分2次服用。

【功效】滋阴降火，扶正，活血化瘀。

【主治】红斑狼疮属阴虚火旺者。

【来源】《当代中医皮肤科临床家丛书·冯宪章》

·经验方二十五·

【组成】当归20克，金银花30克，生黄芪40克，赤小豆30克，山药30克，白茅根30克，薏苡仁30克，泽泻10克，太子参30克，栀子20克，凌霄花12克，蒲公英20克，甘草10克。

【用法】水煎服，每日1剂，分2次服用。

【功效】滋阴清热，健脾祛湿，活血化瘀。

【主治】红斑狼疮属肾阴亏损、脾肾两虚者。

【来源】《当代中医皮肤科临床家丛书·冯宪章》

·经验方二十六·

【组成】当归20克，白茅根30克，徐长卿30克，白花蛇舌草30克，重楼10克，茜草30克，金银花30克，羚羊角2克，野菊花30克，败酱草30克，酒大黄10克，藕节炭30克，生甘草10克。

【用法】水煎服，每日1剂，分2次服用。

【功效】清热解毒凉血，化瘀散结。

【主治】颜面粟粒性狼疮属热毒郁结者。

【来源】《当代中医皮肤科临床家丛书·冯宪章》

∽· 经验方二十七 ·∽

【组成】青蒿30克，生地黄3克，黄柏30克，知母30克，山茱萸15克，枸杞子15克，五味子15克，赤芍15克，皂角刺15克，泽兰15克，牡丹皮15克，紫花地丁15克，菊花15克，甘草5克。

【用法】水煎服，每日1剂，分2次服用。

【功效】滋养肝肾，清热化瘀。

【主治】系统性红斑狼疮属肝肾阴虚、热毒瘀阻者。

【来源】《传世名方·医治风湿病的大医之法》

∽· 经验方二十八 ·∽

【组成】桃仁10克，红花6克，川芎6克，白芍15克，当归10克，生地12克，山萸肉6克，山药10克，丹皮6克，茯苓12克，泽泻10克，丹参20克，苏梗20克，蝉蜕6克，益母草15克，金银花15克，连翘15克，板蓝根15克，甘草6克。

【用法】水煎服，每日1剂，分2次服用。

【功效】滋养肝肾，养阴清热。

【主治】系统性红斑狼疮属肝肾阴虚、热毒瘀阻者。

【来源】《传世名方·医治风湿病的大医之法》

∽· 经验方二十九 ·∽

【组成】熟地黄15克，山药15克，茯苓15克，牡丹皮15克，旱莲草15克，泽泻12克，知母12克，徐长卿12克，山茱萸9克，鸡血藤30克，甘草10克。

【用法】水煎服，每日1剂，分2次服。

【功效】滋阴补肾，降火解毒。

【主治】系统性红斑狼疮属肝肾阴虚者。

【来源】《传世名方·医治风湿病的大医之法》

～·经验方三十·～

【组成】升麻10克，黄芪30克，党参30克，白术15克，柴胡10克，当归10克，茯苓15克，川芎10克，桑椹20克，女贞子20克，大枣30克，甘草10克。

【用法】水煎服，每日1剂，分2次服用。

【功效】调理脾胃，补益气血。

【主治】系统性红斑狼疮属气血两虚者。

【来源】《传世名方·医治风湿病的大医之法》

～·经验方三十一·～

【组成】木香6克，草蔻6克，陈皮6克，半夏6克，党参10克，茯苓12克，白术10克，甘草6克，苍术10克，厚朴6克，焦三仙各10克，鸡内金10克，炒莱菔子10克，生姜6克，大枣4枚。

【用法】水煎服，每日1剂，分2次服用。

【功效】健脾和胃，补益气血。

【主治】系统性红斑狼疮属脾胃亏虚者。

【来源】《传世名方·医治风湿病的大医之法》

～·经验方三十二·～

【组成】壁虎10条。

【用法】裹入泥中，火煅存性，去泥研末，每服0.3~0.5克，陈醋或温开水送服。

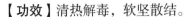

【功效】清热解毒，软坚散结。

【主治】寻常狼疮属热毒郁结者。

【来源】《皮肤病必效单方2000首》

二、外用方

· 结乳膏 ·

【组成】铜绿、血竭、乳香、没药、信文、麝香各3克，凡士林100克。

【用法】上药研细末调成膏，外敷患处。

【功效】活血通络散结。

【主治】寻常狼疮皮肤结节属血瘀者。

【来源】《皮肤病五十年临证笔录》

· 清凉膏 ·

【组成】当归30克，紫草6克，大黄面4.5克，香油480克，蜂蜡120克。

【用法】以香油浸泡当归、紫草2~3日后，用微火熬至焦黄，离火，将油滤净去滓，再入蜂蜡加火熔匀，待冷后加大黄面搅匀成膏，外敷患处，每日1~2次。

【功效】清热解毒，凉血止痛。

【主治】红斑狼疮属热毒蕴结者。

【来源】《中西医结合治疗皮肤病性病》

· 二乌散加减 ·

【组成】川乌10克，草乌10克，细辛6克，甘草10克，桂枝10克，红花10克，小茴香10克，威灵仙10克。

【用法】上药布包盐炒热熨，每日3次，每次10分钟，3日1剂。

【功效】温经通络止痛。

【主治】红斑狼疮关节损害属气虚寒凝、经络阻隔者。

【来源】四川中医，2015，33（4）

～•·外用经验方一·•～

【组成】生大黄12克，熟附子10克，牡蛎30克。

【用法】上药加水500~800毫升，文火煎至200毫升，每日晚上用灌肠器将药汁1次推入直肠内，保留30~60分钟后再排出。

【功效】清热解毒，温阳，软坚散结。

【主治】系统性红斑狼疮属热毒蕴结者。

【来源】《皮肤病必效单方2000首》

～•·外用经验方二·•～

【组成】白矾0.5克，枯矾0.5克，五倍子2克。

【用法】上药共研细末，过细筛后，在糜烂或溃疡处直接以药粉扑之。

【功效】燥湿敛疮。

【主治】系统性红斑狼疮属湿热蕴肤者。

【来源】《皮肤病必效单方2000首》

～•·外用经验方三·•～

【组成】尿浸石膏90%，制炉甘石10%，甘草粉少许。

【用法】外用石膏（或用熟石膏）必须先以尿浸半年，洗净，再进行漂净。然后煅熟研粉，再加入制炉甘石粉、甘草粉和匀，以麻油少许调成药膏，再加上凡士林适量搅拌和匀（药粉约3/10，油类约7/10），将膏少许均匀涂纱布上敷贴患处。

【功效】清热燥湿。

【主治】系统性红斑狼疮属湿热蕴肤者。

【来源】《皮肤病必效单方2000首》

～·外用经验方四·～

【组成】芙蓉叶60克，梅片少许，凡士林500克。

【用法】上药研末调成软膏状，贴于患部。

【功效】清热解毒，活血凉血消肿。

【主治】颜面播散性粟粒性狼疮属热毒血瘀者。

【来源】《皮肤病必效单方2000首》

～·外用经验方五·～

【组成】山豆根30克，五味子30克。

【用法】上药研极细末，用植物油调成糊状，外敷患处。

【功效】养阴清热解毒。

【主治】寻常狼疮属阴虚热毒蕴结者。

【来源】《皮肤病必效单方2000首》

～·外用经验方六·～

【组成】枯矾6克，雄黄10克，凡士林84克。

【用法】上药研极细末，调膏，外敷。

【功效】清热解毒燥湿。

【主治】寻常狼疮属湿热蕴结者。

【来源】《皮肤病必效单方2000首》

～·外用经验方七·～

【组成】晒干蒟蒻100克。

【用法】用刀切碎，置铁锅内，用微火煅至表面成灰状，然后研为细末，用桐油或蓖麻油调敷患处。

【功效】化痰解毒散结，行瘀止痛。

【主治】颜面播散性粟粒性狼疮属痰瘀互结者。

【来源】《皮肤病必效单方2000首》

∾ 外用经验方八 ∾

【组成】芍药2克，生蒲黄2克，黄连1克，冰片1克。

【用法】上药研细末，麻油调敷患处。

【功效】清热解毒敛疮。

【主治】红斑狼疮属热毒蕴肤者。

【来源】《眼耳鼻咽喉口腔科疾病药疗食疗全书》

（刘莹　沈凌）

第二十三章　过敏性紫癜

过敏性紫癜是一种侵犯皮肤及其他器官的毛细血管及细小动脉的过敏性血管炎。

本病可参考中医"葡萄疫""紫癜风""发斑""肌衄"等病证。

一、内服方

银翘散加减

【组成】银花15克，连翘15克，牛蒡子10克，板蓝根30克，桔梗10克，前胡10克，杏仁10克，黄芩12克，茜根12克，仙鹤草15克，防风12克，甘草6克。

【用法】水煎服，每日1剂，分2次服用。

【功效】疏散风热，清热化斑。

【主治】过敏性紫癜属风热者。

【来源】中西医结合心血管病杂志，2019，7（23）

风寒汤

【组成】荆芥10克，防风10克，桂枝10克，白芍10克，羌活10克，白芷10克，细辛3克，艾叶10克，酒大黄5克。

【用法】水煎服，每日1剂，分2次服用。

【功效】解表散寒，祛风止痒。

【主治】过敏性紫癜属风寒者。

【来源】湖南中医杂志，2019，41（6）

羌活胜湿汤合四味止痒汤

【组成】羌活3克，独活3克，川芎3克，藁本3克，蔓荆子3克，防风3克，蝉蜕10克，地龙10克，梢蛇15克，苍耳子6克，白茅根30克，血余炭60克，仙鹤草60克，六月雪30克，银花15克，木通6克，黄芪12克，山萸肉15克。

【用法】水煎服，每日1剂，分2次服用。

【功效】益气固表疏风，清热除湿化瘀，凉血止血。

【主治】过敏性紫癜属属表卫不固、湿热夹瘀者。

【来源】饮食保健，2017，4（16）

犀角地黄汤加减

【组成】生地15克，牡丹皮10克，赤芍12克，紫草12克，水牛角（另包）15克，鸡血藤15克，当归15克，丹参15克，乌梅10克，鸡内金10克，砂仁6克，炒槟榔6克，甘草6克。

【用法】水煎服，每日1剂，分2次服用。

【功效】凉血止血。

【主治】过敏性紫癜属血热者。

【来源】世界中医药，2009，4（4）

钟坚经验方

【组成】丹参10克，荆芥6克，防风6克，炒黄芩6克，苍术6克，连翘6克，焦山栀6克，银花6克，地龙6克，蝉蜕6克，赤芍8克，车前子15克，薏苡仁15克，红花4克，麻黄4克，三七粉3克。

【用法】水煎服，每日1剂，分2次服用。

【功效】疏风清热，凉血化瘀。

【主治】过敏性紫癜属风热者。

【来源】浙江中医药，2011，46（8）

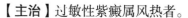

归脾汤加减

【组成】党参15克，白术15克，黄芪20克，当归10克，茯苓12克，丹参15克，仙鹤草15克，木香8克，蒲黄炭10克，炙甘草10克。

【用法】水煎服，每日1剂，分2次服用。

【功效】益气摄血。

【主治】过敏性紫癜属气不摄血者。

【来源】中国中医急症，2005，14（8）

四草消斑汤

【组成】紫草6克，茜草6克，仙鹤草6克，旱莲草6克，黄柏6克，牛膝10克，生地6克，丹皮6克，当归6克，赤芍6克，僵蚕6克，白茅根6克，焦三仙各6克，甘草3克。

【用法】水煎服，每日1剂，分2次服用。

【功效】凉血止血。

【主治】过敏性紫癜属热伤血络者。

【来源】四川中医，2005，23（4）

祛风活血方

【组成】连翘6克，白茅根15克，荆芥5克，蝉蜕6克，徐长卿10克，赤芍6克，丹参10克，益母草10克，乌梅6克，生地6克（5岁小儿量）。

【用法】水煎服，每日1剂，分2次服用。

【功效】祛风清热，活血化瘀。

【主治】过敏性紫癜属风热者。

【来源】光明中医，2009，24（1）

〰· 四妙丸加减 ·〰

【组成】苍术10克，薏苡仁15克，黄柏6克，川牛膝10克，虎杖15克，地肤子15克，生地黄10克，牡丹皮10克，赤芍10克，紫草15克，大青叶15克，秦艽10克，六一散（包煎）15克。

【用法】水煎服，每日1剂，分2次服用。

【功效】清热化湿，活血通络。

【主治】过敏性紫癜属湿热痹阻者。

【来源】实用中药学杂志，2015，31（4）

〰· 补中益气汤加减 ·〰

【组成】黄芪15~30克，党参10克，白术10克，紫草10克，白及10克，升麻10克，陈皮5克，柴胡5克，当归5克，炙甘草5克。

【用法】水煎服，每日1剂，分2次服用。

【功效】益气健脾，和营摄血。

【主治】过敏性紫癜属气不摄血者。

【来源】实用中药学杂志，2015，31（4）

〰· 梁冰自拟方 ·〰

【组成】羚羊角粉0.6克，牡丹皮10克，生地黄20克，石膏30克，知母10克，蝉蜕10克，防风10克，荆芥15克，连翘15克，土茯苓30克，紫草20克，紫苏叶10克。

【用法】水煎服，每日1剂，分2次服用。

【功效】清热解毒，凉血消斑，祛风利湿。

【主治】过敏性紫癜属温毒血热者。

【来源】河北中医，2019，41（10）

❦· 疏风消癜汤 ·❦

【组成】金银花10克，连翘10克，板蓝根15克，牛蒡子10克，生地10克，丹皮10克，赤芍10克，茜草10克，川芎10克，当归10克，白鲜皮10克，牛膝10克，炙甘草6克。

【用法】水煎服，每日1剂，分2次服用。

【功效】疏风清热，凉血安络。

【主治】过敏性紫癜属风热伤络者。

【来源】世界最新医学信息文摘，2019，19（45）

❦· 血府逐瘀汤加减 ·❦

【组成】桃仁6~10克，红花6~10克，当归6~10克，生地黄6~10克，川芎6~9克，赤芍6~9克，牛膝6~10克，枳壳3~6克，桔梗3克，柴胡3克，甘草20克。

【用法】水煎服，每日1剂，分2次服用。

【功效】活血化瘀，凉血消斑。

【主治】过敏性紫癜属瘀热互结者。

【来源】湖南中医杂志，2018，34（12）

❦· 孙伟正经验方 ·❦

【组成】水牛角30克，牡丹皮15克，生地黄15克，赤芍15克，牛蒡子15克，紫草15克，茜草15克，地肤子15克，大青叶15克，板蓝根15克，甘草15克。

【用法】水煎服，每日1剂，分2次服用。

【功效】清热解毒，凉血止血。

【主治】过敏性紫癜属风盛血热者。

【来源】世界中西医结合杂志，2017，12（03）

三仁汤加减

【组成】杏仁10克，白豆蔻10克，薏苡仁10克，滑石粉12克，泽泻10克，茯苓10克，紫草30克，仙鹤草15克，白茅根30克，薄荷6克，荆芥炭10克，防风10克，枳壳10克，桔梗10克，甘草6克，柏子仁15克。

【用法】水煎服，每日1剂，分2次服用。

【功效】清热利湿，凉血通络。

【主治】过敏性紫癜属湿热蕴结者。

【来源】湖北中医杂志，2016，38（04）

大补阴丸加味

【组成】茜草10克，丹参10克，生地10克，女贞子10克，墨旱莲10克，牡丹皮10克，地骨皮10克，益母草10克，玄参10克，生甘草4克。

【用法】水煎服，每日1剂，分2次服用。

【功效】滋阴降火，化瘀。

【主治】过敏性紫癜属阴虚内热者。

【来源】陕西中医，2016，37（03）

六君子汤加减

【组成】人参9克，白术9克，茯苓9克，炙甘草6克，陈皮3克，半夏4.5克，丹参10克，怀牛膝15克。

【用法】水煎服，每日1剂，分2次服用。

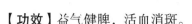

【功效】益气健脾，活血消斑。

【主治】过敏性紫癜属脾虚夹瘀者。

【来源】当代医药论丛，2015，13（24）

·金蝉脱癜汤·

【组成】银花10克，连翘10克，玄参10克，蝉蜕6克，浮萍10克，地黄10克，赤芍10克，牡丹皮6克，侧柏叶10克，蜜枇杷叶6克，徐长卿10克，生甘草3克。

【用法】水煎服，每日1剂，分2次服用。

【功效】祛风清热，凉血安络。

【主治】过敏性紫癜属风热伤络者。

【来源】中医药信息，2014，31（03）

·三妙散加减·

【组成】黄柏10克，苍术10克，川牛膝10克，炒薏苡仁10克，生地10克，丹皮10克，陈皮10克，水牛角15克。

【用法】水煎服，每日1剂，分2次服用。

【功效】清热燥湿，凉血止血。

【主治】过敏性紫癜属湿热者。

【来源】现代中医药，2013，33（06）

·麻杏薏甘汤·

【组成】生麻黄6克，杏仁15克，生薏苡仁30克，生甘草6克，连翘20克。

【用法】水煎服，每日1剂，分2次服用。

【功效】解表清里，祛湿热。

【主治】过敏性紫癜属表里郁闭，兼夹湿热者。

【来源】上海中医药杂志，2012，46（04）

二、外用方

· 自拟消癜汤 ·

【组成】紫苏叶50克，蝉蜕30克，蒲公英50克，紫草50克。

【用法】水煎外用，熏洗，每日1次。

【功效】疏风凉血，消斑。

【主治】过敏性紫癜属血热妄行者。

【来源】广州中医药大学学报，2016，33（01）

· 外洗经验方一 ·

【组成】玄参10克，生地10克，赤芍10克，牡丹皮10克，紫草10克，旱莲草15克，土茯苓10克，银花15克，连翘8克，丹参10克。

【用法】每剂每次加水800~1000毫升，浸泡20~30分钟，煎煮5分钟左右，凉至25~30℃，浸洗30分钟/次，每日3次。

【功效】清热解毒，凉血散瘀。

【主治】过敏性紫癜属实热者。

【来源】临床医学研究与实践，2017，2（13）

· 外洗经验方二 ·

【组成】鲜芦根20克，鲜茅根20克，金银花15克，鸡血藤15克，丹皮9克，牛膝9克，茯苓皮9克，赤芍9克，丹参9克，白鲜皮各9克，赤小豆15克。

【用法】水煎外用。每日2次。

【功效】清热凉血，化瘀消斑。

【主治】过敏性紫癜属血热者。

【来源】世界最新医学信息文摘，2018，18（78）

祛风凉血汤

【组成】苏叶30克，蝉蜕30克，紫草30克，蒲公英30克，丹参30克，赤芍30克，芦根30克，白茅根30克。

【用法】水煎外洗，每次15分钟，每日1次。

【功效】疏风凉血消斑。

【主治】过敏性紫癜属风热者。

【来源】中医药临床杂志，2012，24（10）

（刘艳丽）

第二十四章 接触性皮炎

接触性皮炎是因皮肤或黏膜单次或多次接触某些外界刺激性或变应原性物质接触部位甚至以外的部位所发生的皮肤急性或慢性炎症反应。化学性物质是引起本病的主要原因。按致病机制，分为原发性刺激性和变应原反应性两种。其临床特点为在接触部位发生边缘明显的损害，轻者为水肿性红斑，较重者有丘疹、水疱甚至大疱，更严重者则可有表皮松解，甚至坏死。

中医一般以接触的物质不同而命名。本病可参考"漆疮""膏药风""马桶癣""钮扣风"等病证。

一、内服方

～ 李氏龙胆泻肝汤加减 ～

【组成】龙胆12克，栀子12克，黄芩12克，柴胡12克，车前子12克，泽泻12克，地黄25克，生甘草6克，白鲜皮15克，土茯苓15克，地肤子15克。加减：大便秘结者，加大黄（后下）12~15克；瘙痒较明显者，加蝉蜕9克。

【用法】水煎服，每日1剂，分2次服用。

【功效】清热利湿。

【主治】接触性皮炎属湿热蕴结者。

【来源】《皮肤病效验秘方》

～ 林氏越婢汤加味 ～

【组成】麻黄10克，生石膏30克，生姜9克，大枣7枚，甘草

6克，白术9克，浮萍20克。

【用法】水煎服，每日1剂，分2次服用。

【功效】发汗解表，清热解毒。

【主治】接触性皮炎属外感风热者。

【来源】中国皮肤性病学杂志，1990，4（1）

复方紫草汤

【组成】紫草20克，沙苑子20克，红花10克，七叶一枝花15克，蝉蜕12克，甘草8克。

【用法】水煎服，每日1剂，分2次服用。

【功效】清热凉血解毒。

【主治】神经性皮炎属血热毒盛者。

【来源】《皮肤病效验秘方》

祛风清热止痒汤

【组成】防风12克，荆芥12克，蝉蜕10克，鱼腥草15克，金银花15克，生地黄20克，紫草12克，赤芍12克，竹叶10克，土茯苓15克，甘草5克。

【用法】水煎服，每日1剂，分2次服用。

【功效】祛风清热，凉血止痒。

【主治】接触性皮炎属风毒血热者。

【来源】《实用皮肤科查房会诊》

银地利湿解毒汤

【组成】金银花18克，生地黄20克，土茯苓20克，茵陈20克，苦参12克，紫草15克，生石膏20克，竹叶10克，鱼腥草15

克，白花蛇舌草20克，白鲜皮12克，甘草8克。

【用法】水煎服，每日1剂，分2次服用。

【功效】清热利湿，凉血解毒。

【主治】神经性皮炎属湿毒热盛者。

【来源】《实用皮肤科查房会诊》

❦ · 祛风化瘀止痒汤 · ❧

【组成】防风12克，蒺藜20克，僵蚕12克，乌梢蛇15克，玉竹20克，鸡血藤20克，牡丹皮12克，赤芍12克，徐长卿15克，白鲜皮12克，土茯苓20克，甘草3克。

【用法】水煎服，每日1剂，分2次服用。

【功效】祛风润燥，化瘀止痒。

【主治】接触性皮炎属风燥血瘀者。

【来源】《实用皮肤科查房会诊》

❦ · 复方菊花汤化裁 · ❧

【组成】菊花10克，马齿苋10克，土茯苓10克，萆薢10克，生地榆12克，栀子12克，黄连12克，黄柏12克，苦参6克，白鲜皮6克，生甘草3克。

【用法】水煎服，每日1剂，分2次服用。

【功效】清热利湿，解毒止痒。

【主治】接触性皮炎属湿热毒盛者。

【来源】《皮肤病五十年临证笔录》

❦ · 解毒消斑汤化裁 · ❧

【组成】水牛角15克，生槐花15克，知母15克，元参15克，生石膏15克，牡丹皮9克，赤芍9克，生地9克，甘草2克。

【用法】水煎服，每日1剂，分2次服用。

【功效】解毒清热，祛风止痒。

【主治】接触性皮炎属血虚风燥者。

【来源】《皮肤病五十年临证笔录》

·山楂百合沙参饮·

【组成】山楂、百合、沙参各9克。

【用法】上药水煎，代茶饮。

【功效】活血化瘀，清热消肿，清心安神。

【主治】接触性皮炎属风盛血燥者。

【来源】《中医食疗金方妙方实用大全》

·大黄芒硝饮·

【组成】生大黄8~12克，芒硝6~9克。

【用法】以大火煎大黄5~10分钟，取500毫升过滤液，加芒硝，溶解后，1日内分3~6次口服。

【功效】泻火解毒。

【主治】接触性皮炎属火热毒盛者。

【来源】《中医食疗金方妙方实用大全》

·百合汤·

【组成】百合9克，山楂9克，沙参9克，玉竹9克，花粉15克。

【用法】上药水煎取汁，代茶饮，每日1剂。

【功效】养阴清热，凉血解毒。

【主治】接触性皮炎属血热伤阴者。

【来源】《中医食疗金方妙方实用大全》

当归饮子加减

【组成】当归10克，白芍10克，川芎6克，生地黄15克，刺蒺藜10克，防风10克，荆芥10克，何首乌10克，黄芪15克，甘草6克。加减：瘙痒甚者，加僵蚕10克，紫荆皮10克，徐长卿12克。

【用法】水煎服，每日1剂，分2次服用。

【功效】养血润燥，祛风止痒。

【主治】接触性皮炎属血虚风燥者。

【来源】《当代中医皮肤科临床家丛书·鲁贤昌》

银翘散加减

【组成】银花15克，连翘15克，竹叶10克，荆芥10克，牛蒡子10克，苦参10克，薄荷6克，车前子10克，芦根15克，土茯苓15克，甘草6克。

【用法】水煎服，每日1剂，分2次服用。

【功效】清热解毒，疏风止痒。

【主治】接触性皮炎属风热蕴肤者。

【来源】《中医验方大全》

清瘟败毒饮加减

【组成】生石膏30克，生地黄30克，银花30克，连翘30克，水牛角30克，丹参30克，珍珠草30克，黄芩15克，栀子12克，犀牛皮10克，知母10克，甘草10克。

【用法】水煎服，每日1剂，分2次服用。

【功效】清热解毒。

【主治】接触性皮炎属毒热者。

【来源】《实用家庭中医百科全书》

ᵒ᷾ᵒ 银翘散合龙胆泻肝汤加减 ᵒ᷾ᵒ

【组成】芦根30克，金银花20克，连翘10克，龙胆草15克，竹叶15克，泽泻12克，栀子10克，黄芩10克，牛蒡子10克，荆芥10克，薄荷10克，车前子（包煎）10克，柴胡6克，桔梗6克，甘草6克。

【用法】水煎服，每日1剂，分2次服用。

【功效】清热利湿解毒。

【主治】接触性皮炎属湿热毒蕴者。

【来源】《实用中西医结合诊断治疗学》

ᵒ᷾ᵒ 犀角地黄汤合白虎汤 ᵒ᷾ᵒ

【组成】生石膏（先煎）30克，知母10克，水牛角粉（包煎）20克，生地30克，丹皮10克，赤芍15克，黄芩10克，蚤休15克，滑石10克，生甘草6克。

【用法】水煎服，每日1剂，分2次服用。

【功效】清热凉血解毒。

【主治】接触性皮炎属毒热蕴肤者。

【来源】《中医皮肤病学入门》

ᵒ᷾ᵒ 化斑解毒汤合萆薢渗湿汤加减 ᵒ᷾ᵒ

【组成】生玳瑁粉（冲服）6克，生石膏（先煎）30克，知母10克，银花15克，黄连10克，萆薢20克，栀子10克，白茅根15

克，木通10克，滑石10克，泽泻10克，生甘草6克。

【用法】水煎服，每日1剂，分2次服用。

【功效】清热凉血，祛湿解毒。

【主治】接触性皮炎属毒热夹湿者。

【来源】《中医皮肤病学入门》

越婢汤加术汤合消风散加减

【组成】麻黄10克，生石膏30克，苍术12克，荆芥10克，防风10克，蝉蜕12克，苦参20克，连翘20克，赤芍20克，草河车20克，牡丹皮10克，凤眼草20克，白蒺藜20克，甘草10克，生姜10克。

【用法】水煎服，每日1剂，分2次服用。

【功效】疏风宣肺，清热解毒，凉血散瘀。

【主治】接触性皮炎属风热毒蕴、血热瘀阻者。

【来源】《中医经方全书（珍藏本）》

养血消风散

【组成】熟地15克，当归9克，荆芥9克，白蒺藜9克，苍术9克，苦参9克，麻仁9克，甘草6克。

【用法】水煎服，每日1剂，分2次服用。

【功效】养血祛风润燥。

【主治】接触性皮炎属血虚风燥者。

【来源】《皮肤病性病临床诊治》

皮炎汤

【组成】生地30克，丹皮9克，赤芍9克，知母9克，生石膏

30克，银花9克，连翘9克，竹叶9克，生甘草9克。

【用法】水煎服，每日1剂，分2次服用。

【功效】清热解毒，凉血通络。

【主治】接触性皮炎属热毒血络瘀阻者。

【来源】《皮肤病性病临床诊治》

凉血消风散

【组成】生地30克，当归9克，荆芥9克，蝉蜕6克，苦参9克，白蒺藜9克，知母9克，生石膏6克。

【用法】水煎服，每日1剂，分2次服用。

【功效】凉血祛风清热止痒。

【主治】接触性皮炎属风热蕴肤者。

【来源】《皮肤病性病临床诊治》

除湿解毒汤

【组成】白鲜皮15克，大豆黄卷12克，生薏苡仁12克，土茯苓12克，栀子6克，丹皮9克，金银花15克，连翘12克，紫花地丁9克，木通6克，滑石块15克，生甘草6克。

【用法】水煎服，每日1剂，分2次服用。

【功效】祛风清热，凉血除湿。

【主治】接触性皮炎属风湿热蕴结者。

【来源】《皮肤病性病临床诊治》

消风散加减

【组成】生地20克，丹皮20克，蝉蜕15克，牛蒡子15克，苦参10克，僵蚕15克，白鲜皮20克，白茅根20克，板蓝根20克。

【用法】水煎服，每日1剂，分2次服用。

【功效】疏风清热止痒解毒。

【主治】接触性皮炎属风热蕴肤者。

【来源】《皮肤病性病临床诊治》

∽·荆防败毒散·∽

【组成】荆芥15克，防风15克，柴胡5克，前胡10克，桔梗5克，茯苓15克，泽泻30克，车前子（包煎）30克，金银花10克，马齿苋30克，紫草10克，白鲜皮15克，生甘草10克。

【用法】水煎服，每日1剂，分2次服用。

【功效】散风除湿，解毒消疮。

【主治】接触性皮炎属湿毒蕴肤者。

【来源】《屡用屡效方疑难病一扫光》

∽·经验方一·∽

【组成】山慈菇（连根）、苍耳草各等份。

【用法】上药捣烂，以好酒1杯，滤汁温服。

【功效】清热解毒散结。

【主治】接触性皮炎属热毒蕴结者。

【来源】《皮肤病必效单方2000首》

∽·经验方二·∽

【组成】白鲜皮10克，薏苡仁10克，土茯苓10克，滑石10克，木通10克，地丁10克，丹皮10克，金银花10克，连翘10克，甘草5克。

【用法】水煎服，每日1剂，分2次服用。

【功效】除湿解毒。

【主治】接触性皮炎属湿毒蕴结者。

【来源】《中医三治法秘籍》

· 经验方三 ·

【组成】珍珠母（先煎）30克，生牡蛎（先煎）30克，灵磁石（先煎）30克，代赭石（先煎）30克，淡黄芩9克，紫草12克，徐长卿10克，丹参30克，牡丹皮12克，大青叶15克，薏苡仁30克，野菊花15克，当归12克，地肤子12克，生地30克，苦参9克，土茯苓30克，白鲜皮15克，荆芥12克，防风12克，乌梅15克，生甘草6克。

【用法】水煎服，每日1剂，分2次服用。

【功效】清热凉血，除湿解毒。

【主治】接触性皮炎属毒邪外袭，肌肤蕴热者。

【来源】《当代中医皮肤科临床家丛书·李斌》

· 经验方四 ·

【组成】龙骨（先煎）30克，牡蛎（先煎）30克，代赭石（先煎）30克，灵磁石（先煎）30克，丹皮15克，荆芥15克，防风15克，薄荷3克，炒苍术9克，黄柏9克，泽泻12克。

【用法】水煎服，每日1剂，分2次服用。中药饮片药渣煎煮晾凉外敷，每日2次，每次20分钟。

【功效】祛风清热止痒。

【主治】接触性皮炎属风热者。

【来源】《当代中医皮肤科临床家丛书·李斌》

经验方五

【组成】生地黄30克，牡丹皮15克，赤芍15克，白茅根30克，黄芩15克，连翘15克，白鲜皮30克，生石膏（先煎）30克，知母15克，金银花30克，连翘15克，玄参10克，生薏苡仁30，车前子（包煎）15克，地肤子30克，蝉蜕15克，蜂房20克，甘草10克。

【用法】水煎服，每日1剂，分2次服用。

【功效】清热除湿，凉血解毒，祛风止痒。

【主治】接触性皮炎属风湿热邪蕴结肌肤者。

【来源】《当代中医皮肤科临床家丛书·王玉玺》

经验方六

【组成】荆芥12克，防风12克，当归12克，生地12克，苦参12克，苍术12克，蝉蜕12克，胡麻仁12克，牛蒡子12克，知母12克，白芷12克，羌活12克，煅石膏30克，生甘草6克。

【用法】水煎服，每日1剂，分2次服用。

【功效】清热疏风，除湿止痒。

【主治】接触性皮炎属外感邪毒、湿热蕴结者。

【来源】实用中医药杂志，2008，24（8）

经验方七

【组成】水牛角（先煎）60克，生石膏（先煎）30克，生地黄30克，土茯苓30克，金银花15克，连翘15克，黄芩12克，赤芍12克，栀子12克，玄参12克，知母9克，牡丹皮9克，黄连6克，生甘草6克。

【用法】水煎服，每日1剂，分2次服用。

【功效】清气凉血，泻火解毒。

【主治】接触性皮炎属气血两虚者。

【来源】《皮肤病妙法良方》

·经验方八·

【组成】白芍12克，枸杞子12克，地肤子12克，黄柏9克，知母9克，女贞子9克，当归9克，熟地黄6克，山药6克，山茱萸6克，泽泻6克，牡丹皮6克，白鲜皮6克，白蒺藜6克。

【用法】水煎服，每日1剂，分3次服用。

【功效】活血通络，疏风祛湿。

【主治】接触性皮炎属风湿血瘀者。

【来源】《皮肤病妙法良方》

·经验方九·

【组成】荆芥9克，防风9克，蝉蜕4.5克，白鲜皮6克，连翘9克，金银花9克，蒲公英20克，生地15克，浮萍9克，地肤子12克，甘草6克。加减：皮肤潮红、烧灼感严重者，加赤芍、牡丹皮；水肿明显、渗出较多者，加茯苓皮、泽泻。

【用法】水煎服，每日1剂，分3次服用。

【功效】祛风止痒，凉血解毒化湿。

【主治】接触性皮炎属外邪侵袭、湿热邪毒蕴于肌肤者。

【来源】中国民间疗法，2005，13（8）

·经验方十·

【组成】荆芥10克，防风10克，浮萍10克，蝉蜕0克，丹皮10克，知母10克，牛蒡子12克，皂角刺12克，银花12克，生地

15克，连翘15克，白茅根15克。加减：痒甚者，加白鲜皮15克，刺蒺藜9克，苦参10克；血虚者，加当归10克，鸡血藤10克；湿甚者，加猪苓10克，茯苓10克，泽泻10克，车前子12克；大便干者，加制大黄10克，麻仁15克。

【用法】水煎服，每日1剂，分2次服用。

【功效】疏风清热，凉血解毒。

【主治】接触性皮炎属外感邪毒、血热风燥者。

【来源】新疆中医药，2005，23（6）

❦ 经验方十一 ❦

【组成】地骨皮30克，桑叶9克，桑白皮12克，黄芩9克，泽泻12克，茅根12克，稆豆衣12克，生草6克。

【用法】水煎服，每日1剂，分2次服用。

【功效】疏风散热，利湿。

【主治】接触性皮炎属风湿热毒蕴结者。

【来源】上海中医药杂志，1996，（2）

❦ 经验方十二 ❦

【组成】生地15克，生首乌15克，白术15克，土茯苓30克，苦参15克，苡仁30克，车前子15克，黄芩15克，黄柏15克，枣仁9克，百部9克，丹皮30克，丹参15克，白鲜皮15克，地肤子15克，一枝黄花15克，桑白皮15克。

【用法】水煎服，每日1剂，分2次服用。

【功效】疏风清热止痒。

【主治】接触性皮炎属风热蕴肤者。

【来源】《当代中医皮肤科临床家丛书·孙世道》

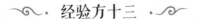

经验方十三

【组成】水牛角（先煎）30克，牡丹皮10克，连翘10克，知母10克，赤芍10克，玄参10克，黄连9克，栀子9克，竹叶9克，全蝎9克，黄芩12克，黄柏6克，生地黄（酒炒）8克，金银花15克，石膏24克。

【用法】水煎服，每日1剂，分2次服用。

【功效】清营泻火，解毒凉血。

【主治】接触性皮炎属血热毒盛者。

【来源】《中医验方大全》

经验方十四

【组成】蒲公英30克，金银花30克，生地黄15克，连翘20克，白鲜皮12克，荆芥10克，蝉蜕8克，生甘草5克。加减：局部焮红肿甚者，加赤芍10克，牡丹皮10克；水疱密集、糜烂、渗液重者，加茯苓20克，泽泻10克，车前子（包煎）30克。

【用法】水煎服，每日1剂，分3次服用。

【功效】清热解毒，凉血祛风止痒。

【主治】接触性皮炎属风热毒蕴者。

【来源】《中医验方大全》

经验方十五

【组成】龙胆草10克，黄芩10克，生地黄30克，白茅根30克，蒲公英30克，板蓝根30克，车前子15克，泽泻15克，车前草30克，茵陈15克，木通6克，木瓜10克，六一散（包煎）30克。

【用法】水煎服，每日1剂，分2次服用。

【功效】清热凉血，解毒除湿。

【主治】接触性皮炎属毒邪外袭、肌肤蕴热者。

【来源】《张志礼皮肤病医案选萃》

❧·经验方十六·❧

【组成】龙胆草10克，黄芩15克，生地黄30克，牡丹皮15克，白茅根30克，野菊花10克，马齿苋30克，败酱草30克，薏米30克，车前子15克，泽泻15克，冬瓜皮15克，车前草30克，白鲜皮30克，苦参15克，生石膏（先煎）30克。

【用法】水煎服，每日1剂，分2次服用。

【功效】清热凉血，解毒利湿。

【主治】头部接触性皮炎属湿热内蕴、外感毒邪者。

【来源】《张志礼皮肤病医案选萃》

❧·经验方十七·❧

【组成】龙胆草10克，黄芩10克，生地黄15克，牡丹皮15克，马齿苋30克，板蓝根30克，桑白皮15克，木通10克，泽泻15克，冬瓜皮15克，六一散（先煎）30克，片姜黄10克。

【用法】水煎服，每日1剂，分2次服用。

【功效】清热凉血，解毒除湿。

【主治】接触性皮炎属湿热内蕴、外感邪毒者。

【来源】《张志礼皮肤病医案选萃》

二、外用方

❧·大黄甘草汤加味·❧

【组成】甘草60克，苦参30克，地黄10克，玄参10克，大黄15克，地肤子15克，白鲜皮15克，紫草20克。

【用法】上药共为细末，水煎，药汁入盆中，待温时浸泡患处，病变在头面、腰腹、四肢近端而不便浸泡者，将药粉用开水拌湿，入布袋中，置于患处。布袋上加一热水袋。隔日1次，每次30~60分钟。

【功效】清热解毒，收湿止痒。

【主治】接触性皮炎属湿热毒蕴肌肤者。

【来源】四川中医，2007，25（3）

❧·马齿苋洗方·❧

【组成】马齿苋60克，百部30克，生地黄30克，蛇床子30克，苦参30克，白鲜皮30克，僵蚕30克，黄芩30克，牡丹皮30克，白矾（后下）20克。

【用法】上药（除白矾）加水，头煎2000毫升，煎20分钟后取汁，二煎加水1000毫升，煎20分钟入白矾，待溶化后去渣取汁，与头煎兑匀，取汁一半浸洗患处，每次15~20分钟，每日2次。

【功效】清热解毒，活血通络，祛风止痒。

【主治】化妆品所致接触性皮炎属风热蕴结、血络瘀阻者。

【来源】《皮肤病效验秘方》

❧·苦柏汤洗剂·❧

【组成】苦参、黄柏、地肤子、蛇床子、贯众、花椒各20克。

【用法】上药水煎12~20分钟，洗涤或湿敷患处20~30分钟（保持药温），每日2次。

【功效】清热解毒，祛风止痒，燥湿杀虫。

【主治】接触性皮炎属风湿热毒蕴肤者。

【来源】中医药学刊，2006，24（8）

❧·荆菊大黄外洗方·❧

【组成】荆芥30克，大黄30克，野菊花30克，地榆30克，黑面神30克，金银花20克，白矾20克。

【用法】上药水煎15~20分钟，洗涤或湿敷患处20~30分钟，每日1~2次。

【功效】解毒除湿止痒。

【功效】急性接触性皮炎属湿热蕴毒者。

【来源】《中西医结合治疗皮肤病性病》

❧·马齿苋合剂熏洗方·❧

【组成】马齿苋50克，生地榆30克，金银花30克，黄柏30克，苦参30克，杠板归30克，地肤子15克，明矾10克。

【用法】上药水煎，浓度10%~20%，先熏后洗，每日2次，每次15分钟。

【功效】清热解毒，利湿收敛。

【主治】接触性皮炎属湿热毒盛者。

【来源】四川中医，2010，18（5）

❧·三黄酊搽剂·❧

【组成】大黄、黄柏、黄芩、苦参等量，五倍子500克，乙醇2000毫升。

【用法】前四味药打成粉，取等量混合备用（简称三黄），取五倍子草药500克，用75%酒精2000毫升浸泡12小时左右，使五倍子的有效治疗成分析出，再倒入蒸馏水使酒精浓度达20%~25%，放置在密封瓶中备用。取三黄、五倍子粉、滑石粉各20克以1∶1∶1等量混合后，倒入适量甘油（约20毫升），搅拌均匀，再放入5克医用冰片，倒入500毫升蒸馏水稀释后装瓶，温度为25~30℃。

【功效】解毒利湿。

【主治】面部接触性皮炎属湿热毒蕴者。

【来源】解放军护理杂志，2012，29

～﹒收敛消疹散﹒～

【组成】赤石脂、海螵蛸、青黛、黄柏、滑石粉、五倍子、土荆皮各10克。

【用法】上药打成粉末，过筛，每日用少许药粉水调敷患处，每日2次。

【功效】收敛消疹。

【主治】接触性皮炎属邪毒蕴结、气血阻滞者。

【来源】《皮肤病临证效验方》

～﹒紫榆解毒汤﹒～

【组成】芒硝5~10克，煅石膏10~20克，连翘15~20克，生大黄5~10克，紫草10~15克，地榆10~15克，知母10~15克，黄连5~10克，大青叶10~15克，鱼腥草10~15克，泽泻20~30克，甘草5~10克。加减：津伤者，加天花粉20克，芦根15克，北沙参15克，天冬10克，薏苡仁20克；气虚者，加党参10克，黄芪10克；血虚者，加当归10克，何首乌15克；腹胀者，加厚朴10克，木香10克，枳壳15克；肝郁者，加柴胡5克，郁金10克，佛手15克；血瘀者，加鸡血藤10克，益母草10克，桃仁5克，红花5克；失眠心悸者，加生龙骨30克，炒酸枣仁20克，柏子仁10克，五味子10克，夜交藤15克。

【用法】上药水煎外洗，每日2次，每次30分钟。

【功效】泻火解毒。

【主治】接触性皮炎属火毒侵肤者。

【来源】《皮肤病临证效验方》

∽·外用经验方一·∽

【组成】新鲜鸡蛋3个，陈醋500毫升。

【用法】将鸡蛋置瓶内，加陈醋浸泡1周后取出，去蛋壳，将鸡蛋与陈醋搅匀备用。每日用药棉蘸药液涂擦患处2~3次。

【功效】解毒杀虫。

【主治】接触性皮炎。

【来源】《皮肤病妙法良方》

∽·外用经验方二·∽

【组成】樟脑、冰片各等份。

【用法】上药共研细粉，以75%酒精（或高度白酒）溶解，用药棉蘸药液反复涂擦患处，干后再涂1次；完全干燥后用伤湿止痛膏贴于患处，隔3日换药1次。

【功效】消炎止痒杀毒。

【主治】接触性皮炎属热毒蕴结者。

【来源】《皮肤病妙法良方》

∽·外用经验方三·∽

【组成】鲜核桃皮适量。

【用法】上药搽患处，每日2~3次。

【功效】杀菌通络止痒。

【主治】接触性皮炎。

【来源】《皮肤病妙法良方》

∽· 外用经验方四 ·∽

【组成】楮桃叶或苦参适量。

【用法】上药煎水沐浴，每日1次。

【功效】燥湿解毒，杀虫止痒。

【主治】接触性皮炎属湿热毒蕴者。

【来源】《皮肤病妙法良方》

∽· 外用经验方五 ·∽

【组成】苦参200克，陈醋500毫升。

【用法】将药浸泡4小时后用纱布过滤。取药汁涂抹患处，每日3~4次。

【功效】清热解毒，杀虫止痒。

【主治】接触性皮炎属湿热毒蕴者。

【来源】《皮肤病妙法良方》

∽· 外用经验方六 ·∽

【组成】苍耳子苗9克。

【用法】上药煎汤外洗，日1~2次。

【功效】祛风散热，解毒杀虫。

【主治】接触性皮炎属风热毒蕴者。

【来源】《皮肤病必效单方2000首》

∽· 外用经验方七 ·∽

【组成】鲜石韦250克。

【用法】上药洗净，加水1500毫升，煎至1000毫升，趁热洗患处，每日2次。

【功效】清热利水。

【主治】接触性皮炎属湿热者。

【来源】《皮肤病必效单方2000首》

∽ 外用经验方八 ∾

【组成】生山楂40克，生大黄30克。

【用法】上药水煎湿敷或外洗，每日2~3次，每次15分钟。

【功效】清热解毒，收敛止痒。

【主治】接触性皮炎属湿热者。

【来源】《皮肤病必效单方2000首》

∽ 外用经验方九 ∾

【组成】玄明粉100克。

【用法】上药分10次溶化，再按疮面大小，用四层纱布浸于玄明粉溶液中浸湿后湿敷疮面，干则易之，以愈为度。

【功效】燥湿止痒。

【主治】接触性皮炎属于湿盛者。

【来源】《中医三治法秘籍》

∽ 外用经验方十 ∾

【组成】马齿苋50克，胆草20克，黄柏20克，甘草10克。

【用法】上药水煎，冷敷患处，每日1次。

【功效】清热解毒，燥湿止痒。

【主治】接触性皮炎属毒邪外袭、肌肤蕴热者。

【来源】《当代中医皮肤科临床家丛书·冯宪章》

·外用经验方十一·

【组成】雷公藤生药20克。

【用法】上药加水1000毫升，浸泡20分钟，文火煎20分钟，将煎好的药液（不少于500毫升）倒入非铁制容器中，冷却后灌装医用无菌塑料瓶内，可置于冰箱内冷藏1周，备用。治疗时，取医用纱布，将其折叠4~6层，面积以覆盖皮损为宜，用药液浸透纱布，挤压后以不滴水为度，敷于皮损上，每日2次，每次30分钟。

【功效】祛风除湿，通络止痒。

【主治】接触性皮炎属湿热络阻者。

【来源】《药浴治百病》

·外用经验方十二·

【组成】苦参30~60克（创面未溃烂用30克，溃烂可用至60克），黄柏15克，金银花35克，地肤子15克，蛇床子15克，黄芩15克，枯矾15克，五倍子15克，赤芍15克，白鲜皮15克，薄荷（后下）10克，野菊花30克。

【用法】上药水煎至1000毫升，用无菌方纱布湿敷创面，每日2次，每次20~30分钟。

【功效】泻火解毒，燥湿敛疮，通络止痒。

【主治】接触性皮炎属湿热毒蕴者。

【来源】《药浴治百病》

·外用经验方十三·

【组成】土茯苓30克，黄柏30克，苦参30克，白鲜皮30克，大黄30克，龙胆草30克，蛇床子30克，百部30克，明矾35克。

【用法】上药水煎，取汁，外洗。

【功效】清热燥湿，杀虫止痒。

【主治】头部接触性皮炎属湿热毒蕴者。

【来源】川北医学院学报，2002（01）

❧ · 外用经验方十四 · ❧

【组成】荆芥10克，大黄20克，地榆20克，苦参30克，地肤子30克，蛇床子30克，枯矾30克，甘草10克。

【用法】上药水煎，待水温降至适宜温度，浸泡患处。

【功效】清热解毒，凉血燥湿止痒。

【主治】急性接触性皮炎属风湿热蕴结者。

【来源】中医外治杂志，2002（04）

❧ · 外用经验方十五 · ❧

【组成】蝉蜕50克，蛇床子30克，苦参20克，白矾10克，川椒10克，艾叶10克，食盐10克。

【用法】上药水煎，取汁熏洗患部，每日1剂，每剂洗2~3次。

【功效】清热解毒，燥湿止痒。

【主治】接触性皮炎属湿热者。

【来源】中医外治杂志，1995（03）

❧ · 外用经验方十六 · ❧

【组成】千里光20克，生大黄20克，黄柏10克，栀子10克，蒲公英20克，桑叶20克。

【用法】上药水煎，待稍冷后外湿敷。

【功效】清热解毒通络。

【主治】接触性皮炎属热毒蕴结者。

【来源】《实用皮肤病性病手册》

～∾· 外用经验方十七 ·∾～

【组成】青黛适量。

【用法】上药研极细末，水调外涂患处，每日2~5次。

【功效】清热解毒止痒。

【主治】接触性皮炎属热毒者。

【来源】《中医皮肤病学入门》

～∾· 外用经验方十八 ·∾～

【组成】石榴皮12克，马齿苋12克，玄明粉5克。

【用法】上药水煎取汁湿敷患处，每日2~3次，每次15~20分钟。

【功效】清热解毒，燥湿收敛。

【主治】接触性皮炎属湿热者。

【来源】《中医皮肤病学入门》

～∾· 外用经验方十九 ·∾～

【组成】马齿苋100克，黄柏20克，公英20克，明矾10克。

【用法】上药水煎，冷湿敷患处，每日3~4次。

【功效】清热解毒，燥湿止痒。

【主治】接触性皮炎属湿热毒蕴者。

【来源】《皮肤病性病临床诊治》

·外用经验方二十·

【组成】马齿苋30克，黄柏10克。

【用法】上药水煎，冷湿敷患处，每日2~4小时。

【功效】清热解毒燥湿。

【主治】接触性皮炎属湿热蕴结者。

【来源】《张志礼皮肤病医案选萃》

·外用经验方二十一·

【组成】苦参15克，白鲜皮30克，紫草30克，夜明砂30克，大风子15克，杏仁15克，瓜蒌霜30克。

【用法】上药煎水，外洗患处，每日2次。

【功效】清热解毒，燥湿祛痰。

【主治】慢性接触性皮炎属湿热痰郁毒蕴者。

【来源】《新编中医外科学》

·外用经验方二十二·

【组成】大黄20克，芒硝20克，五倍子15克，枯矾15克，苦参20克，黄柏15克，苍术15克，马齿苋20克，地榆20克。

【用法】上药煎水，湿敷患处，每日2次。

【功效】清热解毒，燥湿敛疮。

【主治】接触性皮炎属湿热毒蕴者。

【来源】《新编中医外科学》

（刘莹　沈凌）

第二十五章　手足皲裂

凡手足部皮肤因多种原因引起干燥和皲裂表现，统称为手足皲裂。主要原因为掌趾部角质层较厚，无毛囊和皮脂腺，因此当冬季气温低和湿度较小时，缺乏皮脂保护的皮肤便容易发生皲裂。此外，一些物理、化学因素的刺激及真菌感染等生物因素也起着重要作用。多见于老年人及妇女，好发于指屈面、手掌、足跟、足趾外侧等。

本病可参考中医"皲裂疮""手足皲裂""手足破裂""皲裂伤口"等病证。

一、内服方

～· 当归饮子加减 ·～

【组成】当归6克，白芍15克，熟地黄25克，鸡血藤30克，何首乌15克，桃仁10克，桑白皮15克，防风15克，刺蒺藜15克，丹参20克，黄精15克，甘草6克。

【用法】每日1剂，煎2次分服。

【功效】养血祛风润燥，活血化瘀。

【主治】手足皲裂属血虚风燥者。

【来源】《实用皮肤科查房会诊》

～· 养血润肤饮 ·～

【组成】生地黄10克，熟地黄10克，天冬10克，麦冬10克，天花粉10克，当归10克，黄芪12克，升麻6克，黄芩10克，桃仁10克，红花10克。

【用法】每日1剂，煎2次分服。

【功效】养血润肤。

【主治】手足皲裂属血虚风燥者。

【来源】《皮肤病效验方》

· 治皲裂方 ·

【组成】猪肤（鲜）60克，百合30克，黄芪15克，山药15克。

【用法】每日1剂，煎2次分服。

【功效】益气润肺，生肌养皮。

【主治】手足皲裂属气虚肤燥者。

【来源】《皮肤病效验方》

· 滋燥养荣汤化裁 ·

【组成】生地30克，熟地20克，当归15克，赤芍9克，黄芩9克，秦艽6克，防风9克，黄芪12克，元参9克，炙甘草6克。

【用法】每日1剂，煎2次分服。

【功效】养血润燥，祛风和中。

【主治】手足皲裂属血虚风燥者。

【来源】《皮肤病五十年临证笔录》

· 四物汤加味 ·

【组成】当归12克，赤芍12克，白芍12克，川芎10克，熟地15克，鸡血藤15克，桑枝15克，桂枝6克，红花10克。

【用法】每日1剂，煎2次分服。

【功效】养血活血，通络润肤。

【主治】手足皲裂属气血欠和、复受风邪者。

【来源】《当代中医皮肤科临床家丛书·李秀敏》

·八珍汤加减·

【组成】当归6克，白芍10克，茯苓10克，熟地10克，薏苡仁10克，白术3克，生甘草3克，生黄芪15克，鸡血藤15克，川芎4.5克。

【用法】每日1剂，煎2次分服。

【功效】益气补血，驱寒润燥。

【主治】手足皲裂属气血两虚、风寒血燥者。

【来源】《中医美容处方手册》

·当归桂枝汤加味·

【组成】当归10克，何首乌15克，桂枝10克，白芍10克，大枣10枚，炙甘草4克，熟地15克。

【用法】每日1剂，煎2次分服。

【功效】养血润肤。

【主治】手足皲裂属风寒血燥者。

【来源】《中医美容处方手册》

·经验方一·

【组成】当归30克，生姜15克，肥羊肉500克。

【用法】上药蒸制食用。

【功效】养血润肤。

【主治】手足皲裂属血虚风燥者。

【来源】《皮肤病效验方》

❦ · 经验方二 · ❧

【组成】龙眼肉30克，黑芝麻30克，冰糖（炒熟，研细末）30克，阿胶250克，黄酒适量。

【用法】先将阿胶用黄酒浸软并烊化，加入龙眼肉、黑芝麻、冰糖，直至糖化完停火。每日2次，每次服20克。

【功效】养血润肤。

【主治】手足皲裂属血虚风燥者。

【来源】《皮肤病效验方》

❦ · 经验方三 · ❧

【组成】何首乌30克，黄芪24克，当归20克，白芍15克，白蒺藜15克，荆芥15克，防风10克，丹参10克，地黄10克，红花6克，川芎6克，甘草6克。

【用法】每日1剂，煎2次分服。

【功效】行气活血，养血生肌。

【主治】手足皲裂属风燥血瘀气滞者。

【来源】《皮肤病妙法良方》

❦ · 经验方四 · ❧

【组成】白鲜皮15克，黄芪15克，首乌藤15克，熟地黄10克，生地黄10克，白芍10克，赤芍10克，当归10克，女贞子10克，枸杞子10克，玉竹10克，防风10克，防己10克，枳壳10克，麦冬10克，菟丝子10克，浮萍10克，川芎6克，蒺藜5克。

【用法】每日1剂，煎2次分服。

【功效】行气活血，养血生肌。

【主治】手足皲裂属风燥血瘀气滞者。

【来源】《皮肤病妙法良方》

～・经验方五・～

【组成】苏木10克，牡丹皮10克，当归10克，赤芍10克，桃仁6克，大黄6克，川芎6克，枳壳6克，瓜蒌6克，槟榔6克。

【用法】每日1剂，煎2次分服。

【功效】养血凉血，活血散结。

【主治】手足皲裂属血热瘀阻者。

【来源】《皮肤病妙法良方》

～・经验方六・～

【组成】当归10克，地黄10克，赤芍10克，茯苓10克，黄芩6克，川芎6克，陈皮6克，红花6克，甘草6克。

【用法】每日1剂，煎2次分服。

【功效】凉血活血，行气散瘀。

【主治】手足皲裂属血热瘀阻者。

【来源】《皮肤病妙法良方》

～・经验方七・～

【组成】何首乌、蔓荆子、石菖蒲、荆芥穗、甘菊花、枸杞子、威灵仙、苦参各15克。

【用法】上药共研细末，每服9克，蜜茶调下，不拘时。

【功效】行气活血，养血生肌。

【主治】手足皲裂属气血虚滞、肌肤枯燥者。

【来源】《皮肤病妙法良方》

❧·经验方八·❧

【组成】川芎20克，党参20克，炒白术20克，熟地黄20克，当归18克，丹参18克，白芍15克，白蒺藜15克，白鲜皮15克，茯苓15克，鸡血藤15克，金银花15克，甘草9克。

【用法】每日1剂，煎2次分服。

【功效】补脾养血，清热活血，养阴润肤。

【主治】手足皲裂属阴虚血热肤燥者。

【来源】《皮肤病妙法良方》

❧·经验方九·❧

【组成】当归15克，羊肉100克，粳米50克。

【用法】将当归洗净切细，羊肉洗净切丁，粳米淘洗干净。三者一同放入锅中，加适量的水煮烂成粥，趁热服用，每日1次或隔日1次。

【功效】养血润肤。

【主治】手足皲裂属血虚肤燥者。

【来源】《二十四节气养生精华》

❧·经验方十·❧

【组成】生黄芪15克，鸡血藤15克，党参10克，当归10克，川芎10克，桂枝10克，白术10克，白芍10克，熟地30克，丹参30克。

【用法】每日1剂，煎2次分服。

【功效】补气养血，活血润肤。

【主治】手足皲裂属气血不足、瘀阻经络者。

【来源】《新编皮肤病防治必读》

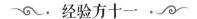

❦·经验方十一·❧

【组成】生石膏（先煎）25克，浮萍15克，生地黄15克，黑芝麻15克，苍耳子15克，生槐花15克，生地榆15克，阿胶（烊化）10克，玄参10克，紫草10克，知母10克，生何首乌12克，熟大黄5克。

【用法】每日1剂，煎2次分服。

【功效】滋阴凉血，润燥祛风。

【主治】手足皲裂属热伏营血、血燥生风者。

【来源】《中医泰斗皮肤病医案妙方》

二、外用方

❦·皲裂汤·❧

【组成】红花20克，金银花50克，地骨皮50克，苍术50克，桃仁20克，牡丹皮20克，苦参30克，白术30克，芦荟20克。

【用法】上药用水煎20分钟，取药液500毫升，浸泡手足皮损处，每日早、晚各1次，每次20分钟。

【功效】滋阴润燥，祛风活血，润肤生肌。

【主治】手足皲裂属风热血瘀者。

【来源】中国中西医结合杂志，2001，21（9）

❦·手足龟裂汤·❧

【组成】威灵仙15克，猪牙皂10克，白鲜皮15克，浮萍10克，僵蚕10克，蝉蜕10克，蛇床子15克，地肤子15克，百部15克，生地20克，赤芍12克，丹皮10克，制川乌10克，制草乌10克，川桂皮10克，防风10克，当归10克。

【用法】上药用白醋2000毫升浸泡，煎沸，待温后将患肢放入药醋中浸泡15~20分钟，每日3次。第二次用再将醋药煎沸等温热时浸泡。

【功效】祛风凉血活血，杀虫止痒。

【主治】手足皲裂属风热血热瘀阻者。

【来源】健康生活，2010，10

·三合油·

【组成】蛋黄油，大风子油，甘草油。

【用法】上药等量混匀，外擦患处。

【功效】祛风清热润燥。

【主治】手足皲裂属风热肤燥者。

【来源】《皮肤病五十年临证笔录》

·温药浸泡剂·

【组成】地骨皮、苦楝子、白矾、甘草各15克。

【用法】上药水煎，温泡患处。

【功效】清热解毒，杀虫止痒。

【主治】手足皲裂属热盛肤燥者。

【来源】《皮肤病五十年临证笔录》

·白及汤·

【组成】白及30克，川楝皮30克，苦参30克，川椒30克，白鲜皮30克，川黄连10克，蛇床子30克，鸡血藤10克。

【用法】上药水煎，温泡手足，每日2次，每次15分钟。

【功效】活血利湿，润肤生肌。

【主治】手足皲裂属热盛血燥者。

【来源】中国临床医生，2008，36（11）

❧·　活血祛风润肤汤　·❧

【组成】防风15克，荆芥15克，红花30克，地骨皮20克，五加皮30克，皂角15克，柏子仁30克，明矾9克。

【用法】上药水煎外洗，每日2次，每次30分钟。

【功效】活血化瘀，祛风润燥。

【主治】手足皲裂属风热血瘀生燥者。

【来源】河北中医，2002，26（8）

❧·　白及软膏　·❧

【组成】白及10克，凡士林90克。

【用法】上药混合成10%膏状，用热水浸泡患处后，外涂患处。

【功效】生肌润燥。

【主治】手足皲裂。

【来源】《新编皮肤病防治必读》

❧·　皲裂膏　·❧

【组成】当归30克，甘草30克，姜黄90克，紫草10克，轻粉6克，冰片6克，麻油、蜂蜡各适量。

【用法】将前4味药加麻油浸泡1周，然后将上述药汁煎熬至枯黄，放冷后过滤除渣，再加入轻粉、冰片，拌匀。之后加蜂蜜融化搅匀，分装备用。使用时，先将患处用温水泡一段时间，擦干后用制备好的药膏涂于患处，每日3次。

【功效】养血活血，化瘀润肤。

【主治】手足皲裂属血虚血瘀者。

【来源】《云南民族药防治皮肤病的研究与应用》

∾⋅ 生肌散 ⋅∾

【组成】黄柏50克，甘草50克，五倍子30克，白及30克，白蔹30克，儿茶30克，乳香30克，没药30克，冰片3克。

【用法】上药研细末，混匀，过120目筛，密封消毒，加蜂蜜适量，调成糊状。使用时温水浸泡患处至软，用刀削去增厚层，再将制备好的药膏涂于患处，每日4次。

【功效】活血化瘀，润肤敛疮。

【主治】手足皲裂属血热瘀阻者。

【来源】《云南民族药防治皮肤病的研究与应用》

∾⋅ 二甘油 ⋅∾

【组成】甘草50克，甘油、75%酒精各200毫升。

【用法】将甘草于酒精中浸泡24小时后，用浸液加甘油涂擦患处。

【功效】养血杀菌。

【主治】手足皲裂属血燥者。

【来源】《云南民族药防治皮肤病的研究与应用》

∾⋅ 外用经验方一 ⋅∾

【组成】羌活150克，防风150克，荆芥150克，白芷90克，细辛15克，白鲜皮150克，山柰150克，威灵仙30克，生首乌120克，当归180克，生甘草60克，肉桂20克。

【用法】上药烘干混合粉碎，过80目筛后将药粉装入瓶中备用。用时先用热水适量浸泡双侧手足30分钟后擦干，取药粉30克，以凡士林烊化调和均匀，外擦患处，每日1次。

【功效】祛风养血，润燥止痒。

【主治】手足皲裂属风盛血燥者。

【来源】湖北中医杂志，2010（5）

～·　外用经验方二　·～

【组成】白及30克，大黄10克，冰片3克。

【用法】上药共研细粉，混合备用。用时加入少许蜂蜜，调成糊状，外涂患处，每日3次。

【功效】养血润肤。

【主治】手足皲裂属血热肤燥者。

【来源】《皮肤病效验方》

～·　外用经验方三　·～

【组成】白鲜皮、蛇床子、地肤子、枯矾、当归、熟地黄、玄参、苦参、防风各30克。

【用法】上药水煎，待温浸泡患处，每日2次，每次30分钟。

【功效】养血润肤，祛风止痒。

【主治】手足皲裂属风热血燥者。

【来源】《皮肤病妙法良方》

～·　外用经验方四　·～

【组成】白蔹30克，白及30克，冰片30克，大黄50克。

【用法】上药共研细末，过筛，贮瓶加蜂蜜适量调成糊状备用。先用热水浸泡患处，剪去硬皮，再取药涂抹患处，必要时包扎，每日2~3次。

【功效】清热滋润，生肌肉止痒。

【主治】手足皲裂属热盛肤燥者。

【来源】《皮肤病妙法良方》

✦ 外用经验方五 ✦

【组成】大黄15克，甘草30克，芝麻油250克。

【用法】以文火将诸药煎至焦黄色。待凉后，滤去药渣。用药液涂抹患处，每日3次。

【功效】清热解毒润肤。

【主治】手足皲裂属热盛肤燥者。

【来源】中国民间疗法，2009，3

✦ 外用经验方六 ✦

【组成】瓜蒌瓤60克，杏仁30克。

【用法】将杏仁汤浸去皮尖，与瓜蒌瓤同研如膏，加入蜂蜜适量，稀稠以便于涂搽为准。每日睡前涂于患处。

【功效】祛痰润燥。

【主治】手足皲裂痰结肤燥者。

【来源】《皮肤病必效单方2000首》

✦ 外用经验方七 ✦

【组成】地骨皮30克，明矾20克。

【用法】上药水煎温浴，每日1次。

【功效】凉血滋润，收敛杀虫。

【主治】手足皲裂属血热肤燥者。

【来源】《皮肤病必效单方2000首》

～·外用经验方八·～

【组成】马勃粉50克，凡士林100克。

【用法】凡士林加热溶化后，加入马勃粉调匀，冷却成膏，入大口瓶备用。将药膏涂敷患处，用纸或纱布封盖，每日2次。

【功效】凉血解毒。

【主治】手足皲裂属血热毒蕴者。

【来源】《皮肤病必效单方2000首》

～·外用经验方九·～

【组成】白及、苦参、马齿苋、甘草各40克，凡士林适量。

【用法】将前4味药用水浸泡半小时，再煎20~30分钟，使药液剩半面盆左右，滤出药液（草药可留存，还可再煎1~2次），用药液浸泡并搓洗皲裂处10~15分钟，每晚泡洗1次。洗后擦干患处，涂搽少许凡士林再搓揉1~2分钟，入睡时将患处用干净的塑料袋包裹起来，次日早晨再洗掉凡士林。

【功效】清热解毒，生肌润肤。

【主治】手足皲裂属热盛肤燥者。

【来源】求医问药，2010（2）

～·外用经验方十·～

【组成】白及80克，冰片12克，五味子12克，凡士林400克。

【用法】将前3味药研末混匀后用凡士林调成膏状，每次取适量的药膏涂于患处，外用纱布包扎，每3天换药1次，直至痊愈。若皲裂皮肤增厚，可先剪去茧皮再涂药。

【功效】清热生肌，收敛润肤。

【主治】手足皲裂属热盛伤肤者。

【来源】求医问药，2008（2）

∾ 外用经验方十一 ·∾

【组成】珍珠粉20克，地龙10克，煅月石3克，凡士林35克。

【用法】将3味药研成细末，加凡士林调匀。温水洗患处后，涂敷此药膏，每日2次。

【功效】清热通络，润肤生肌。

【主治】手足皲裂属热盛伤络、肌肤燥裂者。

【来源】解放军健康，2000（1）

∾ 外用经验方十二 ·∾

【组成】补骨脂15克，蜂房20克，地肤子10克，赤芍10克，地骨皮10克。

【用法】上药水煎。待药液晾温后，以药液浸泡患处片刻，用热水将药液洗净。然后，将撒有云南白药的伤湿止痛膏贴在患处，每日1次。

【功效】凉血活血，润肤止痒。

【主治】手足皲裂属血热肤燥者。

【来源】农村新技术，2006（1）

∾ 外用经验方十三 ·∾

【组成】三七粉30克，蜂蜜适量。

【用法】上药调成糊状，装瓶密封备用。用时先用热盐水浸泡患处10~20分钟，用刀片削去过厚的角质层，然后每日搽药3~4次。

【功效】凉血活血润肤。

【主治】手足皲裂属血热瘀阻者。

【来源】《皮肤病妙法良方》

❧ · 外用经验方十四 · ❧

【组成】当归60克，紫草60克，忍冬藤10克。

【用法】上药共浸入500克香油内，浸泡24小时后，文火煎熬至药枯焦，滤出药渣，留油待凉，以棉签蘸涂患处，每日数次。

【用法】清热养血，活血通络。

【主治】手足皲裂属血虚热、经络瘀阻者。

【来源】《皮肤病妙法良方》

❧ · 外用经验方十五 · ❧

【组成】黄豆100克，凡士林200克。

【用法】将黄豆晒干研细末，过筛取末，与凡士林混匀，装瓶备用。用时先洗净患处皮肤，然后将药膏敷在裂口处，外用纱布敷盖，3天换一次药。

【功效】滋润肌肤。

【主治】手足皲裂。

【来源】《二十四节气养生精华》

❧ · 外用经验方十六 · ❧

【组成】柏树胶、松香各30克。

【用法】将上药研末，病均匀地撒在胶布上，用小火把胶布烤一下，待药末熔化后敷于患处，每日1次。

【功效】清热滋润。

【主治】手足皲裂属血热肤燥者。

【来源】《家有偏方保健康》

❧ 外用经验方十七 ☙

【组成】川楝子果肉100克，猪油80克，蜂蜡20克

【用法】川楝子洗净加水煮沸半小时，捣烂，取皮核，过筛，以稠厚为宜。上药调匀，涂患处。

【功效】生肌止痛。

【主治】手足皲裂。

【来源】中医外治杂志，1996（5）

❧ 外用经验方十八 ☙

【组成】大风子20克，陈皮10克，黄精15克，地榆15克，威灵仙20克，金毛狗脊20克，红花10克。

【用法】上药水煎温泡患处，每日1次。

【功效】祛风清热，活血润肤。

【主治】手足皲裂属风热血燥者。

【来源】《美容中药一本通》

（刘莹　沈凌）

第二十六章　冻　疮

冻疮是由于皮肤暴露在冰点以上的低温（0~10℃）与高湿度环境下或冷暖急变时，局部小动脉发生收缩，久之动脉血管麻痹而扩张，静脉淤血，局部血液循环不良而致。

本病可参考中医"烂手脚""冻烂疮""冻瘃"等病证。

一、内服方

～ 补阳还五汤加减 ～

【组成】生黄芪30克，赤芍15克，当归15克，川芎15克，桃仁5克，丹参15克，三棱10克，莪术10克，水蛭5克，胡15克，地龙15克，牛膝15克，柴胡10克，蜈蚣（焙干）1条。

【用法】水煎服，每日1剂，分2次服用。

【功效】益气活血，化瘀通络。

【主治】冻疮属气虚血瘀者。

【来源】黑龙江中医药，2012，41（05）

～ 当归四逆加吴茱萸生姜汤 ～

【组成】当归12克，白芍12克，桂枝9克，甘草10克，丹参10克，鸡血藤30克，细辛3克，吴茱萸9克，生姜3片，大枣6枚。

【用法】水煎服，每日1剂，分2次服用。

【功效】温经散寒，活血通络。

【主治】冻疮属脾肾阳虚、气血凝滞者。

【来源】中医外治杂志，2011，20（01）

❧ 当归四逆汤加减 ❧

【组成】黄芪15克，赤芍10克，当归15克，干姜15克，桂枝12克，生姜黄6克，炙甘草10克，鹿角胶10克，细辛3克，大枣4枚。

【用法】水煎服，每日1剂，分2次服用。

【功效】温经散寒，活血通络。

【主治】冻疮属阳虚寒凝者。

【来源】中国医药导报，2011，8（03）

❧ 桂枝红花汤 ❧

【组成】桂枝9克，红花9克，党参9克，黄芪15克，当归9克，干姜9克，丹参9克，陈皮9克，桃仁9克。

【用法】水煎服，每日1剂，分2次服用。

【功效】温经散寒，益气活血。

【主治】冻疮属阳虚寒凝者。

【来源】中国中西医结合皮肤性病学杂志，2004，3（02）

❧ 当归四逆汤加味 ❧

【组成】桂枝9克，芍药9克，当归12克，细辛2克，防风6克，生姜9克，川芎6克，通草3克，大枣4枚，甘草6克。

【用法】水煎服，每日1剂，分2次服用。

【功效】调和营卫，温经通脉。

【主治】冻疮属寒邪外袭、气血凝滞者。

【来源】实用中医药杂志，2007，23（3）

·消疮饮·

【组成】当归24克，白芍18克，赤芍12克，桂枝9克，炙甘草9克，细辛3克，大枣12枚。

【用法】水煎服，每日1剂，分2次服用。

【功效】调和营卫，温经通脉。

【主治】冻疮属寒邪外袭、气血凝滞者。

【来源】实用中医药杂志，1998，12（4）

·阳和汤加减·

【组成】熟地18克，白芥子9克，鹿角胶（烊化）9克，干姜6克，麻黄6克，肉桂6克，羌活12克，独活12克，川芎9克，防风12克。

【用法】水煎服，每日1剂，分2次服用。

【功效】益气温阳，养血通脉。

【主治】冻疮属阳虚寒凝者。

【来源】山西中医学院学报，1999，3（20）

·黄芪桂枝五物汤加减·

【组成】黄芪15克，桂枝9克，赤芍9克，红花12克，桃仁9克，姜黄9克，干姜6克，甘草3克。

【用法】水煎服，每日1剂，分2次服用。

【功效】益气温阳，养血通脉。

【主治】冻疮属阳虚寒凝者。

【来源】山西中医学院学报，2007，34（6）

·二仙汤加减·

【组成】黄芪15克，淫羊藿15克，巴戟天15克，鸡血藤20

克，当归20克，丹参20克，知母15克，黄柏15克，金银花15克，桂枝10克，白芍10克，甘草10克。

【用法】水煎服，每日1剂，分2次服用。

【功效】益气温阳，通络散寒。

【主治】冻疮属寒邪凝滞者。

【来源】河南中医，2013，33（10）

二、外用方

冻疮灵

【组成】川芎100克，红花100克，赤芍100克，桂枝100克，干姜60克，细辛50克，辣椒粉50克，威灵仙50克，海风藤50克，辣椒粉50克，樟脑30克，冰片30克。

【用法】上药放入玻璃瓶后，加入5000毫升95%酒精，浸泡7天即成。用药时用棉签蘸药涂擦患部，同时配合轻揉患处以促进药物吸收，每日3次。

【功效】活血通络，温经散寒。

【主治】冻疮属寒邪凝滞者。

【来源】内蒙古中医药，2015，34（05）

防冻散

【组成】桂枝15克，赤芍15克，细辛6克，当归20克，黄芪30克，制附子10克，炙川乌6克，干花椒9克，川芎9克，红花6克。

【用法】上药加水浓煎，先用药液熏蒸易冻处，水温适宜后清洗，每次洗10分钟，早、晚各1次，1剂可用3天（可于三伏天时使用）。

【功效】活血通络，温经散寒。

【主治】冻疮属脾肾阳虚、寒邪凝滞者。

【来源】中医外治杂志，2011，20（01）

～· 桂枝汤加味 ·～

【组成】桂枝30克，白芍40克，甘草15克，生姜30克，大枣7枚，白芷30克，大黄20克。

【用法】水煎外洗。将药以水浸泡30分钟后，以瓷盆文火煮沸10分钟，冷至温和为度，洗凉后再加热，如此反复数次。每晚1次，每剂用2天。

【功效】调和营卫，活血通络，温经散寒。

【主治】冻疮属营卫不和者。

【来源】河南中医，1996，16（01）

～· 红花汤外洗 ·～

【组成】红花10克，麻黄10克，细辛10克，桂枝10克，地榆10克，黄芪30克，制附子（先煎）30克，紫草15克。

【用法】每日1剂，加水1000毫升，煮沸后用文火再煎30分钟，将煎液倒入盆中凉至45℃后，用小方巾浸洗患处30分钟，每日3~4次，凉后可加温再用。

【功效】活血通络，温经散寒。

【主治】冻疮属寒邪凝滞者。

【来源】四川中医，2000，18（3）

～· 冻疮洗剂 ·～

【组成】桂枝30克，三棱30克，莪术30克，透骨草30克，千年健30克，石楠藤30克，海风藤30克，掉毛草30克。

【用法】日1剂，水煎取汁2000毫升，待药液温度相当于人体正常体温时浸泡手足皮损部，每日3次，每次15分钟，药液稍加温可重复使用。

【功效】温经通脉，活血化瘀。

【主治】冻疮属寒邪凝滞者。

【来源】河北中医，2002，24（11）

⚘ 桂附煎剂 ⚘

【组成】桂枝50克，附子20克，红花20克，荆芥20克，紫苏叶20克。

【用法】上药加清水3000毫升，煮沸即可。待药液凉至适宜温度后浸泡患处，每日2次，每次30分钟，边浸边用药渣搓洗患部。

【功效】活血通络，温经散寒。

【主治】冻疮属寒邪凝滞者。

【来源】中医外治杂志，2002，11（5）

⚘ 外洗经验方一 ⚘

【组成】红花15克，归尾15克，桂枝15克，干姜15克，薄荷15克。

【用法】切碎，放进一个玻璃瓶中，添加白酒500克浸泡，加盖密封，过10余天即可使用。患者可于暑天中午用药棉蘸取药酒适量，反复涂擦冬天发生冻疮的部位，坚持10~20天。

【功效】活血通络，温经散寒。

【主治】冻疮属寒邪凝滞者。

【来源】湖北中医杂志，2008，30（6）

〜・外洗经验方二・〜

【组成】当归尾15克，川芎10克，赤芍15克，麻黄10克，桂枝15克，干姜10克，椒茎30克，茄茎30克。

【用法】水煎外洗。将药液外洗浸泡患处，药液温度45℃左右，可自行按摩，不可过度揉搓。每日1次，每次30分钟。

【功效】活血通络，温经散寒。

【主治】冻疮属寒邪凝滞者。

【来源】甘肃中医，2002，15（2）

〜・外洗经验方三・〜

【组成】当归30克，红花30克，王不留行30克，川芎30克，桂枝20克，补骨脂20克，细辛10克，白药粉20克，红尖椒（干）100克。

【用法】打粉为散剂，加入5000毫升水中加热后泡洗，温度以皮肤耐受为度。每天2次。

【功效】温经通脉，活血化瘀。

【主治】冻疮属寒邪凝滞者。

【来源】内蒙古中医药，2011，30（10）

〜・复方中药冻疮洗剂・〜

【组成】辛夷20克，白芷30克，红花30克，甘松30克，山柰60克，附子15克，干姜30克。

【用法】将以上诸药冷水浸泡1小时后，文火煮沸30分钟，趁热熏洗，待水温感觉冻疮处能忍受后，将患处放入药液搓洗30分钟。每日2次。

【功效】活血通络，温经散寒。

【主治】冻疮属寒邪凝滞者。

【来源】中国中西医结合皮肤性病学杂志，2005，4（2）

（刘艳丽）